中医薬大学全国共通教材

全訳 温病学
[基礎編]

翻訳 田久和義隆

主　編　孟澍江
副主編　王樂匋
編集委員　盛国榮
　　　　　郭謙亨
　　　　　張之文

たにぐち書店

溫病學 by 孟澍江, 王乐甸
Copyright ©1985 上海科学技术出版社有限公司
Japanese translation rights arranged with
上海科学技术出版社有限公司 (Shanghai Scientific & Technical Publishers)
through Japan UNI Agency, Inc.

全訳 温病学 [基礎編] ◆目次

凡例 ……………………………………………… 11

総 論 …… 15

1. 緒論 …………………………………………… 17

2. 温病の概念 ………………………………… 31
- 2.1 温病の特徴 ……………………………… 31
- 2.2 温病の範囲と分類 ……………………… 35
- 2.3 温病と傷寒 ……………………………… 37
- 2.4 温病と温疫 ……………………………… 38
- 2.5 温病と温毒 ……………………………… 40

3. 温病の病因と発病 ………………………… 41
- 3.1 病因 ……………………………………… 41
- 3.2 発病 ……………………………………… 50

4. 温病の辨証 ………………………………… 57
- 4.1 衛気営血辨証 …………………………… 57
- 4.2 三焦辨証 ………………………………… 65

5. 温病で常用される診断法 …… 71
- 5.1 辨舌・験歯 …… 71
- 5.2 辨斑疹・白㾦 …… 81
  - 【附録】陰斑 …… 84
- 5.3 辨常見脈象 …… 86
- 5.4 辨神色 …… 88
- 5.5 辨常見症状 …… 90

6. 温病の治療 …… 105
- 6.1 温病の主要治法 …… 107
- 6.2 温病の兼挟証の治療 …… 124
- 6.3 温病治癒後の調理 …… 127

7. 温病の予防 …… 129
- 7.1 温病予防の意義 …… 129
- 7.2 古代中国における温病予防の成果 …… 130
- 7.3 温病の予防方法 …… 135

8. 主要温病著作の概要 …… 139
- 8.1 葉天士『温熱論』 …… 139
- 8.2 葉天士『三時伏気外感篇』 …… 140
- 8.3 陳平伯『外感温病篇』 …… 141
- 8.4 薛生白『湿熱病篇』 …… 142
- 8.5 呉鞠通『温病条辨』 …… 143
- 8.6 余師愚『疫病篇』 …… 145

各 論 ……147

1. 風温 …… 149

　　［病因病理］…… 150
　　［診断要点］…… 151
　　［辨証論治］…… 152
　　　1.1　邪襲肺衛証 …… 152
　　　1.2　熱入気分証 …… 155
　　　1.3　熱入心包証 …… 164
　　　1.4　余熱未浄，肺胃陰傷証 …… 170
　　［まとめ］…… 170
　　［文献摘録］…… 172
　　［症例研究］…… 173

2. 春温 …… 179

　　［病因病理］…… 180
　　［診断要点］…… 181
　　［辨証論治］…… 182
　　　2.1　気分証 …… 182
　　　2.2　営血分証 …… 190
　　　2.3　熱入心包証 …… 197
　　　2.4　熱盛動風証 …… 198
　　　2.5　熱灼真陰証 …… 200
　　　2.6　邪留陰分証 …… 205
　　［まとめ］…… 207

［文献摘録］ 208
　　　［症例研究］ 212

3. 暑温 217
　　　［病因病理］ 218
　　　［診断要点］ 220
　　　［辨証論治］ 220
　　　3.1　気分証 222
　　　3.2　営血分証 229
　　　3.3　暑傷心腎証 235
　　　3.4　余邪未浄, 痰瘀滞絡証 236
　　　【附録】冒暑・暑穢 237
　　　［まとめ］ 241
　　　［文献摘録］ 243
　　　［症例研究］ 251

4. 湿温 261
　　　［病因病理］ 262
　　　［診断要点］ 264
　　　［辨証論治］ 265
　　　4.1　湿重于熱証 266
　　　4.2　湿熱并重証 275
　　　4.3　熱重于湿証 279
　　　4.4　化燥入血証 280
　　　4.5　余邪未浄証 282

［まとめ］ ……………………………………………………… 283
　　　［文献摘録］ …………………………………………………… 285
　　　［症例研究］ …………………………………………………… 288

5. 伏暑 ……………………………………………………………… 299
　　　［病因病理］ …………………………………………………… 300
　　　［診断要点］ …………………………………………………… 302
　　　［辨証論治］ …………………………………………………… 302
　　　5.1　初発証 ……………………………………………………… 303
　　　5.2　邪在気分証 ………………………………………………… 306
　　　5.3　邪在営血証 ………………………………………………… 309
　　　［まとめ］ ……………………………………………………… 312
　　　［文献摘録］ …………………………………………………… 313
　　　［症例研究］ …………………………………………………… 315

6. 秋燥 ……………………………………………………………… 321
　　　［病因病理］ …………………………………………………… 322
　　　［診断要点］ …………………………………………………… 323
　　　［辨証論治］ …………………………………………………… 323
　　　6.1　邪在肺衛証 ………………………………………………… 325
　　　6.2　邪在気分証 ………………………………………………… 326
　　　6.3　気血両燔証 ………………………………………………… 333
　　　6.4　燥傷真陰証 ………………………………………………… 334
　　　【附録】涼燥 …………………………………………………… 335
　　　［まとめ］ ……………………………………………………… 336

［文献摘録］ ……………………………………………………… 337

　　　［症例研究］ ……………………………………………………… 341

7. 大頭瘟 ……………………………………………………………… 345

　　　［病因病理］ ……………………………………………………… 346

　　　［診断要点］ ……………………………………………………… 346

　　　［辨証論治］ ……………………………………………………… 347

　　　［まとめ］ ………………………………………………………… 348

　　　［文献摘録］ ……………………………………………………… 349

　　　［症例研究］ ……………………………………………………… 356

8. 爛喉痧 ……………………………………………………………… 359

　　　［病因病理］ ……………………………………………………… 360

　　　［診断要点］ ……………………………………………………… 361

　　　［辨証論治］ ……………………………………………………… 361

　　　8.1　毒侵肺衛証 ………………………………………………… 362

　　　8.2　毒壅気分証 ………………………………………………… 364

　　　8.3　毒燔気営（血）証 ………………………………………… 365

　　　8.4　余毒傷陰証 ………………………………………………… 366

　　　［まとめ］ ………………………………………………………… 367

　　　［文献摘録］ ……………………………………………………… 368

　　　［症例研究］ ……………………………………………………… 374

附録 ……………………………………………………………… 381
温病学に関する主要著作 …………………………………… 381
証・治法・方剤 ……………………………………………… 382

索引 ……………………………………………………………… 387

凡 例

　本書は『高等医薬院校教材　温病学』（上海科学技術出版社1985年出版）の邦訳である。原著は「総論」「各論」「名著選録」から構成されるが，そのうち「総論」「各論」をまとめて［基礎編］とした。また「総論」の章末に「8．主要温病著作の概要」として，「名著選録」から各著作の要約を抜粋して附した。

1．各論における節のタイトルには中医病証名を使用した。
2．訳文中における注釈は，（著者注），〔訳者注〕とし，必要と思われる語句には脚注を附した。訳者注については索引に収録した上で，再出した場合には＊印を附した。
3．漢字表記について
　(1) 人名は本字を使用するよう努めた。著作名については常用漢字を使用したが，常用漢字が複数の漢字を包括している場合には，混乱を避けるためオリジナルの漢字を使用した。例：『温病條辨』は『温病条辨』と表記する。（「條」は常用漢字の「条」を使用するが，「弁」は「辨」「辯」「瓣」「辦」の常用漢字として使われており，混乱を避けるため「辨」を使用した。）
　(2) 中医専門用語に関しては，国語審議会「同音の漢字による書き換え」には従わず，旧表記を使用した。
　「聚」は中医用語として「積聚」が使用されているため，中医用語としてはそのまま使用し，口語訳する場合には「集まる」と表記した。「晦」については，常用漢字表に倣うなら「晦」と表記すべきであろうが，「晦」のまま使用した。

(3) 難解字には可能な限り漢音によりルビを振った。

　「温病」の読み：中国語では「時候あたり，熱病」を意味する場合には「Yunbing」と発音し，その場合の漢音は「ウン」であることから，本書では「ウンビョウ」と読む。また「あたたかい，あたためる」を意味する場合には「オン」とした。

　「傷」の読み：受動態（助詞「於」がある）の場合は「やぶ・られる」，その他は「そこ・なう」とし，文意により調整した。

　「痧」の読み：『大漢和辞典』『漢語大字典』には「痧」の記載はないが，『中医児科学』では「痧痧」を「丹痧」と表記していることから，「タンサ」とした。

　「沖服」の表記：『中国医学大辞典』に従い，「沖服」とした。「沖」には，「水を注ぐ」の意味がある（全訳『漢辞海』）。

4．読者の便宜を図るため，原著の内容を参照した上で以下の資料を作成し，巻末附録とした。

　(1) 温病学歴代著作表。

　(2) 原著には方剤索引がないため，その代わりとして温病の証・治法・方剤をまとめ，関連ページ番号を附した。

5．「温病学」を読むための中医用語

　(1) 三焦：次の意味で使用される。①部位を示すもの。②臓腑としてのもの，すなわち六腑のひとつ。③気化作用を示すもの。④辨証方法，すなわち三焦辨証。

　(2) 上受：葉天士は「温病上受，首先犯肺」と述べているが，この「上受」とは「温邪が口・鼻から侵入すること」にほかならない。それゆえ熟語として「上受する」と訳出した。

　(3) 発病：中医学における「発病」とは，現代医学における「発病」と「発症」の概念を包括している。そのため本訳では，基本

的に「発病」で統一した。(「総論 3.2 発病」P50参照)

(4) 運気学用語：

5日＝候，3候＝(節)気，6(節)気＝時，4時＝歳(四時、24節気)。但し，傷寒・温病では「一候＝7日目」の意味で使われる場合がある。

令(春令，冬令)：各季節における自然変化。

(5) 透：深部にある邪を浅部へ転出させること。透熱(透熱転気)，透泄など。

透達：気機を宣通させる治法。透邪(達邪透表)。

透表：透達表邪法のこと。透邪，透疹ともいい，斑疹をスムースに発疹させて，変証の発生を防ぐもの。

(6) その他：

涼：放っておいて冷えるもの。冷とは異なり，程よく冷えるもの。

乾燥：乾燥⇔湿潤(乾⟷湿，燥⟷潤)

化：次のような意味で，様々な場面で使用されている。①消滅，滅亡。②物事が発生する，変化する。③消散する，消化する。

気化：気の正常な働きを指す。

中医用語については文中で臨機応変に解釈されたい。

訳者記

総　論

1. 緒論

　温病学とは，温病の発生・進展法則，およびその予防・診断・治療法を研究する学科である。その責務は，温病の病因，発病，病理変化，転帰を解明することにより，温病の本質を掲示し，診断方法・予防・治療措置を研究し，それによって人々の健康，生命を守ることにある。

　温病は臨床で常見され，老若男女を問わず一年四季を通じて発生する疾病であり，その多くは急激に発症すると，迅速に進行して症状が重くなり，ひどい場合には死亡あるいは何らかの後遺症を残す恐れがある。さらに大多数には伝染性があり，集団のなかで伝播，蔓延し，流行性があるため，長期間にわたり我々の健康，生命を脅かしてきた。新中国成立以降には，「労働者・農民・兵士のために，予防を第一として中医と西洋医が団結し，衛生事業と群集運動〔大衆参加による大規模な政治・社会運動〕とを融合させる」衛生政策が徹底されたため，温熱病予防面においても著しい成果があり，消滅，抑制，また発病率を大幅に低下できた疾病もある。しかし依然として人類に危害を振るっている温病も少なからずあるため，迅速かつ有効的に予防活動を推進していくことが医学界の重要な任務となっている。温病学は，中国人労働者と医学家が数千年にわたる温病との戦いのなかで蓄積した経験と理論を結集したものであり，中

医学を構成する重要な一部分となっている。実践が証明しているように、温病学の理論と経験には高い実用価値があり、長期間にわたり臨床実践をリードしてきた。特に中医学は1949年以降、共産党の輝かしい中医政策により目覚しい発展を遂げており、温病学の理論と経験を応用することで各種急性伝染病、急性感染性疾病、およびその他の発熱性疾病治療においてすばらしい成果を挙げていることから、国内外の医学界からの注目をあびることとなった。

温病学は悠久の歴史を経て、徐々に発展しながら独立するに至った学科である。歴代医家は長期間の実践観察と研究を通じ、温病の病因・病機、臨床症状などにおける共通点と独特の法則を発見し、他の疾病と区別してきた。実践経験が絶えず蓄積され認識が深まるにつれ、次第に完全な理論体系と診断・治療方法が確立されていくことにより、温病学が形成されたのである。ここでは温病学の発展過程について段階別に解説する。

戦国時代から唐代

この段階における医学文献には、温病について専門的に論じた書籍はみられないが、『内経』には温病の因証脈治などに関する記載がみられる。『素問』六元正紀大論篇には「温病乃起」として、病名としての温病が記述されている。病因に関しては、時令の気〔季節をつかさどる気〕が異常になると温病を発生するという考え以外に、『素問』生気通天論篇には「冬傷於寒、春必病温〔冬に寒気によって損傷すると、春になって温病を発病する〕」という論述があり、これが温病の伏邪病因学説における最も古い理論根拠となっている。証候の描写面においても温病の温熱特性が顕著に表現されており、『素問』評熱病論篇には「温熱病の患者のなかには、汗が出た後か

らすぐ発熱を再発し，しかも脈拍が急激に速くなり，病状は汗が出ても減らず，狂言乱語を発し，飲食がすすまない場合がある」と述べられている。治療面では，『素問』至真要大論篇において「熱者寒之」「温者清之」と提起されており，これが温病治療における基本原則になっている。温病の予後については，『素問』玉版論要篇において「病温虚甚死〔温熱病で正気の虚が極まると必ず死ぬ〕」と提起されている。予防面では『素問』刺法論篇において，疫病を予防する鍵は「正気存内」と「避其毒気」であることが提起されており，人体の正気を増強することによって外邪の侵入による発病に抵抗する一方，外来の「毒気」の侵襲を避けることの必要性が強調されている。しかし当時における温病とは，概念的には傷寒に属するものであり，『素問』熱論篇には「一般の外感発熱病は，すべて傷寒の一類に属するものである」と述べられており，また『難経』でも温病を傷寒の病証類型の一種であるとしている。『傷寒論』では「太陽病，発熱して渇し，悪寒しないものは温病である」として，温病初期における熱象が偏盛となる特徴について簡潔に描写している。そこでは温病治療方剤に関する明確な指摘はなされていないものの，論中に述べられている清熱・攻下・養陰などの治法，方薬はまさしく温病に適用するものであり，後世における温病治療学の形成に強い影響を与えた。傷寒論以後も温病の病因に対して研究が進められ，『肘後備急方』には「歳中有厲気，兼挟鬼毒相注，名曰温病〔その年に厲気があり，鬼毒を兼挟[1]して相互に注ぐ[2]〔感染し合う〕ものを，温病という〕」とあり，また『諸病源候論』では，時

---

[1] 兼挟：挟には「まざる」という意味がある。
[2] 注：灌注するようにして感染すること。『釋名』注病を参照 (P131)。

気〔疫病〕と温病はどちらも「人が乖戻之気³を感受して発病する」としており，温病の病因はある特殊な発病要因，すなわち「乖戻の気」であると考えていた。治療に関しては，『肘後備急方』『千金要方』『外台秘要』などに温病治療方剤が数多く記載されており，黒膏方〔生地黄・豆豉・猪膏〕による温毒発斑治療，葳蕤湯〔白薇・麻黄・独活・杏仁・川芎・甘草・木香・石膏〕による風温治療，大青湯〔大青葉・阿膠〕による温病熱盛陰傷治療，犀角地黄湯による温病の内蓄血および出血に対する治療など，いずれも温病治療方剤として後世の医家たちに踏襲されていった。さらにこれらの文献中には，太乙流金散〔雄雌黄・礜石・鬼箭羽・羚羊角〕により熏焼闢温気〔空気消毒〕するなど，温病予防のための方剤が多数収録されている。また『千金要方』では，温病予防方剤を傷寒章の第一に挙げるだけでなく，「天地には斯の瘴癘が存在するが，これらはまた天地の産物により防備することができる」として，薬物により疫病の発生を予防できると明確に指摘している。

　これらのことから，唐代以前には論述は簡単で理論は素朴であるものの，すでに温病に対する一定の知識があり，温病は概念的には傷寒に属していたことが理解できる。戦国時代から唐代までは，温病学の萌芽段階に位置付けることができる。

宋から元代

　宋代に入り，温病への知識が深まって実践経験が蓄積されるにつれ，治法と理論の方面で新しい進展がみられるようになった。治

3　乖戻之気：乖戻とは「正常でない」という意味。戻気：強烈な伝染性をもつ病邪。

療面においては，「〔治〕法は傷寒から離れず，方〔剤〕は必ず張仲景による形式を遵守する」といった局面からの打破がなされるようになった。『傷寒論』が世に問われて以降，長い歴史が経過する中で，外感病に対する治療は基本的に『傷寒論』における理・法・方・薬[4]に基づいて行なわれてきた。社会の発展に伴い，経済と交通が次第に発達し，都市が絶えず新興して非常に多くの人々が移動・集中するようになるにつれ，外感病の種類や発生回数も増加していった。多くの医家たちは医療を実践するなかで，『傷寒論』の経方に従っているだけでは臨床現場のニーズに対応できないことを身をもって実感し，さらなる発展と改革が必要であると考えるようになった。宋代・朱肱（しゅこう）は『類証活人書（るいしょうかつじんしょ）』のなかで，『傷寒論』の麻黄湯や桂枝湯などといった辛温発表剤で外感病を治療する際には，それを固定したままで使ってはならず，必ず因時・因地・因人により臨機応変に寒涼清熱薬などを加えねばならないと提起している。彼は「桂枝湯は西方と北方に住む人のためのものであり，その場合は四時〔四季〕（しじ）を問わず効果がある。江淮〔江蘇省北部〕では冬と初春には使ってもよいが，春末から夏至までの桂枝証には黄芩半両を加える。夏至を過ぎてから桂枝証がみられた場合には，知母1両・石膏2両を加えるか，または升麻半両を加える。もし患者が平素から虚寒〔体質〕であれば，古方そのものを加減法なしで使用する」と述べており，この新しい考えは経方を変化させるべきでないと固執する当時の医家の状況を打開する働きがあった。温病の病因に関しては，宋代には「冬に寒に傷（やぶ）られた」ことに限定されるものではないと考える

---

4 理・法・方・薬：疾病に対して行なわれる，機理〔メカニズム〕に対する辨証分析，治療法則の確立，処方選択，薬物の使用をいう。

医家もおり，郭雍（かくよう）は『傷寒補亡論』において「冬に寒により傷（やぶ）られ，春を待って発症するものは温病という。冬に寒に傷（そこ）なわれることなく，春に自ら風寒の温気を感受して病となるものも温という」と述べている。このことから郭氏は春季に温病を発症するものには，冬季に伏寒していて後に発病する場合と，春季の時令（じれい）の邪を感受して発症する場合があると考えていることが解る。温病には伏邪（ふくじゃ）と新感（しんかん）の２種類があるという後世の考えは，実際にはこれを基本とするものである。金元時代になると，医学領域においても「百家争鳴（ひゃっかそうめい）〔春秋戦国時代，諸子百家が学術論争を重ねたため学術が繁栄した〕」の活発な局面を迎え，温病学の発展に対しても推進力となった。特に金元四大医家の一人である劉河間（りゅうかかん）は，熱性疾患治療において大胆な新論，新法，新方を創立し，温病学の発展を促進するうえで重大な貢献をなした。彼は実践と体験に基づき，傷寒六経の伝変はいずれも熱証であり，六気（りくき）はすべて火熱に従って変化すると考え，治療面においても熱病初期には単純な辛温薬の投与をしてはならず，寒涼薬を主に治療すべきであると主張したことから，後世では「寒涼派」と称された。彼は熱性病〔発熱性疾患〕初期における麻黄・桂枝などの辛温薬の濫用による弊害を解決するため，辛温解表薬と寒涼清熱薬を配合することで，双解散・防風通聖散などを創作して表裏双解による治療を行なっている。このような劉氏による見解は，後世における寒涼清熱薬を中心とした温病治療学形成の基礎となったが，これは温病学発展史上における重要な転換期であった。元代には温熱病証治に対する法則性のヒントを提示した医家もみられる。羅天益（らてんえき）は『衛生宝鑑』（えいせいほうかん）において，邪熱の存在部位を上焦・中焦・下焦の三焦，および「気分」「血分」に分類し，それぞれに対して用薬法を制定しており，後の温病学辨証治療システムの構築に影響を

与えた。その後，元末の王安道(おうあんどう)は『医経溯洄集(いけいそかいしゅう)』において，概念・発病機序・治療原則といった点から温病と傷寒を明確に区別している。彼は「温病を傷寒と混同してはならない」と強調しており，傷寒と温病の発病機序はまったく異なっており，温病は裏熱が外に発したものであり，たとえ表証がみられたとしても多くは裏熱鬱表によると考えた。そのため温病の治療では，清裏熱を主として，解表を兼治すべきであると主張し，さらに裏熱を解除してやれば表証は自然に解けると考えた。このようにして温病は傷寒体系から分離し始めることとなった。清代の温病学家である呉鞠通(ごきくつう)は，王安道について「はじめて傷寒から脱却し，温病を辨証した」と称賛している。

　宋から元代に至るまで，温病学は理・法・方・薬の全ての面において重大な発展を遂げており，『傷寒論』システムから次第に脱却していくことによって，温病学が自然に組織作られるうえでの基礎となった。宋から元代は温病学の成長段階に位置付けられる。

明から清代

　明・清になると温病学は成熟へと向っていく。多くの医家たちは前人による温病理論と経験をまとめ，継承した上で，各自の実践経験を融合させることにより温病学を発展させていった。温病に対する知識がより具体的なものとなり，理論は日増しに完全となり，治法は絶えず豊富になっていくと，完璧といえるまでの温病辨証論治システムが創造され，さらにまとめあげられていくことにより，独立学科としての温病学が形成されていった。

　明代医家である呉又可(ごゆうか)は，中国医学発展史上初めての温病専門書となる『温疫論(うんえきろん)』を著し，温疫の病因・発病・治療などに関して独自の見解を示した。呉又可が病因面において，温疫の病因は決して

風・寒・暑・湿などの六気を感受したものではなく，自然界における発病をもたらす特殊物質，すなわち「癘気」であると考えたことにより，温病を発症に至らしめる要因自体に特異性があるという認識が深まっていった。流行性という特徴に関しては，温疫病には強烈な伝染性があるとして「年齢や体力の強弱を問わず，これに触れると即座に病となる」と述べ，感染経路については口・鼻から入るとし，また治療面では袪邪が最も重要であることを強調して疏利透達法を創造した。これらは当時の条件下において非常に独創的な見解であり，現在においてもいまだその実質的意義は失われていない。その後，喩嘉言は『尚論篇』において，瘟疫を治療するには上・中・下焦の病位に基づき逐穢解毒を主とすべきであるとし，さらに秋季の燥邪により引き起こされる病の病機と治療法について詳しく論述している。因証脈治方面における完全な体系の形成は，清代の葉天士，呉鞠通，薛生白，王孟英などの温病学家が，衛気営血・三焦を核とした理論体系を確立することがひとつの視標となる。

　清代における数多くの温病学家のなかでも傑出した代表人物といえば，なにより先に「温熱大師」と称えられる葉天士の名が挙げられる。彼が門人に口授した内容を整理して完成された『温熱論』は，温病学理論の基礎を築きあげることとなった。葉氏はそこで，温病の病因・病機・感染経路・侵犯部位・伝変法則・治療大法などについて系統立てて論述している。彼は，温邪は口・鼻から入り，人体の肺衛を犯し，病程の伝変中において順伝〔一般法則に従って進行〕する場合と逆伝〔一般法則に従わず進行〕する場合があることを指摘し，衛気営血辨証による施治理論体系を創立し，辨舌，験歯，辨斑疹・白㾦などといった温病の診断方法を発展させた。このほか『臨証指南医案』には温病治療に関する大量のカルテが記載されて

おり，温熱病に対する辨証用薬例を提供している。葉天士と同時代の医家である薛生白（せっせいはく）は『湿熱病篇』において，湿熱病の病因・病機・辨証治療に関して全面的で系統立った論述を展開しており，温病学の内容をさらに充実したものとしている。その後，温病学家・呉鞠通（ごきくつう）は，葉氏の学術成果を基礎とした上で自身の臨床経験を融合させ，四時の温病に関する専門書『温病条辨』（うんびょうじょうべん）を著すことによって三焦辨証を提唱し，衛気営血・三焦を核心とする温病学の辨証施治体系を完成させた。呉氏が温病に対する治療大法と方剤をまとめ上げたことにより，温病学の辨証論治はさらに完璧なものとなった。このほか清代・戴天章（たいてんしょう）の『広温疫論』，楊栗山（ようりつざん）の『傷寒温疫条辨』，余霖（よりん）の『疫疹一得』などでは，温疫の発生，進行および辨証治療に対して詳しく研究すると同時に，数多くの有効な方剤を創製している。王孟英（おうもうえい）は「軒岐（けんき）〔軒轅（けんえん）・岐伯（きはく）〕・仲景（ちゅうけい）の文を経〔縦糸〕とし，葉・薛諸家の辨を緯（よこせつ）〔横糸〕とする」として主要な温病学著作を集め，さらに自身の実践により得た知識とを参照・総合することによって『温熱経緯』を著した。これは温病学の理論と証治を全面的に整理したもので，温病学がさらなる成熟，発展を遂げるうえで重要な働きをなした。

　これらのことから解るように，温病学は明・清に至るまで発展していくと，温病学家の努力により新しい経験がまとめられ，新理論が創立され，新たな治法が制定されていった。すなわち理・法・方・薬の面ではすでに完成された体系があり，そこから新たに独立した学科が形成されたのである。中医熱病学で得られた画期的な成果は，現在に至るまで依然として臨床で有効に運用されており，温熱病の辨証施治を導くガイダンス的な働きをなしていることからすると，明・清時代，特に清代は温病学の形成段階であるといえる。

温病学の形成過程において，温病学理論体系が確立されていくに従い，医学領域内で温病学理論に対する評価，および『傷寒論』との関係について論争，いわゆる傷寒学派と温病学派との争論が持ちあがった。傷寒学派〔代表人物は陸九芝(りくきゅうし)〕の主要な観点は，「傷寒とはあらゆる外感熱病の総称であり，温病もその中に含まれており，改めて門戸を別に立てるべきではない」というものであった。彼らの考えを要約すると，張仲景の『傷寒論』にはすでに温病証治の完全な内容が含まれており，『傷寒論』における六経の大綱は傷寒のためだけに設けられたものではないが，傷寒以外には六経を伝わるものはなく，六経以外には病が伝わるルートはない。『傷寒論』の陽明病証治こそ温病のために設けられたもので，温病の熱が内燔する場合において，最も重いのは陽明経証・陽明腑証の２証のみであり，経証に対しては白虎湯，腑証に対しては承気湯を使用すれば治せない温病はない，というものである。そのため「物事の根本を忘れて新しい主張を唱え，異なった意見を表明している」として，葉氏・呉氏らの温病学家を名指しで非難した。それに対し温病学派の主要な観点は，外感病は温病と傷寒の２つに大別され，病因・病機は明らかに別物なので概念を混同してはならず，治療においても両者を厳密に区別すべきであるとした。また同時に，『傷寒論』は外感病治療の専門書ではあるが，その内容は結局のところ「寒については詳らかにしたが，温については疎かになった」ものであると指摘し，傷寒論における陽明病証治の内容を温病に対して運用することはできても，温病の証治すべてを概括しているというには程遠く，温病に対しては「傷寒の枠組みから飛び出す」ことが必須であり，「傷寒を補佐する」ために新論を創立したものであると主張した。『傷寒論』は外感病治療面で多大なる貢献をなし，それによって確立され

た辨証論治原則は後世における温病学発展の重要な基礎となるものであり，『傷寒論』における数多くの治法・方薬は温病家に吸収され，現在においても非常に高い実用的価値があることは紛れもない事実である。しかし結局のところ『傷寒論』は東漢〔後漢〕末の著作であり，当時の条件からすると熱性病*に対する認識には限度があり，内容的にも完全で全面的であるとすることは不可能であろう。社会の発展につれて医療実践が蓄積され続け，『傷寒論』を基礎としたうえで絶えず総括がなされ，弛みない発展を続けることにより，人々が客観的な医療実践の需要に適応していったのは必然的な流れである。温病学の誕生は，中医学が外感病治療に対して進歩，発展した結果であり，『傷寒論』と比較しても，理論面また具体的な証治方法面においても非常に発展しており，まさしく『傷寒論』の不足部分を補充し，外感病の治療効果を高めるものといっても過言ではない。それを証明するかのごとく，温病学説が形成されるや否や多くの医者たちに認められ，運用され続けてきたのである。温病学と『傷寒論』は，学術上における一つの流儀が幾代にも渡って受け継がれたものであり，分割することなど不可能である。『傷寒論』は温病学が形成されるうえで重要な基礎となるものであり，また温病学も『傷寒論』を発展させ，補充するものである。『傷寒論』のカテゴリー外に温病学があると考えること自体余計な詮索であるばかりか，温病学と『傷寒論』とを截然と対立させることなどあってはならないことである。当然ながら温病学に対しても，飽くなき実践，総括，研究を続けることにより補充，発展，レベルを高めていくことが必要とされている。

新中国成立前後

　温病学は清代に完全な体系が形成されたが，中医学はアヘン戦争以降，新中国が成立するまでの間重視されることがなく，温病学はしかるべき発展を遂げることができなかった。

　中華人民共和国成立以後，中医学は新たに生まれ変わり，中医学ならびに西洋医学従事者が真摯に温病学の理論を継承すると同時に，系統的な整理・研究を行なうことによって温病学の発展が促進された。急性感染症，急性感染性疾患，および他の発熱性疾患の予防・治療を行なうなか，温病学の理論・経験が広範囲に応用されて成果を挙げ，急性熱病治療方面における中医学の効果をまざまざと見せつける出来事があった。1954年，石家荘地区において流行した日本脳炎に温病学理論を応用したところ顕著な効果があり，それが中医による急性伝染性疾患治療に対して良い結果を導くきっかけとなり，一躍医学界での注目を浴びることとなったのである。その後，温病学理論と経験はさらに広範に運用され，流行性脳脊髄膜炎，日本脳炎，麻疹，ジフテリア，細菌性赤痢，腸チフス，レプトスピラ症，流行性出血熱，肺炎，急性胆道感染および泌尿器感染などの急性感染症，急性感染性疾患などに対して，いずれも良好な効果を挙げた。広範な医療実践を基礎としたうえで，絶えず臨床経験をまとめることにより，診断治療法則を探索し，温病学に関する理論についても研究が行なわれた。例えば中西医結合法を採用することにより次の様な様々な研究がなされている。温病の衛気営血理論をベースとして，現代医学における伝染病に対する認識を関連付け，温病の衛気営血の伝変法則およびその本質について深く研究する。温病における舌苔変化に関して，生理学・病理学・組織学・生物化学などの知識を応用し，系統的に観察・研究する。各種急性感染症，

急性感染性疾患,およびその他の発熱性疾患の辨証パターン別治療法則について総括を行なう。温病治療の有効方薬に関しては,その治療効果を認めたうえで,実験研究を行なうことによって薬理作用を解明するなどである。これと同時に温病に対する治療方法と薬物研究も新たな進展をみせており,例えば異なる疾病の特異性病原体に対して,中国各地で使用されている生薬や治療方剤について総括する,また伝統的剤型についてイノベーションを行ない,錠剤,沖剤(ちゅうざい),注射液などの新しい剤型を創製することにより,使用が便利になり治療効果が上がってきている。このような成果により,温病治療学の内容は極めて豊富なものとなっており,各地では古代文献を整理し,臨床経験をまとめたうえで,各種温病学専門書や教科書が著された。このほか温病学の文献整理といった面でも大規模な作業がなされ,多くの温病学原著に対して再版・校注(こうちゅう)〔注釈〕・口語訳などが行なわれ,中国医学遺産の継承・発展に対する貢献がなされてきた。当然ながらここで紹介した成果は,現代におけるニーズに十分に応えているといえる程のものではないため,さらなる努力を続けることにより温病学のレベルを高め,発展を促進していくことが必要とされる。

　温病学は臨床実用学科であり,全面的で系統的な理論を備えているだけでなく,高い臨床実用価値がある。そのため温病学を学習するには,まず温病学の基礎理論,基本知識,基本技能を注意深く系統立てて把握し,概念を明確にし,原理をはっきりさせておく必要がある。そしてそれらを基礎としたうえで,温病の各種病証における特徴,異なる温病の証治法則について重点的に把握していかなければならない。さらに前後の内容の関連性を注意深く比較し,あらゆる知識や理論を理解し尽くすことによって,その全体像を認識で

きるよう心がけていくことが必要とされ，それと同時に理論と実際における原則との一貫性を重視し，注意深く基礎理論知識を運用することにより，臨床病例の分析と診断治療を行ない，実践における問題の分析，解決能力を絶えず高めていくことが要求される。

2. 温病の概念

　温病とは，温邪によって引き起こされ，発熱を主症状とし，熱象に偏る，燥へと化して陰を損傷しやすい，などの特徴をもつ急性外感熱病類の疾患である。本類の疾病の発病原因は様々で，発症する季節に違いがあり，臨床症状も一致しないが，発生と進行過程において温熱性質をもつという特徴から温病と総称される。温病は概念上，傷寒・温疫・温毒などと区別されており，明確にしておく必要がある。

2.1　温病の特徴

　温病に属する各種外感熱病には，発生・進行・臨床症状などの点において，以下のような共通点がある。

1. 発病要因の特異性

　温病と風寒類の外感疾病や内傷雑病との相異点は，その根本原因が温邪という特異的な発病要因にあるという点にある。温邪には主に外から人体を侵襲するという特異性があるが，これは内傷雑病の病因とは異なったものであり，また温熱という性質から風寒類の外感病とも区別される。

温邪には風熱病邪，暑熱病邪，湿熱病邪，燥熱病邪，および伝統的に「伏寒化温」によるとされる温熱病邪などが含まれており，温邪とは風・暑・湿・燥などの外感病邪の性質を兼ねたものである。明代・呉又可(ごゆうか)は，実際の観察結果と前人が唱えた「乖戻の気(かいれい)*」により発病するという病因理論を継承することにより，温病の発症原因は六淫以外の特殊な発病物質であると考え，それを「癘気(れいき)」と呼んで温病の発病要因の特異性を強調した。これは病原微生物学誕生以前における独創的見解であるには相違ないものの，「癘気」病因説を辨証求因(べんしょうきゅういん)・審因論治(しんいんろんち)に基づいて分析するならば，これも温邪に属するものである。

2. 伝染性，流行性，季節性，地域性がある

大多数の温病には程度に違いはあるものの，各種ルートを経由して集団の中で伝播するという伝染性がある。歴代の医学著作において温病の伝染性について記載したものは少なくなく，『素問』刺法論篇には「五疫〔木疫，火疫，土疫，金疫，水疫〕が発症すると，いずれも相互感染しやすく，大人子供を問わず似たような症状が出る」と述べられている。また劉河間(りゅうかかん)は『傷寒標本心法類萃』において疫癘を「伝染」と呼んでおり，呉又可は『温疫論』において「邪の着くところ，天受〔空気感染〕あり，伝染〔接触感染〕あり」として，一歩進めた提起をしている。これらの記述により，温病には伝染という特徴があり，同時に病邪が口・鼻または接触などによって他人に伝染し，集団の中で相互感染を引き起こすことを理解できる。

各種温病には伝染性があるため，程度の差はあれ特定条件下において集団の中で流行を生じる。古代に「天行(てんこう)」「時行(じこう)」と呼ばれていたものにも流行の意味があり，王叔和(おうしゅくか)は『傷寒論』において「一歳(ひととせ)

において，大人・子供とも似たような病になることが多い。これは時行の気によるものである」と述べている。温病流行の程度と範囲にはそれぞれ違いがあり，龐安時(ほうあんじ)は『傷寒総病論』において「天行の病は，大きいものは天下に毒が流れ，次には一方〔特定の方位〕，その次には一郷〔特定の市町村，集落〕，その次には一家に偏る」として，温病の流行には大流行，小流行，散在性の発生など，数種類の状況があることを指摘している。温病の種類により流行性も異なってくるが，同一種類の温病であっても条件が違えば流行性にも差異を生じてくる。

温病はその発生に明らかな季節性がある場合が多いことから，四時温病として区別される。季節性とは，ある種の温病は特定の季節においてのみ発生し，また特定の季節に多発することをいう。これは温病の発生と四時(しじ)*における気候変化との間に密接な関係があることに起因するもので，一年四季の気候特徴および気候変化が異なると，形成される温邪にもそれぞれ特徴を生じるからである。例えば，春季は温暖で風が多いため風熱病が多く，夏季は暑熱酷蒸〔酷暑：夏の厳しい暑さ〕のため暑熱病が多く，長夏には天気は熱く湿気も強いため湿熱病が多くなる。同時にそれぞれの季節における気候条件が異なると，人体の反応にも差異を生じることとなる。例えば冬・春には肺衛機能が失調しやすいため風熱病邪に侵犯されやすいし，また夏から秋への変わり目には熱盛湿重となって人体の脾胃機能が停滞するため，外の湿熱病邪が脾胃を侵犯しやすくなる。

温病の発生と流行に地域性があるとは，ある種の温病は特定地域に多くみられ，しかも他の地域ではほとんどみられないことをいう。葉天士(ようてんし)は『温熱論』において「私の住む呉〔江蘇省一帯〕では，湿邪による人体への被害が最も広範囲でみられる」と述べており，

中国東南部の沿海地域などでは湿熱性疾病が多いことを指摘している。これは地理環境と気候条件が異なれば温邪の形成と発症に影響を与え，地域が異なればそこに住む人々の体質も変わってくることに由来する。

3. 病理変遷には規則性がある

　温病の進行過程における病理変遷には，他の疾病とは異なった規則性がみられる。

　温病の発展趨勢およびプロセスといった点からみれば，表から裏へ伝わる，浅から深へと入る，軽から重へと到る，実から虚に致る場合が多い。一般に温病の開始時には病位は浅く，邪が裏に伝入するにつれて病勢は重くなっていき，一定時間経過後には病邪は次第に退いて治癒へと向いだすが，正虚邪甚（せいきょじゃじん）となると病状は重くなり，ひどい場合には死亡に至るという経過をたどる。

　温病の全過程における病理変化といった点からみれば，温邪が人体に作用すると，主に人体の衛気営血および三焦に所属する臓腑機能が失調して実質が損害することとなる。まとめると，温病の開始時には人体の機能失調が主となる場合が多く，続いて病状が重くなると実質損害が顕著となり，陰液を耗損（こうそん）し，ひどい場合には陰竭陽脱（いんけつようだつ）が引き起こされる。

4. 臨床症状の特殊性

　温病の臨床症状としては大多数において，発病が急激である，病勢が猛しい，伝変が速い，変化が多い，といった特殊性がある。証候上では際立って熱象に偏重（へんちょう）しており，必ず発熱するだけでなく，熱勢が強く，さらに口渇，心煩，小便短赤，舌紅，脈数などの症状

を併発する。さらに内陥して変化を生じやすく，動血・動風・閉竅を引き起こし，斑疹，吐衄，痙厥，神昏＊などの症状が出現する。病変過程においても，燥に変化して陰を損傷しやすく，後期になると傷陰の症状が目立つようになる。

以上，各種温病に共通する特徴について解説したが，個々の病種に関していえば程度には大きな違いがあり，それぞれ独自の特徴を備えている。

2.2　温病の範囲と分類

歴代中医文献における「温病」の意味は各々異なっており，その範囲にも違いがある。狭義の温病としては，『類証活人書』に「春月の傷寒を温病といい，冬に寒に傷られた程度が軽く，夏至以前に発するものを温病とする」とあり，ここで温病としているものは春季に発生する温熱病に限定したものである。広義のものとしては，『温病条辨』において「温病には，風温・温熱・温疫・温毒・暑温・湿温・秋燥・冬温・温瘧がある」と述べられている。現在では一般に，外感病のうち風寒の性質をもつ急性熱病以外をすべて温病に含めている。本教材では四時(しじ)における温病を主とし，風温(冬温を含む)，春温，暑温，湿温，秋燥，伏暑，大頭瘟(だいとうおん)，爛喉痧(らんこうさ)などの温病について解説しているが，これらの病種名は主に発症季節，四時の主気[5]，病候の特徴などから命名されたものである。例えば春季に発症したものは春温，冬季に発症したものは冬温であり，こ

---

[5] 四時の主気：春風，夏暑，(長夏湿)，秋燥，冬寒。

れは季節から命名されたものである。風温・暑温・湿温・秋燥などは四時の主気により命名されたものである。さらに秋・冬に発症するものに伏暑があり，冬・春に発症するものに大頭瘟・爛喉痧があるが，これは臨床における特徴から命名されたものである。前者は秋冬に発症して暑湿証がみられることから伏暑といい，後者は顔面頭部の発赤・腫脹・発熱・疼痛，および肌膚痧疹の熱毒徴候といった臨床症状から，大頭瘟・爛喉痧と呼ばれている。このほか温瘧・湿熱痢・麻疹・白喉〔ジフテリア〕なども温病に属するものではあるが，現在ではその特徴から他学科に帰属〔温瘧・湿熱痢は中医内科学，麻疹・白喉は中医小児科学〕させており，本書では解説しない。

　温病には多種の病種が含まれるが，内在する共通点に基づいて分類することができる。現在常用されている分類方法には大まかに次の2種類がある。

①病証の性質が湿を兼ねているか否かにより，温熱と湿熱の2類に分類する。

温熱類の温病	風温，春温，暑温，秋燥，大頭瘟，爛喉痧など。
湿熱類の温病	湿温，伏暑など。

②温病の発病初期に裏熱証が現れるか否かにより，新感と伏邪の2類に分類する。

初期に表において発病し，表熱証を主とするもの	新感温病	風温，秋燥など。
初期に裏において発病し，裏熱偏重を特徴とするもの	伏邪温病	春温，伏暑など。

> 暑温と湿温は初期には裏証が主となるが，臨床ではその時〔季節〕の主気による発病特徴と一致する証が現れるため，一般に新感温病に帰属させている。

　このような分類法には，温病の煩雑な内在法則を簡単に掌握することができ，臨床パターンを区別する上での補助となることから，辨証施治に対する指導的意味が認められている。

2.3　温病と傷寒

　温病学は『傷寒論』体系を基礎として発展し，逐次独自の体系を形成してきており，それゆえ傷寒とは異なった概念ではあるが，歴代文献中において両者の概念上の関係を見出すことができる。

　歴代中医文献中における「傷寒」には，広義と狭義の2つの意味がある。広義の傷寒とは外感熱病全てを総称したもので，温病もそこに包括される。これは『素問』熱論篇で「一般に外感発熱する疾病は，すべて傷寒の類に属する」と述べられている通り，あらゆる熱病を傷寒に帰属させるものである。それに対し，『難経』58難の条文「傷寒には5つある。中風，傷寒，湿温，熱病，温病である」における，「傷寒には5つある」の「傷寒」が広義の傷寒であり，その5種の一つである「傷寒」が狭義の傷寒で，これは専ら寒邪を感受して引き起こされた外感病を指している。また5種の一つとして挙げられている温病については，中風・傷寒・湿温・熱病と併記されていることからすると，現在各種外感熱病の総称とされている温病の概念とは異なったものである。これにより古代における傷寒と温病との関係をみてみると，温病は広義の傷寒に包括されて両者間には隷属関係が存在するのに対し，狭義の傷寒とは外感病における

性質の全く異なった疾病であり，両者は同列に扱われるべき関係にある。

温熱の邪を外感して引き起こされた温病と，寒邪を外感して引き起こされた傷寒の症状は明らかに異なっており，採用される治法・方薬にも明確な違いがあるため，臨床では厳格に区別する必要がある。温病に含まれる風温と傷寒とは，どちらも冬・春の季節に発生しやすいが，両者は因・証・脈・治の面でそれぞれ異なっている。

証	病邪	初期	症状	舌・脈	治療
風温	風熱	表熱証	発熱が甚だしく，悪風寒が軽く，口渇は微かであり，咳嗽して粘っこい痰があり，咽喉が疼痛する。	苔：薄白 質：舌辺尖が紅 脈：浮数	辛涼解表により，風熱を疏泄する。
傷寒	風寒	表寒証	発熱は軽く，悪寒がひどく，口渇はなく，無汗，咳嗽して痰は稀薄であり，身体の関節が疼痛する。	苔：薄白 質：正常 脈：浮緊	辛温解表により，風寒を発散する。

2.4 温病と温疫

温病とは温熱の性質をもつ外感病のことであり，温疫とは温病のなかでも強烈な伝染性をもち，流行性がある疾病をいう。

歴代中医文献においては，温病と温疫の概念に非常に大きな隔たりがみられる。温病とは温疫のことであり，名称は異なるけれど実際には同じものであるという考えがあり，呉又可は「温とは熱の始まりであり，熱とは温の終りであり，温熱は首尾一体であるがゆえ，熱病とはすなわち温病である。名を疫というものは，その門を延い

て戸を閉じる〔すべての家が戸を閉じる状態となる〕ものであり，また徭役(ようえき)〔古代の支配者が税の一種として人民に課した労役〕のように，誰もが均等に受けるものをいう」と述べている。これに対し，温疫と温病は伝染性の有無により区別し，伝染性のあるものが温疫で，無いものが温病であると考える医家もおり，陸九芝(りくきゅうし)は「温は温病であり，熱は熱病である……瘟疫(おんえき)と辨(わ)かつものは他になく，伝染するかしないかによって辨(わ)けるのである」と述べている。

　これら2つの見解は異なるものの，温疫とは伝染性を有する疾病であるという点において両者は一致する。その相違点は，前者はすべての温病に伝染性があると考えて温疫と称しており，後者は温病には伝染性はなく，伝染性があるものを温疫と呼んでいるのだが，現在からすればどちらも偏った考えといえよう。前述したように，温病とは現代医学でいう各種急性感染症，急性感染性疾患，その他の発熱性疾患を包括しており，程度の差はあれ大多数に伝染性があることは確かであるが，なかには伝染性のないものもあるため，温病イコール温疫として両者を同列に論じることはできない。しかし温病の少なからざる病種において伝染性があることは事実であり，たとえある種の温病には明らかな伝染性と流行性がみられないからといって，絶対に伝染性が無いというわけではない。このため温病には伝染性がないと断言することもできず，温病と温疫との概念に関する対立が生じている。

　概念的に温病と温疫を明確に区別することは，温病の予防・治療を行なっていくうえで一定の意味がある。温疫とは温病の中でも強烈な伝染性があり，同時に流行を引き起こす可能性のある疾病の一類で，大多数は病勢が迅速獰猛であり，病状が重く，一般の温病と比べ危害が甚だしい。そのため温疫に対する予防・治療を重要視

する必要があり，迅速かつ有効的な予防・治療措置を行なうことによって進行・蔓延を抑制しなければならない。温疫は温病から独立した疾病ではなく，温病の辨証治療体系に沿って辨証治療を進めていくべきものであるため，本書では温疫専門の章を設けて解説することはしない。

2.5　温病と温毒

　古代中医文献には温毒という名称があり，『肘後備急方(ちゅうごびきゅうほう)』には温毒発斑に対する治法が記載されている。温毒とは，一般に温熱毒邪を感受して引き起こされた独特な症状を呈する急性熱病をいい，一般の急性熱病で現れる臨床症状以外に，局部に発赤，腫脹，熱感，疼痛を生じ，ひどくなると潰爛(かいらん)し，また斑疹などを発するという特徴を有するもので，大頭瘟(だいとうおん)・爛喉痧(らんこうさ)〔猩紅熱〕・痄腮(ささい)〔流行性耳下腺炎〕など各種疾病が含まれる。実際のところ温毒も温病に属し，腫毒の症状が現れる特殊な温病の一種であり，決して独立した疾病ではないため，本書では温毒を具体的な病種名としては扱わない。

　このほか前人は温毒を病因概念のひとつとして温病の病因中において論述しているが，ここでは多くを解説しない。

3. 温病の病因と発病

　温病の病因とは，温病を引き起こす主原因，すなわち温邪を指す。人体が邪を感受した後，発病するか否かは人体の正気の強弱によって決定され，また自然・社会要因などとも密接な関係がある。温病という病邪の特性と発病状況を明確に理解することは，各々の病因による発病特徴と疾病の変遷法則を把握する際の助けとなり，同時に温病の辨証施治に対しても指導的な意味がある。

3.1　病因

　温病の発病原因は温邪の外感によるものである。温邪とは，外邪のなかでも温熱の性質をもつ一類の病邪を指す。この種の病邪には風熱・暑熱・湿熱・燥熱以外に，伝統的に「伏寒化温」と呼ばれている温熱病邪も含まれており，さらに癘気・温毒の実質も温邪に属するものである。これらの病邪には，外から感受したものである，熱性，発病が迅速，病位が異なる，などといった特徴がある。

　温病は外感病における一大分類であり，大多数には明らかな季節性がある。古代医家は「外感は六淫(りくいん)以外にはなく，人々の病は四気に分類される」という認識から，温病の発病原因も主に四時における「六淫」によるものと考えており，熱性という特徴をもつに過

ないものであった。六淫学説とは，四時の異なる気候変化を基本とし，それに季節性の外感病の臨床特徴を関連付け，病因に対して理論的な概括を行なったものであり，「人間と自然が適応し合う」といった概念と「辨証求因」の精神が首尾一貫してまとめられている。古代医家は長期間にわたる臨床実践により，温病の発生には内科雑病とは異なった独特な法則があり，温病の根本原因となる病因とは，発病に到る邪を外界から感受したものであることを次第に実感していった。当時において外邪を認識する術は臨床観察と実践体験だけであったものの，気候変化として人体が明確に感じ取れるものを外感病の発病原因とすることで，「外感は六淫以外のなにものでもない」という病因学説を形成した。

　現在我々が知り得る知識から分析すると，温病には各種の急性感染症および感染性疾患が含まれており，その発病原因は病原性微生物への感染が主たるものである。しかし四時の異なる気候変化は，自然界における微生物の成長繁殖と伝播媒体，および生体の防御能力に影響を与えている。これを別の面からみてみると，伝統的には「六淫」を外感病の主原因とすることにより，実践において「辨証(べんしょう)求因，審因論治(きゅういん，しんいんろんち)」なる理論体系を形成し，またそうすることによって臨床実践を効果的なものにしてきたのである。ならば今日においても外感「六淫」を単純な物理的発病要因とみなすことはできず，そこには病原性微生物が含まれていると考える必要がある。つまり当時の状況下では認識できなかったに過ぎないのである。さらに「六淫」病因学説は，温病の発生原因を解明しているだけでなく，すでに中医において臨床辨証施治を導く理論的基礎となっており，臨床治療をリードしていく重要な立場にあるという点についても理解しておく必要がある。このため「六淫」病因理論を掌握するには，

各々の病邪のもつ特異性およびその発病法則を明確にすることが重要であり，それによって臨床における異なる症状の特徴を分析し，発病原因を正確に推定し，病因に焦点を合わせた適切な治療方法を進めていくことが可能となる。

　四時温病発病後の臨床特徴に基づくならば，その発病原因となる主要な邪として以下のようなものが挙げられる。

(1) 風熱病邪

　風熱の性質をもつ外感病邪を風熱病邪といい，風熱病邪を感受して引き起こされた温病を風温と呼ぶ。風熱による発病は春季にみられることが多いが，これには風は春令が主る気であり，この時期には陽気が昇発し，気候は温暖で風が多いため，風熱病邪が形成されやすいといった理由がある。また本来寒いはずの冬令の気候が，異常をきたして暖かくなっても風熱病邪が形成されて風温を発する。この場合は冬季に発病することから冬温と呼ぶ。

　風熱病邪による発病には次のような特徴がある。

① まず上焦肺衛を犯す：風邪には昇散・疏泄といった特性があり，人体を侵襲するとまず上焦である肺系と肌表・皮毛を犯す。そのため風温の初期には，病位は上焦肺衛にあることが多く，発熱，微悪風寒，頭痛，小汗，咳嗽，口が微かに渇する，苔薄白，舌辺尖紅，脈浮数などといった風熱表証を特徴とする。

② 燥へと変化して陰を損傷しやすい：風熱病邪によって発病すると，津液を劫灼〔灼いて劫やかす〕しやすいため，風温病の過程においては，熱灼津液の状態から化燥傷陰へと変化しやすい。風温の病位は上焦肺系が主となるため，特に肺胃陰の損傷が多くみられる。

③変化が迅速である：風邪には「善く行り，数ば変わる」といった特徴があるため，風熱病邪による病の多くは，病勢が急であり，伝変が速く，病程中において「心包に逆伝する」などといった急激な変化が出現しやすい。葉天士が「温邪は熱へ変わるのが最も速い」と述べているのにはこの意味が含まれている。しかし順調な経過をたどれば病邪が消退するのも速く，一般に病程は長くない。

(2) 暑熱病邪

暑熱の性質をもつ病邪を暑熱病邪といい，夏季に暑熱病邪を感受して引き起こされた温病を暑温と呼ぶ。暑は夏令が主る気であり，性質は火熱に属する。朱丹溪は暑について「盛熱の気，火である」と指摘している。暑熱病邪の形成は主に炎夏の高温な気候条件と関係があり，発病には明らかな季節性がみられる。暑熱病邪による発病には次のような特徴がある。

①まず陽明気分に入る：暑は火熱の邪であり，かんかんに照り付ける勢いがあり，性質は酷烈〔ひどく激しい〕であり，人体に侵入した後には表裏を問わず伝変が極めて速く，徐々にということはない。そのため暑温の初期には，発病すると衛分の過程を経ることなく邪が気分に入ってしまう場合が大多数であり，壮熱大汗・頭暈・顔面が赤くなる・心煩口渇・脈象洪大，などといった暑熱が陽明で旺盛になった証候が主となる。葉天士は「夏暑は陽明より発する」として，暑熱病邪による発病特徴をまとめている。臨床では，直接心包や肝経を犯したり，肺絡に侵入したりして，突然の意識障害，痙厥，喀血などといった変化を引き起こす。

②津気を損傷しやすい：暑には炎熱酷烈といった性質があり，津液

を劫灼(ごうしゃく)しやすいうえ，元気も損傷しやすい。そのため暑温病の過程においては暑傷津気となり，ひどくなると津気欲脱といった深刻な変化を招く恐れがある。これは一般の温熱の邪とは異なった特徴である。

③湿邪を兼挟(けんきょう)しやすい：暑邪は火熱の邪に属するが，発病するといつも湿邪を兼挟しやすいことから，暑熱に湿邪を兼挟した性質の病邪は暑湿病邪とも呼ばれる。炎夏の季節においては，天の暑が下に迫り，地の湿が上って蒸し，暑熱が盛んなうえに湿気も重くなっているため，暑熱による病は往々にして湿邪を挟んで暑温兼湿証を形成する。また炎夏盛暑の季節には，人は生ものや冷たいものを好んで食べ，涼しいところで眠ろうとするため，暑邪も湿を挟んで寒を兼ねることとなり，暑湿兼寒証が形成される。

(3) 湿熱病邪

湿熱の性質をもつ病邪を湿熱病邪といい，湿熱病邪を感受して引き起こされた温病を湿温と呼ぶ。湿熱病邪は四季を問わず生じるが，長夏(ちょうか)〔陰暦6月〕の季節に顕著となる。長夏の季節には暑気がことさら盛んになり，湿が立ち上がりやすく，しかも雨が多いため湿気が偏重となって湿熱病を発症しやすい。他の温病で湿邪を兼挟するものは兼証の一種であり，風温挟湿，暑温兼湿などがある。湿熱病邪による発病には次のような特徴がある。

①病位は中焦脾胃が主となる：脾は湿土の臓であり，胃は水穀の海である。湿熱の邪の始まりは外から感受したものだが，同類は互いに引き寄せ合うといった性質により，湿土の気は中焦脾胃を好んで侵犯する。そのため湿温病の多くは脾胃が主となり，脘部の痞え，腹脹，悪心，便溏などといった湿困脾胃，運化失調の証候

があらわれる。

② 困遏清陽，阻滞気機となりやすい：湿は重濁な陰邪であり，人体を侵犯した後には極めて清陽を困遏〔包囲して遮る〕して，気機を阻滞しやすい。そのため湿温の初期には陽熱の徴候はあまり顕著でない場合が多く，身熱不揚[6]，悪寒，身重[7]などといった湿困衛陽の症状が現れ，さらに何かで覆われているかのような頭重感，疲れて無表情な顔つきになるなど，清陽が蒙蔽された証が主症状となる。また同時に湿濁内蘊・気機被阻のために，胸悶，脘部の痞え，腹脹といった湿阻気機の証を併発する。後期になると湿困の状態が長期化するため，損傷が陽気に波及して陽気衰微といった変化を生じることとなる。

③ 病勢が纏綿し，伝変は緩慢である：湿には粘膩淹滞〔粘り付いて滞る〕といった性質があり，人体に侵入すると停滞して変化し難くなる場合が多いため，寒邪のように汗法によって解除したり，温熱のように清法で除去したりはできず，しかも病程中において緩やかに熱へと変化し，伝変も非常にゆっくりしている。そのため湿温病の大多数は病程が長くなり，纏綿〔纏わりついて離れない〕して解除しづらく，癒えた後にも再発しやすい。

(4) 燥熱病邪

燥熱の性質をもつ病邪を燥熱病邪と呼ぶ。燥熱病邪を感受して引き起こされる温病には，秋燥のうちの温燥がある。燥は秋令が主る

---

[6] 身熱不揚：湿邪に阻止された熱象を形容したもの。体表に手をあてても最初は熱いと感じないが，しばらくすると手が灼かれるように感じるもの。「総論5.5 辨常見症状 (1) 発熱 (P92)」を参照のこと。

[7] 身重：四肢と体が重いこと。

気であり，乾燥といった特性がある。燥熱病邪の性質は寒や熱に属するものとは異なっており，主に偏涼・偏熱といった秋令の気候と密接な関係があり，「秋陽以曝〔秋陽により曝(さら)される〕」といった温燥な気候条件下において形成される。発病には次のような特徴がある。

①病位は肺が主である：燥金の気は内では肺が対応し，秋燥の邪は口・鼻を侵襲する場合が多く，上受(じょうじゅ)するとまず肺経が犯される。そのため秋燥病の初期には発熱，微悪風寒などといった肺衛症状以外に，咳嗽少痰，鼻乾咽燥といった肺燥症状が必ず現れるが，これが燥邪による発病の主要な特徴である。病程中に燥熱が火に変化すると肺陰を灼傷しやすいため，咳嗽して呼吸が速くなる，胸満脇痛，咽乾舌燥などといった肺燥陰傷の証候が現れる。

②津液が乾燥しやすい：燥邪には乾燥という特性があるため，津液を消耗しやすく，特に燥熱の邪の場合に顕著である。そのため温燥の初期には必ず，唇乾鼻燥，咽喉乾燥，口が乾いて渇する，乾咳して痰は無いまたは少ない，舌苔少津などといった明らかな津液乾燥の症状がみられ，病変過程においては特に肺胃陰傷の症状が現れることが多い。少数ではあるが，重篤な症例の後期には損傷が下焦・肝腎の陰にまで及ぶ場合もある。

さらに歴代の医家は，『素問』生気通天論篇(せいきつうてんろんへん)の「冬に寒に傷(やぶ)られると，春には必ず温を病む」なる論述を根拠とし，冬に寒邪を感受してもすぐに発症せず，内伏していた寒邪が春になって熱へと変化し，内より温病を発症すると考えた。このような「伏寒化温」によって形成された発病要因は，実質的には春季における温邪の一種であり，風・暑・湿・燥などの病邪の性質を兼ねておらず，しかも温熱

の性質が顕著であることから温熱病邪と呼ばれる。また発病初期には裏熱証の特徴が現れ，これは熱が内発したものに属することから，古人は伏気であると考えた。温熱病邪を感受して引き起こされた温病は春温という。温熱病邪による発病には特徴があり，初期には気分または営分が犯されるため，高熱，煩渇，溺黄赤，または斑疹隠隠[8]・神昏[9]などといった裏から熱を発した症状が現れる。病変過程では温熱の特性が顕著となり，邪熱が熾盛となるだけでなく，斑疹が出て，痙厥，神昏などといった症状も出現する。また人体の陰液を耗傷しやすいため，発病後には陰傷の症状が際立ち，後期になると肝腎真陰虧耗証が出現する。

　以上述べてきた各種温邪にはそれぞれの特徴があるとはいえ，性質的には温熱という属性があるため，いずれも四時温病発生の主原因となる。このほか，六淫のひとつである寒邪は誘因となって特定の温病の発生を誘導する。例えば伏暑は寒邪を外感することによって誘発され，初期には暑湿鬱伏の症状以外に，外寒束表の症状を兼ねる。また寒邪は兼挟の邪となり，他の温邪を兼ねて発病する場合があり，風温の初期には客寒包火といった証象などが現れる。

　温病病因学説には，温邪による発病理論以外に，癘気による発病学説がある。癘気は戻気とも呼ばれ，発病が暴戻〔乱暴で道理に反する〕であるものを指し，強烈な伝染性を有する発病要因である。これは明代の医家・呉又可が前人の理論を基礎として，当時に温疫

---

[8] 斑疹隠隠：斑疹がうっすらと現れる。隠隠：ぼんやりとして，はっきりしないこと。
[9] 神昏：意識障害であり、傾眠・昏迷・昏睡状態を指す。「総論5.温病で常用される診断法　(8)神志異常（P100）」を参照。

病が「延門闔戸，衆人相同〔すべての家が扉を閉じ，誰もが同じ症状となった〕」なるパンデミックを引き起こした特徴に基づき提起した温病の病因概念である。呉氏は長期間の臨床実践のなかで繰り返し観察，研究することにより，温疫病とは決して風・寒・暑・湿の六気を感受して発生するものではなく，自然界にある別の発病物質に感染したものであると考え，癘気病因学説を系統立てて提起した。彼は癘気により発病する場合には次のような特徴があると考えている。

①性質が暴戻であり，発症力が強く，老人，幼児を問わず，接触するとすぐに発病する。

②強烈な伝染性があり，極めて容易に広範に伝播すると，流行して蔓延する。

③感染ルートは口・鼻から入るものが多く，「天受」(空気感染)するもの，「伝染」(接触感染)するものがある。

④癘気は多種多様であり，癘気の種類によって臓腑経絡に対する特異的定位性がある。

⑤癘気による発病は動物の種属に対する選択性があることについて，「牛が病んでも羊は病まず，鶏は病んでもアヒルは病まず，人が病んでも家畜・動物は病まず」と論述している。

これらの独創的な見解は，「百病はみな六気(りくき)より生じる」という伝統的見解を打破しただけでなく，比較的正確に急性感染症の発病原因を掲示しており，まさしく病因学上における独創的な見解で，温病病因学における大きな進展であった。当然の事ながら当時の状況からすれば，これらは現象を分析・判断することにより得られた直感的な知識であり，限局的なものであった。また「辨証求因，審因

論治」の面では，癘気学説も独立した理論体系を形成しておらず，「六淫」証治とは別ものであった。このため臨床での意義も，温病の発生と流行性という特徴を提示したに過ぎず，辨証施治をリードするといった点では「六淫」体系から離脱することはできなかった。

このほか古代温病文献には温毒病因の記載がみられるが，これはある種の温病に腫毒の症状がみられるという臨床特徴に基づいて提起された病因概念である。温毒は温熱毒邪とも呼ばれ，風熱時毒・温熱時毒などが含まれ，温熱の性質があり，しかも腫毒の特徴をもつ発病因子を指し，発病すると温邪による一般症状以外に，局部の発赤・腫脹・発熱・ひどい疼痛，または潰爛などといった特殊な徴候が現れる。臨床では腫毒独特の証候がみられることから，この類の病因を「温毒」と呼んではいるものの，実質的には温邪挟毒に属するものである。温毒による発病が明確となったら，一般の温邪による発病として辨証施治を行ない，さらに清熱解毒に重点を置いて治療する必要がある。

3.2　発病

中医学における発病とは，疾病発生の機序とその法則を指すものである。温病発病学では，温病の発病因子，邪の感受ルート，および発病類型などを研究する。

(1) 発病因子

温病の発生は温邪感染が主要因となるが，それ以外にも他の因子の関与が必須である。

温病の発病を引き起こす要因のなかでも，人体の防御能力すなわ

ち正気の強弱は決定性をもつ因子である。『素問』刺法論篇の「正気が内に存れば，邪は干すことができない」理論によれば，温邪が人体に侵入して発病するか否かは，人体の正気の強弱および邪・正の力量差によって決定される。つまり温邪は，人体の正気が不足して防御機能が減弱しているか，または病邪の発病力が生体防御能力を超えた状況において初めて発病を引き起こすことができる。『霊枢』百病始生では，「正常な風・雨・寒・熱は，虚がなければ病を引き起こす邪を形成しないので，人を傷つけるような病を引き起こすことはできない。突然疾風・暴雨に遭遇しても病にならないのは，正気が虚していないからであり，邪単独では人を損傷することはできない。およそ病を発症するのは，虚邪の風のために身体が虚弱となっていたり，また賊風邪気の侵襲を受けたりして，初めて疾病が引き起こされるのである」として，人体の正気不足は外邪が人体を侵犯して発病を招く決定的要因であることを明確に指摘している。

　温病の発生は，人体に内在する正気の強弱以外に，外界環境である自然要因とも密接な関係があり，特に気候変化は温病の発生に対して重要な影響力をもつ。一年四季についていえば，時令の気候が違えば，温病病邪の形成，伝播，生体反応および防御機能に対して異なった影響があるため，それにより各種温病が引き起こされる。例えば夏季で気温が高く，雨が多く湿が強いといった自然条件下では，湿熱の邪が形成されやすいだけでなく，人体においては脾胃の運化機能も停滞するため，暑湿や湿熱の病を発症しやすくなる。また暴寒暴暖，長期間の干ばつや長雨などといった異常な気候変化は，温病の発生および流行を引き起こす重要な要因となる。

　上述した要因以外に，社会的要因も温病の発生と流行に極めて密接に関係する。1949年以前の中国においては，温病疫癘が猛威を

振るって流行し，多くの人々の生命と健康を脅かしていたが，解放後には人民の生活条件と健康レベルは著しく改善された。「予防第一」を指導方針として伝染病に対する一連の措置がなされたことによって，各種急性伝染性温病の発生と流行を有効的にコントロールし，低下させることが可能となったのである。

(2) 感邪のルート

　温邪が人体を侵犯する場合，病邪の種類によって様々な感染ルートをとる。古代医家の論述に基づくならば，主要ルートとして次のようなものが考えられる。

① 邪が皮毛から入る：皮毛は一身の表を主り，衛気の作用の下で正常に開闔(かいこう)することにより，生体の内外環境が統一されるよう維持し，外邪の侵襲を防御する。衛外機能が低下すると皮毛は堅固でなくなり，その虚に乗じて外邪が侵入すると，衛気と外邪との抗争が始まり，皮毛の開闔機能が失調した衛表証候が出現する。

② 邪が口・鼻から入る：「口・鼻の気は，天気に通じている」ため，発病をもたらす外界の邪は，口・鼻・呼吸を通じて生体に侵入する。鼻気は肺に通じているため，呼吸とともに口・鼻から侵入した病邪の病位は，上焦手太陰肺にある場合が多い。例えば風温・秋燥などの初期は，肺経を病変の中心とした温病であり，その病邪は口や鼻から呼吸により人体に侵入したものである。葉天士は「温邪を上受(じょうじゅ)すると，まず肺が犯される」と述べて，邪を上受するという感染ルートだけでなく，上受した邪はまず肺を犯すという病位の所在についても言及している。〔上受(じょうじゅ)：邪が口・鼻から人体に侵入することを指す〕

　口気は胃に通じており，口と胃は飲食物の摂納〔受け入れて統

轄する〕を行なう重要器管である。そのため邪が口から入るとは，不潔なものの飲食とともに邪毒が人体に侵入する場合が多い。『諸病源候論』には「冠婚葬祭に参加して飲み食いしたことが原因で発病する人がいるが，これは外邪や悪毒の気が飲食とともに五臓に入り，内〔臓腑〕に停滞し，外へと流注したものである。そのため肢体は沈重となり，心腹は絞痛し，突然発症したり瘥えたりする。これは飲食が原因で生じたものであるから，食注という〔注は住の意味〕」と述べられている。この場合，病位は中焦脾胃が主となる場合が多く，湿温・湿熱痢などといった湿熱の性質をもつ温病はこの類型に属する。

　ここで注意すべきは，古人による邪の侵入ルートに関する論述もまた臨床観察に基づいて得られた結論であり，実践経験が蓄積されるにつれて関連知識も豊富になっていったという点である。明・清以前の大多数の医家たちは，「皮毛は一身の表を主る」理論と，外感病の初期には皮毛の開闔機能失調症状が多くみられるという客観的事実を根拠として，外邪が人体を侵襲する場合はすべて皮毛から侵入すると考えていた。しかし明・清以後，温病学が発展するにつれて，呉又可・葉天士・薛生白など少なからざる温病学家たちは臨床観察を繰り返すことにより，温病初期における病位に基づいて，邪を上受するとまず肺が犯される，または直接中道〔中焦脾胃（腸）〕へ趨く，といった邪の侵入ルート説を提起した。その結果，温病感染ルート理論に新たなる進展がもたらされ，臨床における客観的事実に適合するものとなった。

(3) 発病類型

発病類型とは，温病発病後において出現する証候パターンをい

う。温病の種類は非常に多いが，発病後の症状は病が表に発するか裏に発するかによって大きく2つに分類され，前人はこれを新感温病と伏邪温病と呼んだ。

　新感温病の本来の意味は，潜伏した後に発症する伏邪温病に対し，当令の邪を感受して即時に温病を発症するものをいうのだが，実際には表に発した温病を指している。特徴としては，初期には病は表にあることが多く，発熱，悪寒，無汗または少汗，頭痛，咳嗽，苔薄白，脈浮数などといった衛表証候を主要症状とし，表から裏へ，また浅部から深部へ入るといった伝変傾向にあり，一般に病状は軽く，病程は短い。初期には解表透邪を基本大法として治療を行ない，代表的なものに風温，秋燥などがある。

　伏邪温病の本来の意味は，感受した外邪が体内に潜伏し，時間が経過してから発症した温病をいうのだが，実際には裏に発した温病を指している。特徴としては，初期には灼熱感，煩躁，口渇，溲赤，舌紅苔黄などといった裏の熱鬱証候を主要症状とする。伝変傾向としては，伏熱が裏から外へと達するのは病状が好転している症状であり，裏熱がさらに内陥して深く入るものは病状が進行していることを示す。伏邪温病は一般に病状が重く，病程も長い。初期には清泄裏熱を主として治療を行ない，主要なものに春温，伏暑などがある。

　上述した2種の発病パターンの特徴は一般的な場合について述べたものであり，臨床では特殊な症状も現れる。例えば新感温病の暑温では，初期には衛分の過程を経ることなく気分証候が現れ，衛分の過程はみられない。伏邪温病においても初期に表証を兼ねていると，表裏同病の様を呈する。しかも伏邪温病における裏熱証候においては病位・病機が各々異なるため，前人は邪が伏する部位によっ

て邪伏募原，邪伏少陰，邪舎営分などと分類しているが，これらはいずれも発病後における証候表現から導き出されたものである。

　新感温病と伏邪温病という異なる発病パターンは，邪を感受してから即座に発病したか否かという概念的な区別ではあるものの，実際には臨床での証候観察に基づいて分類されたものである。前人が提起した新感・伏邪学説とは，実際のところ温病発病初期における証候の特徴に基づき，発病の季節や時令(じれい)の主気による発病法則を関連付け，比較・分析することによってまとめられた発病パターンに関する理論である。その臨床における意義は，邪を感受して即発するか潜伏するかを区別することではなく，温病初期における発病パターンを理論的に解明し，病位の浅深・軽重を分けることによって病機の伝変傾向を提示し，適切な治療方法を確定することにある。現在のところ新感温病と伏邪温病の発病パターンの違いは，主として病邪の性質，軽重，生体の反応状態などといった要因と関連すると考えられている。このため新感・伏邪学説を研究するには，実際の臨床に着眼して各々の証候における病機の所在を分析することが必要であり，感受して即発するもの，潜伏した後に発症するものといった概念に捉われる必要はないのである。

4. 温病の辨証

　温病の辨証は，衛気営血辨証理論と三焦辨証理論を根拠とする。前人は長期間の臨床実践により，温邪に侵犯されて発病した後の病理変化は，衛気営血ならびに三焦に所属する臓腑の機能失調と実質の損傷による症状が主となるが，衛気営血と三焦臓腑には各々特定の生理機能があるため，病理変化発生後の臨床症状にも違いが現れることを逐次体得していった。これらの証候の特徴を把握しさえすれば，臨床で正確に辨証施治を進めていくことが可能となる。

4.1　衛気営血辨証

　衛気営血辨証理論は清代の温病学家・葉天士によって創立された。彼は『内経』および前人の営衛気血に関する論述を基本とし，自身の実践体験とを融合させることによって，温病の病理変化およびその証候パターンを理論的にまとめあげ，温病の辨証施治に対する指針とした。

1. 衛気営血の証候と病理
(1) 衛分証：
　衛分証とは，温邪がまず人体の肌表を犯し，衛気機能の失調が引

き起こされた証候パターンである。これは発熱，微悪風寒，頭痛，無汗または少汗，咳嗽，口渇，苔薄白，舌辺尖紅，脈浮数などを臨床特徴とするが，特に発熱と悪寒が同時に生じ，微かな口渇があることが衛分証の辨証における要点となる。

　衛気は人体の陽気のひとつで，主に体表に広がって肌膚を温養しており，外邪の侵襲を防ぎ，邪を外へ駆出する作用がある。衛気は肺気と通じており，外では毛孔・汗腺の開闔（かいこう）を司る。温病の初期には，温邪を上より受けると一般にまず肺衛が犯されるが，肺の合は皮毛[10]であることから病変部位は表が主となり，衛分は真っ先にその影響を受けることとなる。衛気と邪気が抗争すると必ず発熱が引き起こされ，衛気と病邪の抗争によって衛陽が遏（さえぎ）られると，肌膚は温養されなくなって悪寒を生じる。また温邪に属する疾患であるため，寒軽熱重の症状が多くなる。邪が肌表にあり，衛気が阻まれ，皮毛の開闔機能が失調すると，無汗または少汗となる。頭は諸陽の会であり，温邪により表を襲撃されると，陽熱が上って清空を擾（みだ）し，さらに衛気が鬱阻すると，経気不利となって頭部に痛みを生じる。衛気鬱阻・肺気失宣となると咳嗽を生じる。温熱の邪は津液を損傷しやすいため口渇が現れる。熱が表で鬱すると，舌辺尖紅で苔白，脈象は浮数となる場合が多い。衛分証の病理特徴は，温邪襲表・肺衛失宣である。

　邪在衛分とは病変が最浅層にあるもので，一般に病変は軽くて持続時間が短いことから，適時正確な治療を行なえば邪を表より解除できる。もし感受した邪が強すぎたり，治療が遅れたりすると，邪

---

[10] 肺合皮毛：「肺は皮毛と合する」。肺と皮毛とは生理上非常に多くの関連性があること。

は気分へと伝わって病勢は進行する。またもとより心陰が虚しているうえに，感受した邪が強かったり，誤治や治療が遅れたりして心気が劫傷〔劫やかされ損傷する〕されると，邪が肺衛から心包へと逆伝*して病勢はさらに重くなる。

(2) 気分証：

　気分証とは，病邪が裏へと入り，人体における気の生理機能に影響を生じた一類の病変を指す。病変部位は胃・脾・腸・胆・胸膈など様々で，証候にも違いがあるが，なかでも熱盛陽明がよくみられる。その臨床特徴は，身体から壮熱を発する，悪寒はなく悪熱する，多汗，渇して冷たいものを飲みたがる，舌苔黄燥，脈洪大などである。熱が気分にある場合には，一般に発熱はするが悪寒はなく，口渇，苔黄などが弁証の要点となる。

　気とは人体が活動するうえで必要な物質で，臓腑百骸〔人体のあらゆる骨格〕の活動エネルギーの根源となるものである。また整体としての人体の防御機能も行なっており，『内経』では「霧露(むろ)のように全身を灌漑する」と形容され，「熏膚・充身・沢毛〔皮膚を薫じ，身体を充たし，毛を潤沢にする〕」といった作用がある。衛分にあるうちに邪を解除できないと，病勢は必ず裏へと伝変して気分に進入し，気機の正常な機能に直接影響を及ぼす。邪が陽明気分に入ると正・邪の抗争が激烈になるため，必然的に発熱が強くなり，しかも邪は表ではなく裏にあるため，悪寒を生じることなく悪熱する場合が多い。裏熱(じょうとう)が蒸騰すると津液が損傷し，そのたびに多量の汗が出て，非常に口渇して冷たいものを飲みたがる。気分の熱が盛んになると，舌苔は必然的に白から黄へと転じ，脈も洪大有力となる。熱盛陽明に関していえば，邪が盛んで正気の防御力も強いため，

正・邪の闘争が激烈となり，熱が盛んなため津液が耗損するといった特徴がある。

　気分の病変は，衛分の病変と比べて病位が一層深く，継続時間も長く，一般に病状も重い。しかしこの時点では正気はまだ衰えておらず，邪への抵抗力もあるので，適時・適切な治療を行なえば邪を去り治癒することが可能だが，さもなければ邪盛正傷となって営血分へと内陥してしまう恐れがある。ここで明確にしておくべきことは，上述した陽明熱盛は邪在気分における証候に過ぎず，病邪が表から裏へと入ったとしても，まだ営に入って動血していなければ，いずれも気分証に属するという点である。

(3) 営分証：

　営分証とは，熱邪が深く入って営陰を劫灼し，心神を擾乱して生じた証候パターンである。臨床症状としては，身熱[11]が夜にひどくなり，口は乾くがひどくは渇飲せず，心煩して眠れず，時に譫語する。斑疹隠隠*，舌質紅絳，脈象細数などが現れる。なかでも夜間に熱がひどくなる，心煩，譫語，舌質紅絳は，邪入営分を辨証する上での要点となる。

　水穀の精気は，その清なるものが営となり，脈中を流注し，血へと化し，栄養物質を営運〔運行〕し，五臓を調和し，六腑へ洒陳〔散布する，そそぐ〕し，全身を貫いて輸り，陰陽の平衡をとり，人体の抵抗力を増強する，などといった機能がある。熱邪が気分にある時点でこれを清泄できないと，津が灼かれて正気が虧してしまい，邪は営分へ進入することになる。また平素より営陰が虚して

---

11 身熱：全身性の発熱、または熱感を自覚すること。発熱ともいう。

いると，邪は肺衛から内陥して営へと入る。また体内に熱邪が鬱伏していると，知らない間に営陰を耗損して営から病を発する。熱が営分に陥って直接陰液を灼傷すると，夜に身熱がひどくなり，脈は細数となる。営熱が蒸騰〔営分の熱が蒸し上がる〕すると，口は乾くが渇飲はひどくなく，舌質は紅絳となる。営とは血の清なるものであり，脈を相互に貫いているので，営熱が血に波及して熱竄血絡〔熱が血絡に竄れる〕となると，斑疹隠隠*といった症状となる。営気は心に通じており，心は神明〔精神・意識・思惟活動を指す〕を主っているため，熱が心神を擾すと神識〔精神状態，意識，心の働き〕は異常となり，軽い場合には心煩・不寐〔不眠〕，重い場合には譫語・神昏*を生じる。このため営分証の総合的な病理特徴は，営分熱盛，熱損営陰により，心神が擾動させられるという点にある。

営分の病変は気分証より深く，血分証よりも浅い。営分の病変には，外へと転じると気分に出るし，また内では血分に入るといった機序がある。そのため治療法としては，邪を気分へと外出させてやれば病は減少するが，反対に血分へ深く入り込まれると病は重く危篤なものに転じることとなる。

(4) 血分証：

　血分証とは，熱邪が深く入り，耗血・動血が引き起こされて生じた証候を指す。臨床では，身熱，躁擾不安または神昏譫狂・舌質深絳，吐血・衄血・便血・溺血，斑疹が密に分布するなどの特徴がある。なかでも舌質深絳，斑疹および出血は，血分証の辨証要点である。

　血とは営気が化したものであり，人体の主要な陰液のひとつで，脈中を運行し，全身を周く流れ，気を輸り津を布散〔遍く行き渡ら

せる〕して五臓六腑・肢体百骸*を栄養する機能がある。営分の熱邪を適時気分へと透出できず，長期間留まられていると，必ず進行して血分へと深く陥入するし，また衛・気の邪を解除できずにいても，直接血分へ入られる可能性がある。熱邪が血に入ると，病んだ臓腑・経絡に対して重大な病理的損害を引き起こす。それは本来あった営分病変をさらに悪化させるうえ，熱毒が盛んになり過ぎた場合には，血絡の損傷がひどくなって迫血妄行となり，血が内外に溢れ，口・鼻・二便から出たり，斑疹を発したりするし，また熱邪が耗血して血と熱が相搏した場合には，脈絡内で広範に瘀が結び付いて営運*障害を引き起こし，気血が阻滞することにより熱と瘀が混じり合い結び付くこととなる。

　病入血分は最深層における病変であり，温病の極期・後期にみられ，重篤となっている場合が多い。もし邪の勢いが減少しないまま正気が大いに衰えていくと，病状は迅速に悪化する。積極的に適切な治療を行ない，邪勢が次第に減少して正気が回復すれば，病状は緩解して次第に回復へと向かう。

2. 衛気営血証候の病位の深さと相互伝変

　人体における衛・気・営・血の四者間には切っても切れない緊密な関係がある。衛と気は躯体の臓腑生理機能活動を主とするもので，営と血は全身を栄養する物質であるため，衛・気は陽に属し，営・血は陰に属する。衛と気はどちらも機能活動を指すものであるが，衛は表を主り，気は裏を主っており，衛は気の浅層であるという作用範囲上の違いがある。営と血はどちらも水穀の精微をその源とするが，営とは血中の気であるため，営は血の浅層であるといった相違点がある。葉天士は「衛之後方言気，営之後方言血〔衛の後

に方に気があり，営の後に方に血がある〕」と述べているが，これは衛気営血の生理・病理面から，温病病邪が侵入していく深さのレベル，病変証情の重さ，およびその相互伝変を概括したものであり，病が衛分にあるものは気分よりも浅く，病が血分にあるものは営分よりも深い，とまとめることができる。具体的にいえば，邪が衛分にあれば病位は最も浅く，表証に属し，継続時間が短く，病状は最も軽い。邪が気分にあるとは，病がすでに裏へと入り，邪勢が盛んとなり，病位は一層深く，病変は臓腑の機能活動に影響を与えることが多く，病状は邪が衛分にある場合より重い。しかしこの時点では正気はまだ盛んであり，抵抗力も強く，適時治療すれば邪を外へと駆出しやすいため，疾病の趨勢を好転させ完治が可能である。邪熱が営分・血分へと深く入ると，営血を耗傷するだけでなく心神も影響を受けるため，病状は最も深くなる。

　衛気営血といった浅深軽重の４レベルの変化は，一般に疾病の進行過程における伝変順序とみることができる。温邪の多くは衛分から始まって裏へと伝変するが，このように衛から気へと到り，進行して営血に内陥する，といった進行変化が温病伝変における一般法則である。しかし感受した邪の性質の差異，患者の体質の強弱，治療が適時・適切に行なわれたか否かなどといった条件により，上述した伝変法則も不変という訳にはいかなくなり，その結果臨床では不伝と特殊伝変という２種の状況が現れる。不伝とは，邪が衛分を犯し，治療後に邪が外から解除されて病が治癒するものをいう。特殊伝変とは，裏に病を発し，初めに気分または営血分の病変が現れ，その後に気分へと転出し，次第に好転へと向い出して完治するものを指す。このように初期に裏証が現れる病は，往々にして反復する可能性が大きく，病状は重い。このほかにも気分の邪を解除できず

営血へ内陥する場合，衛気同病の場合，外透したものが再び内陥する場合などがあるが，これらは温病の病程進行の特殊伝変中において異なったパターンをとるものである。

温病の進行変化法則を掌握するための鍵は，衛気営血の各段階における証候特徴を理解することにある。これらの証候特徴をしっかり理解すれば，病変部位の深さ，病機変化の出入伝変を明確に掌握できるだけでなく，それによって正確な治療方法を即決することが可能となる。葉天士は「衛にあればこれを汗せしめ，気に到れば気を清め，営に入れば透熱させて気へと転じ，血に入れば涼血散血する」として，衛気営血病変に的を絞った治則を確立している。

以下に衛・気・営・血の病理・証候・辨証要点を表にまとめる。

衛気営血辨証表

証型	病理	証候	辨証要点
衛	温邪襲表 肺衛失宣	発熱，微悪風寒，頭痛，無汗または少汗，咳嗽，口微渇，舌尖辺紅，苔薄白，脈浮数。	発熱，微悪寒，口微渇，苔薄白。
気	邪入気分 熱熾津傷	壮熱，悪寒せず悪熱する，多汗，渇して冷たいものを飲みたがる，溺赤，舌質紅，苔黄，脈数有力。	壮熱，不悪寒，口渇，苔黄。
営	熱灼営陰 心神被擾	身熱が夜にひどくなる，口は乾くが渇飲はひどくない，あるいは斑疹隠隠，心煩して眠れない，あるいは時に譫語する，舌紅絳，脈細数。	夜に身熱が悪化する，心煩・譫語，舌紅絳。
血	熱盛迫血 熱瘀交結	身熱して手が灼かれるようである，吐血・衄血・便血・溲血，斑疹が密に分布する，昏狂譫妄，躁擾，舌深絳。	身に灼熱感があり，斑疹・出血の症状がある，舌深絳。

4.2　三焦辨証

　三焦辨証は呉鞠通(ごきくつう)によって提唱された理論である。彼は『内経』記載の三焦部位に関する論説に基づき，自身の温病に対する実践経験を融合させることによって，温邪が上から下へ，浅部から深部へと波及する過程で引き起こされる各種病証の進行変化法則，および病邪が犯す臓腑の病理変化と証候特徴について，三焦により説明した。三焦辨証は臨床での温病辨証論治を導くための依拠となっている。

1. 三焦の証候と病理
(1) 邪在上焦：

　邪在上焦には手太陰肺と手厥陰心包の病変が含まれており，邪は肺にあり，多くは疾病の初期段階である。

　呉鞠通は「太陰の病とは，脈は不緩・不緊にして動数(さく)，あるいは両寸脈だけ大であり，尺膚(しゃくふ)〔前腕前面の皮膚〕が熱くなり，頭痛，微悪風寒，身熱自汗，口渇，あるいは渇せず咳し，午後になると熱がひどくなる」と述べている。鼻気は肺に通じ，肺の合は皮毛であり，協力して衛気を統率しており，口・鼻から入った温邪が肺に侵入すると，外では衛気が鬱して阻まれ，内では肺気が宣通しなくなって，上記したような証が現れる。表邪が裏へと入り，邪熱が肺を壅(ふさ)ぐと肺気が鬱閉されるため，身熱，発汗，口渇，咳嗽，気喘，苔黄，脈数などといった症状が現れる。肺衛の邪が解除されないと，心包に内陥して機竅(ききょう)が阻閉されるが，これは逆伝心包(ぎゃくでんしんぽう)*となったものであり，舌質紅絳，神昏譫語(しんこんせんご)*あるいは昏憒不語(こんかいふご)*，舌蹇肢厥(ぜっけんしけつ)〔言語障害，四肢厥冷〕などの症状が現れる。前二者の病変の重点は肺

にあるが，後者は心包絡にあるため病状はやや重篤である。

(2) 邪在中焦：

　邪が中焦に入ると，病は中期または極期段階となる。病変部位には足陽明胃・手陽明大腸・足太陰脾などが含まれる。

　病が中焦に至ると，邪熱が熾盛となり，陽明気分熱実証が現れる場合が多い。呉鞠通は，「顔と目がともに赤く，声が重く濁り，呼・吸ともに粗く，大便が閉じ，小便が渋り，舌苔は暗黄色で，ひどくなると黒色で芒刺を生じ，悪熱するが悪寒はなく，日晡*に益々ひどくなる場合は，中焦に伝わったものであり，陽明温病である。脈の浮洪躁がひどいものは白虎湯が主る。脈が沈数有力で，ひどくなると脈体が反対に小で実となるものは大承気湯が主る」と述べている。このことから温邪が陽明に伝入すると，無形の熱が盛んとなって外へ立ち上がったり，有形の熱が結び付いて腑気〔六腑の機能を統べていう。ここでは排便機能〕が通じなくなったりすることを理解できる。湿熱病邪が脾を犯すと，気機が阻まれて働かなくなり湿温病の症状を現わす場合が多い。脾は湿土の臓であり，水湿の運化を主っているため，湿熱病邪は脾を犯しやすく，身熱不揚*，汗が出ても解除されない，胸脘痞悶，泛悪欲嘔〔泛とは犯であり，悪心・嘔吐〕，体が重く四肢に倦怠感がある，便溏尿濁，苔白膩，脈濡緩などの症状が現れる。病程が進展するにつれ湿鬱が熱に変化していくと，熱象は次第に顕著となり，ひどくなると燥や火へと化す。

　脾胃は中土に位置し，万物が帰するところである。病邪が中焦にある時点では，病勢は盛んだが人体の抵抗力もまだ衰えておらず，適切な治法を行なうことによって病が伝変するのを防ぎ，治癒させることが可能である。

(3) 邪在下焦：

　邪が下焦に入ると病も末期段階となる。病変部位には足厥陰肝と足少陰腎が含まれる。

　腎は水臓であり，陰精を蔵めることを主る。邪熱が長期間留まって退かないと腎陰を耗損するため，身熱・顴紅，手足心の熱が手足背までおよぶ，口燥咽乾，脈虚となり精神疲労する，あるいは心煩・不寐などの症状が現れる。肝は風木の臓であり，腎水による滋養に依存しているため，腎陰が耗損すると水不涵木となり，肝が滋養されなくなると虚風内動を生じて手指蠕動〔手指が力なく小さく痙攣する〕，ひどくなると瘛瘲〔＝瘈瘲，抽搐，抽搦。手足の痙攣と弛緩を繰り返すこと〕し，精神疲労，肢厥*，心中憺憺と大きく動く〔心の是動病のひとつ。心臓がドキドキ激しく拍動して震え，空虚感がある〕，舌は乾絳となって萎縮する，脈虚弱などといった症状が現れる。温邪は最も陰を損傷して液を消耗しやすいため，温病が下焦に伝入すると肝腎陰虚の証候を呈する場合が多い。この時点では，邪勢は衰えていても陰精がひどく損傷しているため，病変は邪少虚多の証候に属する場合が多い。

2. 三焦の病程段階と相互伝変

　三焦に所属する臓腑の病理変化と証候も，温病の進行過程の視標となる。上焦である手太陰肺の病変の多くは温熱病の初期段階であり，中焦足陽明胃の病変の多くは極期段階であり，下焦である足少陰腎・足厥陰肝の病変は末期段階であることが多い。このことから「上焦から始まり，下焦に終わる」といわれるが，これは表に発した一般の温病について述べたものに過ぎず，病邪の性質が異なっていれば発病初期の全てが手太陰肺経から始まるとは限らない。例え

ば湿温の初期には病変の重点は足太陰脾にあって，わずかに邪鬱肌表を兼ねるだけであり，また暑温発病では中焦陽明病証が現れる。このほか暑風・暑厥では，病が始まるとすぐに足厥陰肝・手厥陰心包の証が現れる。これは王孟英が「『温熱は三焦に畢竟する』とは，病は必ず上焦から始まり，次第に中焦，下焦へと及んでいくことを指摘したものではない。『伏気は内から発する』とは，下から起こる病があることをいう。胃は垢を蔵め汚れを納れる所であり，湿温疫毒などの病では中から起こる場合もあり，暑邪に湿を挟む場合もまた中焦を犯す。また暑は火に属し，心は火臓であり，同じ性質の気は互いに求めあうため，邪は極めて〔心を〕犯しやすい。〔温病は〕上焦から始まりはするが，必ずしも手太陰経だけにあるというわけではない」と解説している。それゆえ三焦の病程段階に関しては，各々の具体的な疾病について分析，対処していく必要がある。

　三焦に所属する臓腑の証候伝変は，一般に上焦手太陰肺から始まり，中焦陽明へと伝変して胃熱亢盛または熱結腸腑となったり，心包へと伝入したりする。中焦病が治癒しないと，下焦である肝腎へ伝入する場合が多い。まさしく呉氏が「温病は口・鼻から入り，鼻気は肺に通じ，口気は胃に通じている。肺病が逆伝すると心包の病となる。上焦病が治らないと中焦に伝わるとは，胃と脾のことをいう。中焦病が治らないと下焦に伝わるとは，肝と腎のことであり，上焦に始まって，下焦に終わるのである」と述べている通りである。しかしこれはあくまで一般的な伝変状況について述べたものであり，決して固定されて不変というわけではなく，伝変過程においては上焦証が去らないうちに中焦証が現れる場合，また中焦証が除かれないうちに下焦証が出現する場合もある。

　以下に三焦に所属する臓腑の病理・証候・辨証要点を表にまとめる。

三焦辨証表

	証型	病理	証候	辨証要点
上焦	手太陰（肺）	邪襲肺衛 肺気失宣	発熱，微悪風寒，頭痛，口微渇，咳嗽，脈浮数，苔薄白など。	発熱悪寒，咳嗽，口微渇，脈浮数。
		熱邪壅肺 肺気閉鬱	身熱汗出，口渇，咳嗽，気喘，苔黄，脈数など。	身熱，口渇，咳喘，苔黄。
	手厥陰（心包）	邪陥心包 機竅阻閉	舌質紅絳，神昏譫語*または昏憒不語*，舌蹇*肢厥*など。	昏譫肢厥。
中焦	足陽明（胃）	胃経熱盛 熏蒸于外	発熱して悪寒せず悪熱する，顔目紅赤，汗出，口渇，呼吸が粗，苔黄燥，脈洪大など。	壮熱，多汗，渇飲，苔黄燥，脈洪大。
	手陽明（大腸）	腸道熱結 腑気不通	日晡*〔申の刻〕に熱がひどくなる，便秘，溺渋，声が重濁，苔黄黒焦燥，脈沈有力など。	潮熱便秘，苔黄黒で燥，脈沈有力。
	足太陰（脾）	湿熱困脾 気機鬱阻	身熱不揚*で汗が出ても熱が退かない，胸脘痞悶，泛悪*欲嘔，身重*肢倦，苔膩，脈濡など。	身熱不揚，脘痞苔膩，脈濡。
下焦	足少陰（腎）	熱邪久留 腎陰耗損	身熱顴紅，手足心熱がひどくなると手足背におよぶ，口燥咽乾，脈虚神倦など。	手足心熱が手背・足背におよぶ，口乾咽燥，脈虚，倦怠感。
	足厥陰（肝）	水不涵木 虚風内動	手指が蠕動し，ひどくなると瘛瘲*する，神倦肢厥，心中は憺憺と大きく動く，舌乾絳で痿，脈虚弱など。	手指の蠕動または瘛瘲，舌乾絳で痿，脈虚弱。

3. 衛気営血辨証と三焦辨証の相違点, およびその関係

　衛気営血辨証, 三焦辨証における病理変化と証候については上述したとおりであり, 両者の具体的な内容から相違点のみならず, 関連性をも見出すことができる。例えば上焦手太陰肺衛の病変は, 邪在衛分, 熱壅于肺で表証のないものに相当し, これは気分〔証〕に属する。上焦熱入心包の病変は営分〔証〕に帰属されるが, その病理変化と症状は熱入営分とは完全には一致せず, 前者は主に邪熱煉痰により内閉心竅となったものであり, 後者は主に熱損営陰により心神が擾されたものである。中焦足陽明胃と足太陰脾の病変はどちらも気分〔証〕に属するが, 邪在気分とは中焦の病変に限ったものではなく, 邪が表にはないけれど営血にも入っていない病証は, すべて気分病変に属する。下焦肝腎の病変と邪在血分の証候とは明らかな違いがあり, 前者は熱が肝腎の陰を損傷したもので, 虚証に属するのに対し, 後者の病変は下焦に限ったものではなく, 熱迫血溢を主とするものであり, 実中有虚証に属する。

　衛気営血辨証と三焦辨証は, 温病の病理変化を分析し, 病変部位を明確にし, 病勢の軽重を掌握し, 病状の伝変を認識し, 証候パターンを分類するためのものであり, それによって治療方法を確立するべく理論を概括したものである。そのため両者には非常に大きな共通点があり, その経・緯は相互依存しており, 相互に補い合っているため, 臨床で運用する際に両者を有機的に融合させることによって, 全面的な温病の辨証論治を行なうための指針とすることが可能となる。

5. 温病で常用される診断法

　温病の診断方法は望・聞・問・切の四診をおいてほかにない。温病で常用される主要な診断法は臨床上の特徴から，辨舌・験歯，辨斑疹・白㾦(はくばい)，および辨神色，辨常見脈象，辨常見症状などが行なわれている。これらの方法を正確に運用することにより，温病の衛気営血辨証，三焦辨証，および四時温病の確定診断を行なうための客観的根拠とできる。例えば舌苔と舌質の変化を観察することにより衛気分と営血分の病変を知ることができるし，また頭面部の腫脹，あるいは肌膚痧瘮(たんさ)などといった特殊な徴候を辨別することにより，大頭瘟(だいとうおん)や爛喉痧(らんこうさ)の確定診断が可能となる。治療が正確であるか否かは，往々にして診断の正確性，辨証の正確性によって決定付けられるため，温病で常用される診断方法をマスターすることは極めて重要である。

5.1　辨舌・験歯

1. 辨舌

　辨舌は温病を診断するうえで重要な方法である。人体は統一された整体であり，舌はその人体を構成する重要な一部分で，少なからざる経絡が舌と通じているため，感受した邪の性質，病変の深浅，

津液の盈虧（えいき），臓腑の虚実など，すべて舌象の変化に反映される。舌象の変化には舌苔と舌質とがあるため，舌診は辨舌苔と辨舌質の2つから構成され，舌の状態，色艶，潤燥などの変化を観察することにより，温病辨証施治のための重要な根拠を得ることができる。

(1) 辨舌苔

主に舌苔の色艶，潤燥，厚薄などを観察する。温病における舌苔の変化は，主に衛分と気分の病変を反映する。

①白苔：白苔は厚・薄に分けられる。

薄	表を主る（つかさどる）	衛分の邪の徴候	一般に温病の初期にみられ，病変はまだ軽く浅い。
厚	裏を主る（つかさどる）	気分の邪の徴候	湿熱に起因する場合が多い。

舌苔の厚・薄，潤・燥の程度により，以下のように分類できる。

苔薄白で潤を欠き，舌辺尖がやや紅	温邪を外感した初期で，温邪が人体の衛分に侵入した徴候であり，風温病の初期に多くみられる。風寒表証でも薄白苔がみられるが，質は潤沢で，舌色は正常であることから区別できる。
苔薄白で乾，舌辺尖が紅	表邪未解であり，肺津はすでに損傷している。もとより体の津液が虧損していて風熱を外感したもの，または感受した風熱病邪が重くて津液が耗傷したもの，または燥熱病邪が肺衛を侵した初期。
苔白厚で粘膩	口から濁厚な涎沫を吐く場合に多い。湿と熱が相搏（そうはく）*し，濁邪が上泛*した徴候であり，湿温病の過程における湿阻気分病証に多くみられる。
苔白厚で乾燥	脾湿がまだ化しておらず，胃津がすでに損傷した徴候で

	あり，また胃燥気傷を主る。つまり胃津不足のために上を養えず，肺気が損傷して気が液を化することができず，舌苔が白厚で乾となったものである。
苔白膩で舌質紅絳	湿遏熱伏の現れであり，気分に湿邪があって遏られ，熱邪が内伏したもの。しかし熱毒が営に入って湿邪がまだ変化していない場合にもこの舌苔が現れるため，徴候を総合して全面的に鑑別することが必須である。
白苔は粉が積もったかのように滑膩厚で，舌質は紫絳	湿熱穢濁が募原[12]を鬱閉した現れであり，病はひどく危険な状態である。
塩のような白苔	温病で胃中の宿滞を兼ね，穢濁鬱伏を挟むもの。
白砂苔（水晶苔）	苔が布やすりのように白く乾いて硬いもの。邪熱が迅速に燥へと変化して胃に入ったもので，舌苔が黄色に転じないうちに津液が灼かれたことを示す徴候である。
白霉苔（はくばい）	舌一面が白く覆われ，ひどくなると唇や顎にまで瀰漫し，霉状（かび）であったり，点状に糜爛したり，細かく砕いた飯粒のようであったりする。穢濁の気が内鬱して胃気が衰敗したものを主り，多くは予後不良である。

②黄苔：黄苔の多くは白苔から伝変したもので，邪熱がすでに気分に入っている視標となる。臨床では厚・薄，潤・燥，白色を兼ねる・兼ねないなどを区別する必要がある。

薄黄苔	薄黄で燥でない	邪熱が気分に入ったばかりで，津液がまだ損傷していない。
	薄黄で乾燥	気分の熱がひどく，津液がすでに損傷している。
黄と白を兼ねる苔		邪熱がすでに気分に入っており，表邪がまだ解除し

---

[12] 募原（ぼげん）：①胸郭と横隔膜との間（『素問』）。②半表半裏の部位（『温病条辨』）。

	尽くせていない。
老黄苔（ろうこうたい）	苔は暗黄色で，焦燥して芒刺を生じる，あるいは中に裂紋がある。陽明腑実証である。
黄膩苔または黄濁苔（こうじたい・こうだくたい）	湿熱内蘊を主る。この種の舌苔は，湿熱または暑湿病邪が気分に流連*している場合によくみられる。

③灰苔：温病の過程において，以下の3種がよくみられる。

灰燥苔	多くは陽明腑実で，陰液がすでに損傷している。
灰膩苔	温病で痰湿内阻を兼挟した徴候。胸痞脘悶，渇して熱いものを飲みたがる，または口から涎沫を吐くなどの症状がある場合が多い。
灰滑苔	陽虚有寒に属し，臨床では四肢の冷え，脈細または吐瀉などの症状を伴うことが多い。湿温病で，湿が勝って熱が微かであり，寒湿へと進行する場合にもこの種の舌苔が現れることがある。

④黒苔：温病で黒苔が出現する場合，大多数は黄苔または灰苔から転化したものであり，病状がすでに重篤であることの視標となる。

黒苔で，焦燥して芒刺を生じ，性質は乾燥・渋・蒼老〔水分が無い〕	陽明腑実であり，下すべきを下さなかったために熱毒熾盛となり，陰液が耗損した徴候である。
黒苔でひどく乾燥する，または焦枯する	温病の後期に出現することが多く，熱邪が下焦へ深く入り，腎陰を消耗し尽くした徴候である。舌体は枯れたように萎縮し，色は絳で鮮やかでない場合が多い。苔は薄で厚くはなく，しかも芒刺は無く，腑実証の黒苔とは明らかに異なる。
舌の全面が黒く潤っている	温病で痰湿を兼挟した徴候である。胸膈にもとより伏痰がある患者の場合には，この種の舌象に発熱・胸悶・渇して熱いものを飲みたがるなどの症

	状を併発することが多く，他の危険な徴候はみられない。
舌苔乾黒，舌質淡白無華	湿温病で湿が熱とともに化して営血まで深く入り，陰絡を灼傷すると大量の下血を生じ，気が血と共に脱けると，この種の黒苔が出現する。病変は迅速に進行するため，舌苔はその転化に追いつくことができず苔は黒色のままであるが，陽気が血とともに耗損すると舌質は淡白舌で艶が無くなる。

以上①〜④をまとめると以下のようになる。

白苔	薄は表を主り，厚は裏を主る。		
	潤沢である	津液がまだ損傷していない。	
	乾燥する	津液がすでに損傷している。	
	厚濁粘膩	湿痰穢濁を挟む場合が多い。	
	一般に白苔は表・湿を主り，病状は軽く予後は良好である。		
	白砂苔	熱結在裏である	裏証・重証であり，白苔の中でも特種な類型に属する。
	白霉苔	胃気の衰敗を主る	
黄苔	裏を主り，実・熱に属する。		
	薄	病が浅い。	
	厚	病が深い。	
	潤沢である	津液がまだ損傷していない。	
	乾燥する	津液がすでに損傷している。	
	黄厚焦燥	陽明腑実である。	
	黄膩厚濁	湿熱蘊阻である。	
	黄と白を兼ねる	邪は裏に入っているが表邪がまだ尽きていない，衛気同病の徴候である。	
灰苔	寒・熱・虚・実および痰湿といった違いがあるので，臨床では苔の潤燥，		

黒苔	および全身証候を鑑み辨別する必要がある。	
	熱盛傷陰を反映している場合が多い。	
	黒苔で焦燥	多くは熱邪極盛,または熱灼真陰の徴候である。
	黒苔で潤滑	痰濁内伏を挟む場合が多いため,臨床証候などを総合して判断する必要がある。

(2) 辨舌質

　舌は心の苗(びょう)であり,心は血の主であることから,舌質の色艶・形態などを観察することにより,熱入営血などの病候を辨(わ)かつことができる。温病の舌質変化の主要なものには,紅舌,絳(こう)舌,紫舌などがある。

①紅舌：多くは邪が次第に営分へと入ったことの視標となる。ここでいう紅舌とは,健常者の舌色よりやや濃いものを指し,注意して区別しなければならない。温邪が衛分・気分にあると,熱邪が亢盛になるため舌質も紅へと変わるが,舌辺・舌尖部位に限局する場合が多く,しかも苔垢で覆われていることが多い。これは熱在営分のために舌全体が純紅色で無苔となるものとは異なっている。

舌尖が紅赤で芒刺がある	心火上炎。紅絳舌の初期に多くみられる。
舌は紅で,中に「人」型の裂紋がある,または中に紅点を生じる	いずれも心営熱毒極盛である。
舌質は光紅で柔嫩(どん)	見た目は潮潤しているが,捫(な)でてみると乾燥して津がないものは,邪熱は退き始めているが津液がまだ回復していない場合に多い。
舌色は淡紅で乾,色は不栄〔潤沢でない〕	正常な舌色よりもさらに薄い色を指し,多くは心脾気血不足,気陰両虚の徴候である。

| | 主に温病後期で，邪熱はすでに退いているが気陰未復の証にみられる。 |

②絳舌：絳とは，濃い紅色を指す。絳舌の多くは紅舌から進行したもので，絳舌と紅舌が示す病変は基本的には同じだが，病がさらに深く重いことを反映している。臨床で現れる絳舌には主に次のようなものがある。

純絳鮮沢	熱入心包。
絳で乾燥	火邪劫営により，営陰が損傷している。
絳で黄白苔を兼ねる	邪熱が営に伝入した初期で，気分の邪がまだ尽きていない。
絳舌で上を粘膩苔の垢が覆っている	熱在営血であり，中に痰湿穢濁の気を挟む。蒙蔽心包による神志*症状が出現しやすい。
絳舌で鏡のように光沢がある（鏡面舌）	舌質は鏡のようにピカピカしており，舌面は乾燥して津がない。胃陰衰亡を示す。
舌絳で鮮明でなく，乾枯して萎縮する	腎陰枯涸の徴候であり，病状は重篤であることが多い。

③紫舌：紫舌とは，絳舌よりさらに濃く暗い色を指す。紫舌は一般に絳舌から進行したもので，それが反映する病候はさらに深く重く，常に営血熱毒が極まった徴候を示す。これ以外にも他の要因により舌色が紫に変わる場合がある。

焦紫で芒刺がある（楊梅舌）	楊梅のようになるもの。血分の熱毒極盛によるもので，常に動血・動風の兆しである。
紫晦で乾（猪肝舌）	ブタの肝臓のような色。肝腎陰竭の重篤な証候を反映しており，予後不良を示す。

紫で瘀暗，捫でると潮湿	内に瘀血がある徴候。臨床では胸脇部や腹部に刺痛などの症状があることが多く，常に温病を患っており，宿傷瘀血を兼挟する患者にみられる。
このほか，舌色淡紫で青滑の場合がある	陰寒の徴候であり，悪寒・四肢の冷え・脈微などといった一連の虚寒徴候があり，熱に属する温病の紫舌とは明らかに異なっている。

以上①〜③をまとめると次のようになる。

紅舌	温病の過程において紅舌を呈するパターンは多種に及ぶが，それが反映する病変の性質は虚・実以外にはない。	
	実	多くは熱在心営であり，舌色は鮮明な紅赤色である。
	虚	気陰不足に属し，舌色は淡紅で不栄〔潤沢でない〕である。
絳舌	反映する病候には虚・実がある	
	鮮やかで艶のある純絳舌，および絳で乾燥している	どちらも心営熱盛である。
	鏡のようにピカピカである，または乾枯不栄である〔乾燥して枯れたようであり，潤沢でない〕	胃腎の陰津が枯竭したものである。
	同時に舌苔の有無を観察することが必要である。	
	黄苔を兼ねる	邪熱が入営しているが，気分の邪がまだ尽きてない。
	舌上が粘膩苔垢で覆われている	熱は営血にあり，痰湿穢濁の気を兼ねたもの。
紫舌	反映する病候には虚・実がある。	
	焦紫で芒刺がある	熱毒極盛。
	紫で瘀暗	瘀血を兼ねており，実証に属する。
	紫晦乾枯	肝腎陰竭であり，虚証に属する。

紫で青滑	多くは虚寒に属し，温病ではほとんどみられない。

(3) 辨形態

　舌体の形態変化を観察することは，辨証を行なううえで参考価値がある。以下に簡単に述べる。

舌体強硬	気液不足，絡脈失養であり，動風を生じる趨勢にある。	
舌体短縮	内風擾動，痰濁内阻の徴候である。	
舌巻嚢縮	舌体が丸まって伸びず，さらに陰嚢陥縮[13]を兼ねる場合は，病が厥陰に入った危険な徴候である。	
舌体痿軟	舌体は虚弱で力がなく，伸縮できず，また歯より前に伸ばすことができない。肝腎の陰精が竭きようとしている徴候である。	
舌斜舌顫	多くは肝風内動の候である。	
舌体胖大	兼ねて黄膩苔垢が一面に広がる	湿熱蘊毒が上って舌を犯した徴候である。
	舌体胖大で，色が紫晦	酒毒衝心を示す。

2. 験歯

　験歯も温病診断法のひとつである。葉天士は「さらに温熱病では，舌を看た後には，験歯も行なわねばならない。歯は腎の余りであり，齦(はぐき)は胃の絡である。熱邪は胃津を燥かさなければ，必ず腎液を耗らす」と述べている。温熱病は最も胃津を耗傷し，腎液を劫爍〔爍かし劫(おび)やかす〕しやすいため，験歯は熱邪の軽重，津液の存亡を判断

---

[13] 陰嚢陥縮：陰嚢が縮みあがる。舌巻嚢縮は舌巻卵縮ともいう。

するうえで参考価値がある。

(1) 歯の乾燥

　津液耗損により津が上に布散*されなくなると，歯は濡潤されなくなって乾燥する。そこに反映される病理変化には軽重・深浅といった違いがある。

石のように光り，燥いている	歯面は乾燥しているが，歯自体の乾涸らびはみられず，光沢がある。これは胃熱によって津は損傷したが，腎陰はまだ竭きておらず，病状はまだ重くないことの現れである。温病の初期にみられ，悪寒して無汗の場合は，衛陽が鬱したために表気が通じなくなり，津液が布散されなくなったものである。発散することで表の気が疎通し，津が上へ布散されるようになれば，歯の燥きも潤い始める。
枯骨〔干からびた骨〕のように燥いている	歯面が乾枯して光沢がないものを指す。腎陰が枯涸した予後不良の徴候である。

(2) 歯縫からの出血

　歯縫〔歯や歯茎の隙間〕からの出血が反映する病候には虚・実の違いがあり，胃によるものは実に属し，腎によるものは虚に属す。

歯縫から出血し，歯齦の腫痛を兼ねる	歯齦から血が外に溢れ，鮮紅色で量が多いものは胃火衝激であり，実に属する。
歯縫から出血し，歯齦に腫痛はない	歯縫から血が滲出する場合，多くは腎火上炎であり，虚に属する。

5.2 辨斑疹・白㾦

　温病において斑疹・白㾦(はくはい)が出現した場合，その色艶・形態・分布などを観察することは，感受した邪の軽重，病変の深浅，証候の順逆などを理解するための補助となり，治療を行なううえで重要な意義がある。

1．辨斑疹

　斑・疹は温病における重要な徴候のひとつである。斑と疹は形態上の違いはあるが，随伴して出現することから，古代医籍においては斑に疹を含ませている場合や，斑疹と総称している場合がある。

(1) 斑と疹の形態上の違い

　斑と疹はどちらも肌膚表面に紅色の皮疹が出現するものをいう。

斑	点状から片状となり，目につく形をしているが手には触れず，圧しても色が退かない。
疹	点状で小さく，小さい顆粒が連鎖した形態で，粟・米のような形をして皮膚面より隆起し，撫でると手にあたる。

(2) 斑と疹が形成される病変機序

　斑と疹はどちらも熱邪が営血に深く入った徴候であり，章虚谷(しょうきょこく)は「熱が営中に閉じられると，斑疹を形成することが多い」としている。陽明の熱が熾(さか)んになって営血に内迫し，血が肌肉から外を潰すと斑が形成される。邪熱が肺に鬱して，営分へ内竄(ないざん)すると，皮膚から血絡が出て疹を形成することから，「斑は陽明より出る，疹は太陰より出る」との説があり，陸子賢(りくしけん)は「斑は陽明熱毒であり，疹は

太陰風熱である」としている。このことから斑・疹の形成において，病位には肺と胃，病変上では浅・深といった違いがあることを理解できる。

(3) 斑と疹が出現することの臨床意義

　斑疹がまだ透発しておらず，今にも透発しようとしている場合，往々にして灼熱感・煩躁・口渇・舌絳苔黄・脈数などの症状が現れる。悶瞀〔胸がいっぱいで悶え乱れ，視覚が障害される〕，耳聾〔難聴〕などを併発するのは発斑の徴候で，胸悶・咳嗽などを兼ねるのは疹が出る予兆であり，発疹して透発してしまえば邪気が外に露れたことを示す。そのため斑疹の色艶・形態・分布密度・発出時の脈症などを観察することにより，病状の軽重，予後の良悪を判断でき，それによって治療原則を確定することが可能となる。

①色艶の観察：

紅活栄潤	「順」候であり，血行はまだスムースで，邪熱が外透している良い象である。	
紅色	ベニを塗ったような艶やかな紅色	血熱熾盛。
	ケイトウのような紫赤	熱毒深重。
黒色	火毒極盛であり，最も危険な象である。	
	黒くピカピカしている	熱勝毒盛であるが，気血はまだ充実しており，原則通り治療すれば救うことができる。
	黒く隠隠としており，四隅が赤色	火鬱内伏であるが，気血はまだ活動しており，清涼透発剤を大量に使用して紅色に転じるようであれば救うことができる。

黒くて晦暗	元気が衰敗して熱毒錮結となった徴候で，予後不良である。

斑疹の色艶が濃くなるほど病状が重くなることについて，雷少逸は「紅軽，紫重，黒危」と述べている。

②形態の辨別：斑疹の形態は，病状の軽重や予後の良し悪しと関係があり，余師愚は「斑疹の形態が松浮であるか緊束であるかを注意深く観察することにより，精神状態を明らかにし，生死を診断する」と述べている。

斑疹が皮膚面を洒うかのように，松浮〔緩く浮いている〕となり満ち溢れている場合。	邪毒が外泄しており，予後は良好であることが多い。「順証」である。
斑疹に根があって緊束〔堅く締まっている〕であり，針を踏んだ鞋や，矢に貫かれた的のように，皮膚の下から突出している。	熱毒が深く潜伏して根を生じ，錮結〔ふさがれる〕して出難くなった象であり，予後不良を主る。「逆候」である。

③密度に注意する：斑疹の分布密度は邪毒の軽重を反映する。

斑疹の分布密度がまばらで均一である	熱毒が軽く浅く，一般に予後は良好である。
密度が稠密〔数が多く密に分布している〕で，融合して片状となる	熱毒が深く重く，予後は良くない。

葉天士は斑疹について「宜見不宜見多〔見れるのは良いことだが，多いのは良くない〕」と述べている。「宜見」とは斑疹がまばらに出ることを指し，邪熱が外透していることを示し，「見多」とは多数の

斑疹が高密度に分布していることを指し，熱毒が深く重いことを示している。

④脈証と融合させる：斑疹を辨別する際に，脈と症を融合させて分析することによって，正確な辨証を行なううえでの補助となる。

斑疹が透発して熱勢が下降し，精神状態がはっきりしている	邪熱が外達しており，外解裏和の現れである。
斑が出ても熱が解除されない，または日晡*に出てはすぐ隠れる，神志昏憒*，肢厥*脈伏	正不勝邪，毒火内閉となった険悪な証象である。

　斑疹治療には一定の原則がある。斑は陽明に属し，邪熱が血分に迫ったものであり，疹は太陰風熱が血絡に内竄（ないざん）したものであるため，斑を治療するには清胃泄熱，涼血化斑するのがよく，疹を治療するには宣肺達邪，清営透疹するのがよく，挟斑帯疹の場合には，化斑を主として透疹を兼ねて行なう。裏実壅盛となり，斑疹が覆い隠されて透達していない場合には通下腑実するのがよい。内壅が通じれば，それによって表気が疏通して通暢するので，熱は斑とともに透達する。斑疹治療では，次の禁忌事項に注意しなければならない。初発の際には，寒涼薬の過用により邪熱氷伏〔邪熱を内に閉じ込める〕としてはならない。また斑疹には妄りに昇提法と滋補法を行なってはならず，誤用すると必ず熱勢を助長することとなり，邪熱内閉となると吐血・衄血，痙厥，神昏などの症状が出現する。

【附録】陰斑

　斑は淡紅色で，隠れて顕著でなく，分布はまばらで胸背部に微かに数点みられる程度である。さらに四肢厥冷，口渇はひどくない，

顔が赤く足が冷える，下利清穀，脈は洪数でないなどの症状を兼ねる。温病で寒涼薬を過用したり，吐下法を誤用したりすると，中気虧乏，陰寒下伏となり，無根失守〔守りを失った根なし草のよう〕になった火が血を載せて上行し，肌膚に溢れることにより陰斑が形成される。治療では，桂枝・附子の類により引火帰原（いんかきげん）するのが良く，誤って寒涼剤を服用させると直ちに危篤となってしまう。陰斑と温病の実火発斑とはまったく異なるので，詳細に鑑別するのがよい。

2. 辨白㾦

　白㾦（はくはい）とは，湿熱病邪が気分に留恋〔留連：名残り惜しく離れられず，留まり続ける〕し，蘊醸（うんじょう）〔積もって醸造され〕して纏（まと）わり付いたために，衛表を鬱蒸（うつじょう）し，皮膚に小さく細かい白色の疱疹を形成したものである。頸項部や胸腹部に多く，四肢には少なく，頭部顔面部にはほとんどみられない。

　白㾦は，発熱して汗が出るに従って透発する。ところが湿熱病邪には粘膩で滞着するといった性質があり，発汗させただけでは透解できず，高熱が出るたびに，熱が達して発汗することによって大部分が透出するため，白㾦は何度も透発を繰り返す。一般に透発前には，湿熱鬱蒸による胸悶不快感の症状があるが，透発した後には病邪が外達するため，胸悶もこれに伴い緩解する。

　白㾦を観察することにより，病邪の性質と津気の盛衰具合を辨別できる。白㾦の発出は湿熱を患っていることを証明するもので，湿熱の性質をもつ湿温，暑温挟湿，伏暑などの病にみられる場合が多く，これらの病証に対して滋膩薬を誤用したり，軽清開泄できなかったりした場合に特に出現しやすい。㾦が出て膨らんで綻び，顆粒は鮮明で，熱勢は順次減少し，精神状態がはっきりしているもの

は，津気が充足しており，正気が邪に勝り，邪を外透している良い現象である。もし㾦が出ても内部が空で漿液が無く，枯れた骨のような色であり，同時に身熱が退かず，意識昏迷などの症状がある場合には，津気がともに竭き，正気が邪に勝てず邪気が内陥した危険な徴候である。葉天士は「枯れた骨のように白い場合は，気液が竭きたものであり，多くは凶である」と述べている。

　白㾦治療では，透熱化湿，宣暢気機するのが良く，津気ともに竭きている場合には，急いで養陰益気するのがよい。白㾦が生じるのは湿熱に醸（かも）されたことが原因であり，病変部位は衛ではなく気にあるため，治療時には疏散してはならず，また単純に清裏熱を行なってもならない。このことについて呉鞠通は「純辛〔薬〕は表を走り，純苦〔薬〕は熱を清める。みな禁忌である」と述べている。

5.3　辨常見脈象

　切脈（せつみゃく）も温病の重要な診断法のひとつであり，脈診の内容は非常に豊富なものとなっている。以下に温病でよくみられる脈象を紹介する。

(1) 浮脈・洪脈・数脈・滑脈：

浮脈（ふ）	表を主（つかさど）り，衛分の邪の候しである。温病の初期には，邪は衛分にあり，脈は浮で数を兼ねる場合が多い。	
	浮大で芤（こう）	陽明熱盛であり，津気がすでに虚している。
	浮で促	裏の鬱熱が外達する機〔機序，働き〕があることを示す。

洪脈	浮大で洪盛の脈であり，熱証・実証を主り，陽明熾熱証に多い。	
	洪大で芤がみられる	陽明熱盛で津・気がすでに損傷している徴候。
	洪大の脈が寸部にだけみられる	肺経の気分熱盛である。
数脈	一般に熱証を主り，常に他の脈象を兼ねて現れる。	
	数で浮を兼ねる	温邪が表にある。
	数で洪大有力	気分の熱勢が亢盛である。
	数で躁急であり，浮でも沈でもない	裏の熱鬱の現れである。
	数で細	多くは熱入営血により営陰が損傷したもの，または熱が下焦を犯して真陰が劫やかされたもの。
	脈に虚数が現れる	邪少虚多で，内に虚熱がある徴候。
滑脈	熱盛邪実，正気充盈の現れである。	
	滑で弦	多くは痰熱結聚に属する。
	濡滑で数	多くは湿熱交蒸である。

(2) 濡脈・緩脈・弦脈・沈脈・伏脈：

濡脈	多くは湿邪による病の徴候である。	
	濡で数	湿熱交蒸。
	濡緩で小	湿邪偏重。
	濡細で無力	病が長期化して正虚となり，胃気がまだ回復していない証候。
緩脈	湿温に多くみられ，気機の宣暢が失われたことによる。	
	病が長期化し，胃気がまだ回復していない場合に緩脈が現れることがあるが，その場合の多くは緩で無力である。	
弦脈	弦で数	熱鬱少陽，胆熱熾盛の徴候である。

	弦で滑を兼ねる	多くは痰熱の現れである。
	弦勁で数	邪熱亢盛,肝風内動を主る。
沈脈	裏証を主り,多くは実邪内結を主るが,虚証に属する場合もある。	
	脈沈実有力	熱結腸腑,下焦蓄血でもみられる。
	沈弱,または沈で無力のもの	多くは腑に熱結があり,津液がすでに虧損している。
	沈細で渋	真陰耗損の現れである。
伏脈	裏証を主り,戦汗[14]を発しようとしており,脈はまず伏し,兼ねて四肢が冷えて爪が青色になる。陰陽離決,陽気欲脱の場合には,脈は隠れて触れ難い。	

5.4 辨神色

辨神色には察神気,観膚色が含まれる。望診により患者の表情や膚色の変化を調べることにより,正気の盛衰・邪熱の軽重を辨別する。

1. 察神気

温病で神気を観察する場合,有神であるか無神であるかを判断する必要がある。神は心に蔵められ,その外候は目にあることから,神気の観察では眼神〔眼光,目つき〕の観察に重点が置かれる。
有神:眼光に輝きがあって精彩があり,瞳がよく動き,思考明晰,呼吸は落ち着いており,食欲は正常で,行動は軽くすばやいことな

---

[14] 戦汗:外感病において戦慄,高熱が現れ,それから汗をかき,その後熱が消退する症状。

どを指す。有神であるとは，感受した邪が軽く，正気がまだ損傷しておらず，臓腑機能が正常で，予後が良好であることの徴候である。また温病は治癒しかけているものの，正気がまだ回復していないことを示す。

無神：失神とも呼び，眼光が晦暗(かい)で，瞳がぼんやりしている，または疲労感があって目を閉じて横になり，萎靡(いび)〔衰えて気力がなくなる〕して懶言となり，または思考がはっきりとせず，目を閉じると何かが見え，ぶつぶつと訳のわからない独り言をいい，両手撮空(りょうしゅさっくう)[15]，循衣摸床(じゅんいもしょう)[16]したり，両目を凝視したりする，呼吸は弱く言葉にならない，手を投げ出し遺尿するなどの症状が現れる。無神であるとは，感受した邪が重く，正気がすでに虚した状態であり，ひどくなると元気欲脱，心神失守へと進行する。病状は重篤で予後は悪い。

2. 観膚色

膚色の変化は，感受した邪の性質，病状の軽重などをある程度反映する。「12経脈，365絡，その血気はみな面に上って空竅を走る」（『霊枢』邪気臓腑病形(じゃきぞうふびょうけい)）ことから，臨床では顔面部の膚色の観察に重点が置かれる。

面赤	一般に発熱の徴候であり，火熱上炎によるものである。	
	顔面全体が正紅色	陽明熱熾を示す。
	両顴部が潮紅する	腎精虚損の徴候であり，温病後期にみられることが多い。

---

[15] 両手撮空(りょうしゅさっくう)：意識不明となり，両手で何かを掴もうとすること。
[16] 循衣摸床(じゅんいもしょう)：意識不明となり，無意識のうちに衣服を撫でたり，ベッドの縁を触ったりすること。

面垢	顔面は垢が付いたかのように晦〔暗くてはっきりしない〕で，油膩〔油で濁っている〕または煙で薫ぶられたかのような色は，裏熱薫蒸によるものである。戴天章は「瘟疫は蒸散を主り，散じると緩やかになるため，顔色は垢晦〔緩んで垢がついたかのように暗く汚ない〕となる場合が多い。人が蒸気を受けると，津液が上って顔に溢れるため，頭目の間には沢山の垢が停滞し，油膩だったり，煙で薫ぶられたかのようであったりする。望診による嫌悪すべき色は，すべて瘟疫によるものである」と述べている。	
面黄	湿邪の病を主る。	
	顔が淡黄色で，頭痛悪寒，身重＊疼痛，胸悶して空腹感がない，舌白不渇などを併発する場合	温湿の初期であり，湿が衛気を遏ったものである。
	顔・目とも橘子のように鮮明な黄色の場合	湿熱蘊蒸による黄疸であり，湿熱発黄に多い。
	晦暗な黄色	寒湿発黄であり，温病ではほとんどみられない。
面黒	温病で顔色が黒くなるのは，火が極まって水のようにみえている徴候であり，予後不良を主る。	

5.5 辨常見症状

　温病で出現する複雑多様な臨床証候は，各種温邪により衛気営血および三焦に所属する臓腑の生理機能が失調し，その結果生じたものである。温病において常見される臨床症状を理解することにより，温病の病因・病機を求め出すことが可能となるため，温病で出現する常見症状について詳細に尋ね，観察し，真摯に比較・鑑別することは，正確な辨証を行なううえでの重要なプロセスとなる。ここでは温病の過程で常見される症状について辨別する。

(1) 発熱

　発熱とは体温の上昇を指し，各種温病で必見される主症状のひとつで，正気が邪と闘争することにより生じる全身性の反応である。正気が邪に勝れば，熱は退いて邪は却くが，発熱が持続すると津気を耗傷し，ひどくなると陰竭陽脱となって死亡に至る。

　発熱は，温病以外に内傷性疾患でも出現する。内傷発熱は発症が緩やかで，病程は長引き，微熱が続くことが多く，手足心熱〔手足のほてり〕・盗汗・自汗・頭暈・神倦〔精神疲労〕などを伴い，また発熱の過程においては衛気営血の諸段階における証候変化はみられない。温病における発熱は急激に発症すると，初期には発熱・悪寒が同時に現れたり，寒戦して壮熱を発したりする。一般に発熱中には衛気営血の各段階の証候変化が現れ，病程は内傷発熱より短い。

温病初期	正気は盛んであり，病変は軽く浅く，一般に実証発熱に属する。
温病中期	正盛邪実となり，邪と正が激しく闘争するため，実証発熱のものが多い。
温病後期	邪熱に長期間拘束されて陰津を耗損しており，一般に虚証発熱に属する。
このほか腎陰耗損，邪火内熾による発熱もみられ，証としては虚実相兼に属する。	

　温病における発熱の主要パターンには，以下のようなものがある。

発熱悪寒	発熱時に悪寒を併発するもので，温病初期における邪在肺衛の徴候である。王学権は「熱邪はまず肺を犯すが，肺は皮毛を主っているため，熱により気が張って清粛の権威が失われると，腠理は逆に疏くなり，身を切られるように寒え，悪寒する。しかし口渇することが多く，汗をかきやすく，脈症は傷寒とはまったく異なっている」

	として，温病と傷寒で生じる悪寒の違いについて解説している。
寒熱往来	発熱と悪寒が交替で起こり，瘧〔マラリア〕のように往来に起伏があるものをいう。熱が半表半裏に鬱し，少陽の枢機[17]が働かなくなったことを示す。
壮熱	熱勢が熾盛であることを指し，悪熱するが悪寒しない場合が多い。邪と正が激しく争い，裏熱が蒸し迫ったものである。熱が陽明に入ると壮熱を現す場合が多い。
日晡潮熱	午後になる発熱がひどくなるものをいう。日晡とは申の刻を指し，午後3〜5時に相当する。日晡潮熱の多くは熱結腸腑によるものである。
身熱不揚	稽留熱となり，熱象が顕著でないものをいう。湿鬱による熱であり，湿蘊熱蒸による症状である。
発熱夜甚	夜になると発熱がさらにひどくなるもので，熱灼営陰による症状である。
夜熱早涼	夜になると発熱し，夜が明けると熱が退くもので，多くは熱退無汗を伴う。温病後期において，余邪が陰分に留まって潜伏している証候である。
微熱	温病後期で熱勢は微弱であり，手足心熱となり，ひどくなると手足背にまで及ぶ。肝腎陰虚，邪少虚多の徴候である。

(2) 汗の異常

　汗とは，水穀の精微から化生した津液が蒸化され，腠理・毛竅から排泄されたもので，正常状態における生理現象である。津液が虧損すると汗の源が不足し，腠理の開闔機能が失調して排汗障害を起こす。そのため汗の異常を観察することによって，津液耗損の程度，および腠理の開闔機能が正常であるかどうかを判断できる。章虚谷

---

17 少陽の枢機：少陽の転輸機能。枢機とは，気機の正常な運行を指す。

は「測汗とは，津液の存亡，気機の通塞を審らかにすることである」と述べている。

① 無汗：温病の初期で邪在衛分における無汗は，邪が肌表に鬱したために腠理が閉塞されて生じたものであり，発熱悪寒・頭身疼痛などの症状を伴う。次に邪が営分に入って劫灼営陰となると，汗を作る源がなくなるため無汗となるが，この場合には煩躁・灼熱・舌絳・脈細数などの症状を伴う。

② 時に汗が出る：汗が熱勢の起伏とともに出るものを指し，汗が出ると熱が減り，続いてまた熱が出るもので，湿熱相蒸に起因する。呉鞠通（ごきくつう）は「中風のように，汗が出ると身痛は解除され，しかも熱がなくなる。しかし続いてまた熱が出るものは，湿熱相蒸による汗である。湿は陰邪に属し，その気が留連＊するために，〔熱は〕汗によって退かず，引き続き熱が出る」と述べている。

③ 大汗：全身から大量の汗が出るものを指す。壮熱・渇飲・心煩を併発するものは，気分の熱が熾（さか）んになって津液に迫り，外に泄（も）れて生じたものである。突然大汗をかき，淋漓（りんり）〔滴り流れる〕して止まらず，しかも唇が乾いて歯が槁れ，舌は紅で津がなく，神志＊は恍惚，脈散大となるものは，亡陰脱変の現れである。冷汗が淋漓し，皮膚や四肢が厥冷し，顔がひどい灰色となり，神気が衰微し，気が奪われて言葉がなくなり，脈は伏して触れ難く，舌は淡で艶がないものは，気脱亡陽を示す。

④ 戦汗：邪気が気分に留連＊して邪と正が対峙すると，正気が奮起して邪を外に出そうとするために，戦慄して汗が出る。戦汗の始まる前には常に四肢厥冷，爪が青紫色になる，脈は沈伏などといった前兆があり，戦汗後には，邪が退いて正は虚し，脈は静かで身体は涼（ひ）え，病状は治癒へと向う。正不勝邪であると，戦汗し

ても熱は退かず，病邪が内陥して陽気が外脱すると，皮膚が冷えて汗が出て，煩躁不安となり，脈急疾などの症状が現れる。このほか全身が戦慄して無汗の場合，その多くは中気虧虚のために昇発托邪できなくなったものであり，予後はひどく劣っている。まさに呉又可(ごゆうか)が「振戦しても汗が出ないものは危ない。中気が虧して微かになっているため，降陥はするものの，昇発が出来ないからである」と述べている通りである。

(3) 頭身疼痛

頭身疼痛には頭痛と身痛が含まれ，両者は単独で，また同時に現れることもある。

頭痛・身痛を辨別する際には，疼痛の部位，程度，およびその併発症に注意して尋ねる必要がある。

温病頭痛が形成される主要因には，経気不利および邪熱上干がある。前者は温邪が肌表に侵入した場合に常見され，後者は邪熱化火により清竅が上炎されて生じる場合が多い。身痛に至っては，邪が肌腠に着き，気血の周行が阻まれて生じたものが多い。

頭脹痛	温病の初期に多く，発熱悪寒，無汗または少汗，咳嗽などを併発する。一般に風熱襲表によって生じる。
頭昏痛	風熱が上って清竅を干(おか)した場合が多く，常に目赤多眵〔眼が充血して目やにが多い〕，咽喉疼痛などを併発する。
裂けるような頭痛	斧や刀で切り裂かれるような激烈な頭痛を生じ，棒で叩かれるような身痛，骨節煩疼，壮熱，口渴，狂躁などを併発することが多い。毒火が内で熾(おこ)んになって表裏に氾濫し，経を循り上攻して生じたものである。
頭重痛	頭が何かで裹(つつ)まれているかのように重く，蒙(おお)われるかのように昏脹〔意識がぼんやりして腫れぼったい〕し，鈍痛感を呈する。湿

	邪が清竅を蒙蔽して生じたものであり、湿温の初期に多い。
身重＊痠痛	肢体に沈むような重い痛みがあり、だるくて力がなくなり、ひどくなると転側〔寝返り〕できなくなる。湿熱が肌腠に阻滞し、気血の循行が阻まれて引き起こされる場合が多い。

(4) 口渇

　口渇は温病で常見される症状のひとつであり、津液耗損または陰津不布によって引き起こされる。口渇の程度、喜飲または不喜飲、渇して熱いものを飲みたがる、または渇して冷たいものを飲みたがる、およびその他の症状から辨別することで、熱勢の盛衰、津の損傷程度、津液が正常に布散されない原因などを判断するうえでの補助となる。

①口渇欲飲：熱盛津傷を示す。邪在衛表の場合、津の損傷はひどくなく、口渇は軽く、飲水量は少ない。邪が気分に入ると津液の損傷は重くなり、口はひどく渇して冷たいものを飲みたがり、同時に壮熱・大汗などの症状がみられる。陽明熱盛により胃津が損傷して引き起こされる場合が多い。

②口渇不欲飲：多くは湿鬱不化、脾気不昇、津液不布によるものであり、薛生白が「熱であれば液が昇らないために口渇する。湿であれば飲が内に留まっているので飲みたがらない」と述べている通りである。身熱不揚＊、胸脘痞満、舌苔白膩などが同時に現れ、湿温初期で湿邪偏盛の場合に多くみられる。温病で痰飲を兼挟する場合にも、渇するが飲みたがろうとしない、または渇して熱いものを飲みたがるが、あまり多くは飲まなかったり、飲むと不快になったりする。邪熱が営に伝わって営陰が灼かれると、口が乾くけれど飲もうとはしない、あるいはあまり渇飲しない。これは

邪熱により「営気の蒸気が立ち上がった」ものである。

　このほか口が苦くなり渇するものは，胆火内熾，津液受傷を示しており，常に瘧*のような悪寒発熱，心煩，脈弦数などの症状が現れる。

(5) 嘔吐

　嘔吐は胃失和降による症状である。温病中に嘔吐が出現する場合，以下にあげるような数種類のケースが常に現れる。

悪心嘔吐	軽い場合は悪心して嘔きたくなり，重い場合は悪心してすぐに嘔く，または乾嘔する，またはスープを飲むとすぐに嘔く。		
	温病の初期段階に出現する場合	発熱悪寒，頭身疼痛を併発する。	多くは外邪束表，温邪犯胃。
	中期に出現する場合	脘痞腹脹を併発し，舌苔は白膩。	湿濁中阻による脾胃の昇降機能失調。
		身熱心煩，脘腹痞満を併発し，舌苔は黄膩または黄濁。	湿熱互結，中焦痞塞，胃気上逆。
嘔吐腐酸	嘔吐饐[18]穢，酸腐宿食を指し，噯気厭食，脘腹脹満を生じ，ひどくなると疼痛を生じる。食飲傷胃，積滞内停となって胃の和降機能が失調したものである。温病に食滞を兼挟した証候。		
嘔吐清水（または痰涎）	一般に嘔吐物に宿食残滓はみられず，多くは清稀〔稀薄透明〕な痰涎，あるいは酸苦清水〔胃液・胆汁・透明な液体〕を嘔吐するもので，口苦，心煩などを併発する。これは湿熱内留，胆火乗胃，胃気上逆によるものである。湿温・伏暑に出現することが多い。		
噴射するように頻繁に吐く	噴射するかのように頻繁に嘔吐し，同時に高熱，激烈な頭痛，項の強ばり，抽搐〔痙攣〕などの症状が現れる。肝風内動，衝逆犯胃によるもので，春温に多くみられる。		

---

18 饐：飯がくさる。食物が腐敗して酸っぱい臭いがすること。

嘔吐渇利	嘔吐・渇飲，大便泄瀉，肛門灼熱感を指し，多くは胃腸有熱である。
乾嘔気逆	乾嘔して嘔吐物はなく，気逆〔気の上逆〕により噦〔しゃっくり〕を生じる。肉体が消痩し，舌が光紅無苔または少苔などの場合は，胃陰大傷，胃気上逆によるものであり，温病後期に多くみられる。

(6) 胸腹脹痛

　胸腹脹痛とは，前胸部・胸脇部・脘腹部・少腹部などに膨満感や疼痛がある，または膨満感と疼痛を併発する，または痛むが膨満感はないものを指す。古代医家たちは，胸腹部の観察は温病診断の重要な方法であるとして非常に重視しており，王孟英は「温症を視るには，必ず胸脘を観察しなければならない」と述べている。胸腹部の診察では拒按か否かを区別する必要があり，拒按は実に属し，喜按は虚に属する。胸腹脹痛の多くは気機失調から進行変化したもので，湿濁・積滞・瘀血によって生じる場合が多く，関連症状と総合して鑑別する必要がある。

胸部疼痛	温病で胸痛が出現する場合，一般に肺熱絡傷，肺気不利によるものである。発熱咳嗽し，咳をすると痛みがひどくなり，すっきりと喀痰できないなどの症状を併発する場合は，風温病の邪熱壅肺証に多くみられる。
胸悶脘痞	湿蔽清陽，気失宣暢〔清陽が湿に蒙蔽され，気が宣暢できなくなった〕によるものであり，薛生白は「湿が清陽を蔽うと胸が痞える」と述べている。湿温の初期で，湿遏気機〔湿により気の働きが遏られる〕の際に見られることが多く，常に不飢不食〔空腹感がないので食べない〕，舌苔白膩などの症状を併発する。
胸脇疼痛	痰熱が少陽を鬱阻し，胆腑の邪熱が熾盛となって引き起こされたもので，発熱・口苦などの症状を併発する。

胃脘痛満	多くは湿熱痰濁内阻，気機鬱滞による。
	舌苔黄濁の場合	湿熱または痰熱が結び付いたものである。
	舌苔白膩の場合	多くは痰湿鬱阻である。
脘連腹脹〔脘部から腹部まで脹れる〕	湿困中焦，昇降失調，気機鬱滞により引き起こされる場合が多い。一般に悪心嘔吐し，舌苔は厚膩。
腹痛陣作〔発作性の腹痛〕	腸腑の気機が阻滞して引き起こされることが多い。湿熱と宿滞が相搏（そう）して腸道の伝導機能が失調すると，便溏〔稀薄な水様便〕ですっきりせず，腐敗した味噌のようであったり，レンコンの泥のようにドロドロであり，ひどくなると大便閉結を併発し，舌苔黄膩または黄濁となる。温熱と食積が搏結（はくけつ）すると，腹痛して便意を催し，排便後にはやや緩解し，同時に腐臭のある噯気（あいき）や呑酸，また食べ物の臭いを嫌うなどの症状を併発する。
腹脹硬痛	多くは熱結腸腑の症状であり，潮熱便秘，譫語神昏（せんごしんこん）などを併発する。
少腹硬満疼痛	多くは下焦蓄血証の症状であり，神志*は狂ったかのようになり，大便黒色，舌質紫絳などを併発する。熱入血室の場合にも少腹硬満疼痛がみられるが，必ず月経期間中に出現し，寒熱往来，神志異常などを併発する。

(7) 大小便異常

　大小便の異常には，大小便の性状，色，回数，量の変化が含まれる。
①温病による発熱の場合，小便の色はすべて濃く，例えば温病初期には尿は淡黄色を呈すが，気分熱熾となると小便は黄赤短少となる。比較的顕著な小便の異常には，小便渋少と小便不通がある。

| 小便渋少 | 小便がごく少量で渋り，紅赤色であることを指す。温病で熱盛津傷のものに毎回みられ，小腸熱盛，下注膀胱による場合には，ひどい |

小便不通	煩渇などを併発する場合もある。
	呉鞠通は「温熱で小便不通となる場合，膀胱の不開証が原因のものはない」と述べている。常見される要因は火腑熱結による津液枯涸であり，呉鞠通はこれを「熱結液乾」と呼んでおり，心煩・舌乾紅乏津などの症状を併発する。
	湿阻小腸により小腸の泌別機能が失調した場合には，熱蒸頭脹，神昏嘔逆，舌苔白膩などの症状を併発する。

②大便の異常は，主に腸道の伝導機能失調に起因する。

大便不通	熱結腸腑が主要原因であり，腹部が脹痛して拒按，神昏譫語，舌苔は黄燥で芒刺を生じるなどの症状を併発する。
	津枯腸燥による便結の場合には排便困難を生じるが，一般に腹満脹痛はなく，口乾，舌紅少苔などの症状が現れる。熱結腸腑とは異なるもので，多くは温病の後期に出現する。
便稀熱臭	腸腑積熱が主要原因であり，身熱口渇，肛門灼熱感などの症状を併発し，風温病に多くみられる。
	清稀な糞水〔排泄物〕を瀉下し，異常な穢臭があり，さらに腹痛して拒按，舌苔黄燥で芒刺を生じるなどの併発がみられる場合は，熱結腸腑における特殊な症状であり，「熱結傍流」と呼ばれる。
大便溏垢	すっきりと排便できず，味噌のようだったり，レンコンの泥のようにドロドロした軟便のものは，湿熱挟滞・交阻腸道によるものであり，嘔悪，舌苔黄濁などを併発する。

(8) 神志異常

　心は神を蔵め，営血の運行を主っており，温病の邪熱の侵入によって心・営（血）が騒擾されると，いずれの場合も神志[19]異常が出現する可能性がある。病邪には各々特殊な性質があり，侵入・騒

---

19 神志：五神・五志。意識，精神・思惟活動をいう。

擾するルートも異なっているため，神志異常の症状も多種にわたり，それらが反映する病機にも自ずと差異を生じる。そのため関連証候と結びつけて注意深く鑑別しなければならない。

神昏譫語	昏譫と簡略し，神志不清〔意識朦朧〕，意識喪失，言葉にとりとめがないなどの症状を指す。	
	心煩不安となり，時に譫語を発し，舌絳無苔を伴う。	営熱擾心による。
	狂に似た昏譫で，斑疹を併発し，吐血・便血する。	血熱擾心による。
	神昏して，体が熱く四肢が厥冷し，言葉を喋らず，舌絳。	熱陥包絡，擾乱神明による。
	以上は全て病邪が心営（血）を侵犯した結果であり，病変は営血に属するため，いずれの場合も舌絳または深絳となる。	
	このほか，神昏譫妄し，声が重濁となり，さらに潮熱，便秘，腹満硬痛，舌苔黄燥などを併発する場合は，熱結腸腑，胃熱擾心によるものである。病変は気分にあるので，黄燥苔を伴う。	
神志昏蒙	意識がぼんやりしたり，はっきりしたりで，目覚めているようでも寝ているようでもあり，時に譫語を発する。気分の湿熱により次第に蒸されて痰濁が形成され，心包を蒙蔽して心神を擾動することが原因である。舌苔は黄垢膩，脈は濡滑で数などを伴い，湿温病に多くみられる。	
昏憒不語	意識が完全に喪失し，沈迷不語〔昏迷が深くなって言葉を発しない。半昏睡から昏睡状態〕となるものを指し，神志異常の中でも最も重篤である。多くは熱閉心包による。	
	内閉して外脱を兼ねる場合	昏憒不語以外にも，肢体の厥冷，顔がひどい灰色，舌淡無華，脈微欲絶などを併発することが多い。
神志如狂	昏譫躁擾〔苛立つ〕し，狂ったかのように妄になるものを指す。多くは下焦蓄血，瘀熱擾心によるものであり，少腹硬満疼痛，大便黒色，舌質紫暗などを併発する。	

(9) 痙厥

　筋脈が拘急して手足が抽搐*するものを痙，または動風といい，神志不清*となって四肢逆冷するものを厥という。痙と厥は併発することが多いため，痙厥と合称する。温病において痙厥が出現する場合，足厥陰肝・手厥陰心包絡と緊密な関係があり，邪熱熾盛・木火相煽，あるいは陰精耗損・心肝失済のいずれも痙厥を引き起こす。前者は熱によるものであり，抽搐は急激に生じて力が強く，実風内動と称する。後者は虚によるもので，抽搐は緩徐で無力であり，また蠕動〔弱く小さい痙攣〕を生じ，これを虚風内動と称する。現在では次の様に辨証される。

実風内動	急激に発症すると，頻繁に抽搐して有力であり，手足の抽搐，頸項強直，牙関緊閉，後弓反張，両目を上視するなどの症状があり，同時に四肢の冷え，神昏，脈洪数または弦数有力が現れる。これは熱が極まって風が内生したものである。	
	壮熱，渇飲，汗泄，苔黄を伴う	陽明熱盛により肝風を引き起こしたもの。
	高熱，咳喘，汗出を伴う	金(肺)が火により刑〔剋〕され，木(肝)が制卸されなくなり，肝風内動(金囚木旺)となったもの。
	昏譫，舌絳を伴う	心営熱盛により肝風を引き起こしたもの。
虚風内動	手足が徐々に蠕動し，あるいは口角が振顫し，心中に憺憺*と動悸がするなどの症状がある。常に微熱，顴紅，五心煩熱，消痩，神憊〔精神の疲憊〕，口乾舌燥，耳聾*失語，舌絳枯痿などを併発する。熱邪が下焦深くまで入り，陰精を耗損して筋脈が濡養されなくなって生じたものである。温病の後期に出現することが多い。	
このほか肝風内動には，肝が濡養されず痰湿不化となった虚実兼挟証があり，暑温病後期に多くみられる。		

温病で痙厥が出現するのは重病であることを示しており，頻繁に発作が起こって止め難いものの予後は非常に悪い。

(10) 出血

温病過程における出血は，一般に邪熱が営血深く入って迫血妄行したものである。急性で多部位に出血する場合や，一部位の出血が主で他の部位の出血を兼ねる場合が多く，局部出血が出たり止まったりする内科雑病の血証症状とは異なっている。温病の出血を辨別するには，出血の部位，量，色および併発症状などを観察する必要がある。

広範な出血	喀血・衄血・便血・尿血・肌血・膣出血などを含む。 鮮紅色は熱盛動血によるものであり，昏譫，舌質深絳などを併発することが多い。 出血過多のために気が血とともに脱けると，血溢が止まらず，肢体が厥冷し，昏沈不語，舌淡無華などが現れる。
喀血	咳唾によって血が出るものを指し，肺出血の症状である。
	出血量が多くなく，色は瘀晦で，胸痛・呼吸促迫を併発する場合，多くは風熱壅肺，肺絡受損によるものである。
	初めにピンク色の血を咳唾し，続いて喀血が止まらなくなる，あるいは血が口・鼻から噴出し，躁擾不寧となり，顔色は逆に黒くなり，脈拍急疾などを併発する場合，多くは暑熱傷肺により経血が沸騰し，血が清竅から溢れたものである。予後は極めて劣っており，化源が急速に絶えて死亡にいたる。呉鞠通は「咳して衄するのは，邪が肺絡を閉じ，上行清道[20]したものである，汗が出て邪が泄れると助かるが，さもなければ化源が絶えることとなる」と述べている。

---

[20] 上行清道：温邪が熱に変化して，清道へと上行すると鼻衄・歯衄となり，濁竅へと下行すると溲血・便血となる（『温熱逢源』伏温内燔営血発吐衄便紅等証治）。

便血	鮮血を下血するものは，腸絡損傷の症状である。温邪が営血に深く入り，腸絡を損傷して引き起こされる場合が多い。
	黒色の大便も便血の徴候であり，呉又可(ごゆうか)は「下し尽くせなかったために，邪熱に長く拘束されることとなり，〔邪熱を〕泄らせないでいると，血は熱と争って経絡に留まる。〔血が熱により〕敗れると紫血となって腸胃に溢れ，腐ると黒血となって便は漆のような色になる」と述べている。腸腑蓄血証に多くみられ，少腹硬満疼痛，狂ったかのような神昏状態，舌質瘀紫などを併発する。

6. 温病の治療

　温病の治療とは，温病辨証論治を指針とし，温病の証候に基づいて病因・病理を明確にした後，相応する治療方法を制定し，適切な方薬を選択することにより病邪の駆除，気機の調整，正気の補助を行なって患者の健康回復を促進するものである。
　温病の治法を確定するにあたり，主に次の2つが根拠となる。
①病因を審らかにする。すなわち各種温病を引き起こす病邪の性質を明確にする。
②病機の変化を辨（わ）かつ。すなわち衛気営血辨証・三焦辨証により，病理変化の機序を明確にする。
　温病発症の主因は温邪であるが，温病が発生する季節によって病邪の性質は風熱，温熱，暑熱，湿熱，燥熱など様々であり，またこれらの病邪が人体を犯す時期によっても治法が異なってくる。風熱在表の場合には疏風泄熱を行なわねばならず，また暑湿在表，湿遏肌表，燥熱在表などの場合には，それぞれ清暑化湿透表，宣表化湿，疏表潤燥などの方法で治療する。これこそが「審因論治」である。
　病変の機序が違っていれば使用する治法も異なったものとなる。葉天士（ようてんし）が「衛にあればこれを汗せしめるのがよい，気に到って初めて清気を行なう，営に入ればなおも透熱転気できる……血に入れば耗血・動血の心配をする必要があり，ただちに涼血散血しなければ

ならない」と述べているように，衛気営血の病理変化に基づいて治療大法を確定することが求められる。一般状況下ではこの治則に背くことがあってはならず，さもなければ「前後不循緩急之法[21]」となって，治療するとすぐさま過失を生じ，ささいな間違いが非常に重大な結果を招くこととなる。呉鞠通(ごきくつう)は「上焦を治すには羽のごとく〔軽清昇浮薬を使用し，剤量は軽く，煎煮時間は短くする〕」「中焦を治すには衡(こう)〔はかり〕のごとく〔上焦薬・下焦薬のように偏ったものではなく，中正中和なバランスの良い薬を使用する〕」「下焦を治すには権(けん)〔おもり〕のごとく〔濃く重い薬を使用し，剤量は重く，煎煮時間を長くして，病巣である肝腎へ直達させる〕」と述べているが，本質的には三焦に所属する臓腑の病理変化に基づいて確立された治療原則である。彼はさらに「上を治す場合には，中を犯さず」「中を治す場合には，下を犯さず」に注意するよう提起しており，三焦の治則には厳格な区別があるとしている。

　このほか病人の体質要因，および兼挟証(けんきょうしょう)の有無なども温病の治療では注意が必要である。例えば葉天士(ようてんし)は，平素より腎水が虚している病人に対して，邪が虚に乗じて侵入するのを防ぐためには，必要であれば「まずまだ邪を受けていない地域を安定させる」ために益腎薬を酌量すべきであると考えている。また同じ清法でも，普段から陽虚体質のものに対しては寒涼が過度となるのは望ましくないため，6〜7割程度まで慎重に清法を行なうべきであり，また陰虚有火のものに対しては，たとえ熱が退いて身涼となったとしても，「炉の煙は熄(き)えても，灰の中には火がある」ため，再燃を予防してやる

---

21 前後不循緩急之法：葉天士『温熱論』温病大綱に，「前後不循緩急之法，慮其動手便錯」とある。何を先にすべきで，何を後にすべきか，緩急軽重の治則を尊守せず，やみくもに治療に取りかかると必ず失敗するという意味。

必要がある。このように患者の体質要因を考慮した上で治療を行なうといった原則は，臨床において非常に指導的意義がある。挟痰，挟食，挟気滞，挟血瘀などの場合も同様に，実際状況と融合させ，証に随い加減法を行なっていく必要がある。

温病に対して各種治法を決定・運用するには辨証がその根拠となるため，同一治法であっても適応証候が同じであれば異なる温病に使用でき，また同一温病であっても証候表現が違えば異なる治法を採用しなければならない。このように証が同じであれば治法も同じであり，証が異なれば治法も異なるといった原則には，辨証施治の精神が体現されている。

6.1　温病の主要治法

衛気営血辨証，三焦辨証，および「審因論治（しんいんろんち）」に基づいて決定される温病の治法には，解表法，清気法，和解法，化湿法，通下法，清営涼血法，開竅法，熄風法，滋陰法，固脱法などがある。

1. 解表法

解表法（げひょう）とは，表邪を駆除し，表証を解除するための治療方法で，疏泄腠理，逐邪外出の作用があり，八法のうち「汗法（かんぽう）」に属する。解表法は，温病の初期で，邪在衛分である表証に適用する。温病表証を引き起こす病邪の性質には，風熱，暑熱，湿熱，燥熱があるため，解表法も次のように分類される。

(1) 疏風泄熱

通常「辛涼解表」と呼ばれ，辛散涼泄剤により衛表の風熱を疏散

するものである。
主治：風温の初期で，風熱病邪が肺衛を襲撃したもの。
症状：発熱，微悪風寒，無汗または少汗，口微渇，咳嗽，苔薄白，舌辺尖紅，脈浮数など。
代表方剤：桑菊飲，銀翹散。

(2) 透表清暑

　本法の要旨は，外では表寒を散じ，内では暑湿を清めることにある。
主治：夏月に暑湿を感受し，その上さらに寒の侵襲を受け，邪が肌表に鬱したもの。
症状：頭痛悪寒，身形拘急，発熱無汗，口渇心煩など。
代表方剤：新加香薷飲。

(3) 宣表化湿

　本法は芳香宣透薬により，肌表の湿邪を疏化する〔疏散して消す〕ものである。
主治：湿温の初期で，湿熱病邪が衛気分を侵したものに適用する。
症状：悪寒頭重，身体困重，四肢酸重，微熱少汗，胸悶脘痞，苔白膩，脈濡緩など。
代表方剤：藿朴夏苓湯。

(4) 疏表潤燥

　本法は辛涼清潤薬により，肺衛の燥熱を疏解するものである。
主治：燥熱が肺衛を損傷したものに適用する。
症状：頭痛身熱，咳嗽少痰，咽乾喉痛，鼻乾唇燥，舌苔は薄白で潤

いを欠く，舌辺尖紅など。
代表方剤：桑杏湯。

　上記した解表法を運用する際には，具体的な病状を考慮して随証加減を行なう必要がある。平素より陰虚体質であり，外に表邪がある場合には，滋陰解表を行なう。平素より気虚体質であり，外に表邪を兼ねる場合には，益気解表を行なう。その他，挟痰，挟食，挟気，挟瘀などの場合にも，随証加減化裁[22]を行なう必要がある。
　温病に対する解表法運用の注意事項：
①一般に辛温開表発汗は禁忌とし，たとえ「客寒包火〔寒包火〕」証であろうとも，暫くは微辛軽解法を行ない，助熱化火とならないよう注意する。
②解表法を行なう場合には「病に中れば即座に止め」，発汗過度による津の損傷を防ぐ。

2. 清気法

　清気法とは気分の邪熱を清泄するための治法で，「八法」のうち「清法」に属する。気分を犯す温邪は多いため，清気法は温病で運用される機会が多い。気分証は，温病の過程において邪・正の抗争が最も激烈な段階であり，気分の邪熱を適時清泄できないと，邪は裏結陽明または内陥営血となり，ひどくなると液涸動風などの危険な局面を招くこととなる。そのため気分病をいかに処理するか，この関門にどのように対処するかは，温病の進行，転帰に対して非常

---

[22] 加減化裁：症状の変化に応じて、薬物の加減法を行なったり、分量を変えたりすること。

に重要となってくる。温病に清気法を運用する場合にも,病位の深・浅,病邪の性質などに基づいて異なる治法を採用しなければならない。常用される清気法は次のように分類される。

(1) 軽清宣気

軽清の性質の薬を使用して,透泄熱邪,宣暢気機を行なうものである。

主治:邪が初めて気分に入り,熱が胸膈に鬱し,熱勢はひどくなく,気が宣暢されなくなったもの。

症状:身熱微渇,心中懊悩[23]して不快感がある,舌苔薄黄。

代表方剤:梔豉湯加味。

(2) 辛寒清気

辛寒薬により気分の邪熱を大いに清めるものである。

適用証:熱熾陽明気分。

症状:壮熱,汗出,心煩,口渇,苔黄燥,脈洪数など。

代表方剤:白虎湯。

(3) 清熱瀉火

苦寒剤により,裏熱を直接清めて邪火を泄らすものである。

適用証:熱在気分で,鬱して火に変化したもの。

症状:身熱が退かない,口が苦くて渇する,煩躁不安,小便黄赤,舌紅苔黄など。

代表方剤:黄芩湯加減。

---

23 心中懊悩:心窩部に熱感があり,不快感があって苦しむ状態。心煩懊悩。

清気法の適用範囲は広く，上述した治法はその概要を示したに過ぎず，運用時には臨機応変に化裁*する必要がある。

邪が気〔分〕に入ったばかりで，まだ表邪が尽きていない場合	軽清宣気に透表薬を加える。	宣気透表
気熱亢盛となり，陰液がすでに損傷している場合	大清気熱に生津養液法を併用する。	清熱養陰
邪熱壅肺となり，肺気の閉鬱証がみられる場合	清泄気熱に宣暢肺気薬を配合する。	清熱宣肺
熱毒壅結となり，発熱口渇などの症状以外に，局部に発赤・腫脹・焮痛〔灼熱痛〕などがある場合	清熱瀉火に解毒消腫薬を配合する。	清熱解毒

清気法運用における注意事項：
① 病邪がまだ気分に入ってないうちから使用すると，涼薬により逆に邪気を遏めることになる。
② 湿熱性の病変で湿邪がまだ変化していない場合，単純な清気法を行なうのは不適切である。
③ 陽虚体質のものには清気法が過度になってはならず，病に中ればすぐに中止する。

3. 和解法

和解法とは，和解・疏泄作用のある治療方法を指し，「八法」のうち「和法」に属する。温病の邪が表にはなく，また裏結しているわけでもなく，少陽に鬱していたり，三焦に留連*して募原[24]に鬱し

---

24 募原：多紀元簡は「募は幕の訛りである。幕，または肉に従い〔肉から構成され〕膜に作る」としている。膜原ともいう。脚注12（P73）参照。

ていたりする場合には，いずれも和解疏泄法により邪熱を透解して気機を宣通してやるのが良く，そうすることによって外解裏和の目的を達成する。温病で常用される和解法には次のようなものがある。

(1) 清泄少陽

半表半裏にある邪熱を清泄し，兼ねて化痰和胃を行なう。
主治：邪鬱少陽，胃失和降。
症状：寒熱往来，口苦脇痛，煩渇溲赤，脘痞嘔悪，苔黄膩舌紅，脈弦数など。
常用方剤：蒿芩清胆湯。

(2) 分消走泄[25]

気機を宣展させることにより，痰熱を消除して排泄し，それによって三焦気分にある邪を分消する。
主治：邪留三焦，気化失司により生じた痰熱阻遏証。
症状：悪寒・発熱に起伏がある。胸痞腹脹，溲短，苔膩など。
常用方剤：温胆湯加減，または葉天士が述べているように杏仁・厚朴・茯苓を基本薬とする。

---

[25] 分消走泄（ぶんしょうそうせつ）：温病学における治法。「分」とは区別する，それぞれにという意味。「消」とは消除する，消散するという意味。「分消」には，①部位ごとに消除する。②病邪を区別して消除する，といった2つの意味がある。また「消」と「泄」には，邪気を消除して，体外に排泄するという意味がある。
三焦分消（さんしょうぶんしょう）：三焦にある邪を，各焦ごとにそれぞれ消除する治法。

(3) 開達募原

募原にある湿濁の邪を疏利透達させる作用がある。

主治：湿熱穢濁が気分を鬱閉した「邪伏募原」証。

症状：寒が強く熱は微かである，脘痞腹脹，舌苔は粉が積もったかのような膩白で，舌質は紅絳がひどい，または紫絳。

常用方剤：雷氏宣透募原法

和解法運用における注意事項：

① 清泄少陽法には透邪泄熱の作用があるが，結局のところ清熱力は弱いため，熱在少陽の場合にのみ適用でき，裏熱熾盛証には不十分である。

② 分消走泄法と開達募原法の作用は疏化湿濁に偏っているため，熱がひどく渇飲するものに対しては他法を併用する必要がある。

4. 袪湿法

袪湿法とは，芳香化濁薬，苦温燥湿薬，淡滲利湿薬により湿邪を袪徐する治法である。宣通気機，運脾和胃，通利水道などといった化湿泄濁作用があることから，臨床では湿熱性質のある温病に対して使用される。その作用は以下のように分類される。

(1) 宣気化湿

宣通気機，透化湿邪の作用がある。

主治：湿温の初期で，湿蘊により熱を生じ，気機が鬱して遏られたもの。

症状：身熱不揚*で，熱は午後にひどくなり，汗が出ても解除されない，あるいは微悪寒，胸悶脘痞，小溲短少，苔白膩，脈濡緩。

代表方剤：三仁湯。

(2) 燥湿泄熱

辛開苦降剤により燥湿泄熱するものである。

主治：湿が次第に熱に化して，遏伏中焦〔潜伏して中焦を遏ぎる〕となったもの。

症状：発熱，口渇するが多くは飲まない，脘痞腹脹，泛悪[26]欲吐，舌苔黄膩など。

代表方剤：王氏連朴飲。

(3) 分利湿邪

淡滲薬により利尿滲湿し，邪を小便より去るものである。

主治：湿熱が下焦に鬱し阻むもの。

症状：小便短少でひどくなると尿閉となる，熱蒸頭脹，苔白口渇など。

代表方剤：茯苓皮湯。

　上記3法には各々適用範囲があるが，運用時には併用し合う場合が多い。例えば淡滲利湿法は湿が下焦にある場合に使用するが，上・中の二焦に湿がある場合には他の化湿法を併用することによって湿熱を分解する効果を得る。このほか化湿法を行なう場合には，常に病状に基づいて清熱・退黄・和胃・消導などの諸法を併用する。

　化湿法運用における注意事項：

①湿・熱の偏軽・偏重のバランス，および邪の所在部位によって，

---

[26] 泛悪：泛には発作の意味がある。悪心発作。吐気を生じるが，胃の内容物を吐けず，胃液のみを嘔吐する症状。

適切な化湿方薬を選択する。
②すでに燥へと変化している場合には禁忌である。
③平素より液が虧損している者には慎重を要する。

5. 通下法

本法には通腑泄熱，蕩滌積滞（とうてき），通瘀破結などの作用があり，「八法」のうち「下法（げほう）」に属する。温病の熱結腸腑証，または胃腸に湿熱積滞が交結した証，および血蓄下焦証などに適用する。常用される治法には次のようなものがある。

(1) 通腑泄熱

苦寒攻下剤により腸腑の実熱を瀉下する。
主治：熱が陽明に伝わり，内において腸腑で結び付いたもの。
症状：潮熱，譫語，腹脹満，ひどくなると硬痛・拒按となる，大便秘結，舌は老黄苔*または焦黒色で芒刺がある，脈沈実など。
代表方剤：大承気湯・調胃承気湯。

(2) 導滞通便

通導積滞，瀉下鬱熱の作用がある。
主治：湿熱積滞が胃腸で交結したもの。
症状：脘腹痞満，悪心嘔逆，便溏ですっきりせず味噌のような黄赤色である，舌苔黄濁など。
代表方剤：枳実導滞湯。

(3) 増液通下

滋養陰液に通下を兼ねたものである。

主治：熱結液虧証。
症状：身熱が退かない，大便秘結，口乾唇裂，舌体乾燥など。
代表方剤：増液承気湯。

(4) 通瘀破結

　下焦に蓄結した瘀血を破散するもので，通下することにより排出ルートを作ってやる。
主治：温邪瘀熱が下焦に結び付いたもの。
症状：身熱，少腹硬満急痛，小便自利，大便秘結，あるいは神志*
　が狂ったようになる，舌暗紫，脈沈実など。
代表方剤：桃仁承気湯。

　通下法、特に通腑泄熱法は温病で使用する機会が非常に多く，適時・適切に運用できれば素晴らしい効果を発揮する。清・柳宝詒が「胃は五臓六腑の海であり，中土に位置して，最もよく容納〔受け入れる〕する。……温熱病で熱が胃腑に結び付いた場合，6～7割は攻下することにより解除できる」と述べているように，通下法は温病治療において非常に重要な位置を占める。臨床で運用する際には，病状に基づいて加減化裁*する必要があり，『温病条辨』で5つの承気湯を創製して運用しているのはその一例である。
　通下法運用における注意事項：
①裏がまだ実していない場合には，妄りに使用してはならない。
②下した後に邪気が再び集まり，再度下法を行なう必要を生じた場合には，状況を慎重に掌握し，下し過ぎによる正気の損傷を避けなければならない。
③平素から体が虚しており，また病によって陰液・正気の消耗損傷

がひどく，裏結を生じている場合には，単純に攻下してはならず，攻補兼施が必要である。
④温病の後期において，津枯腸燥となって大便が秘結する場合には苦寒攻下は禁忌とする。

6. 清営涼血法

　清営涼血法(せいえいりょうけつ)とは，清営泄熱，涼血解毒，滋養陰液，通絡散血などの作用がある治療法で，温病の邪が営血分に入った証候に適用し，「八法」のうち「清法(せいほう)」に属する。営とは血中の気であり，血とは営気が化したものである。邪が営血分に入る場合，病位に深・浅，証情に軽・重といった違いがあるものの，病変機序の本質は全く同じであるため，清営法と涼血法とを併せて解説する。清営涼血法としては，以下の数種が運用される。

(1) 清営泄熱

　営分の邪熱に対する清解薬に軽清透泄薬を配合したもので，営に入った邪を気分から外出させて解除するものである。
主治：邪熱入営証に適用する。
症状：夜に身熱がひどくなり，心中煩擾し，時に譫語を発し，斑疹隠隠(こう)*となる，舌質紅絳など。
代表方剤：清営湯。

(2) 涼血散血

　血分の邪熱を涼解するもので，それによって活血散血する。
主治：邪熱が血分に深く入り，迫血妄行したものに使用する。
症状：灼熱感があって燥擾(そうじょう)し，ひどくなると狂乱し譫妄する，斑疹

が密に分布する，吐血・便血，舌質深絳または紫絳。
代表方剤：犀角地黄湯加味。

(3) 気営（血）両清

清営涼血法と清泄気熱法を合用するものである。

主治：気熱が熾盛となり，内で営血分に逼り，気営（血）両燔証を形成したものに使用する。

症状：壮熱，口渇，煩躁，斑疹を発する，ひどくなると神昏・譫妄，両目昏瞀〔眼前がかすんで暗くなり，見えなくなる〕，口穢噴人〔穢臭のある口臭がする〕，体中の関節が棒で叩かれたかのように痛む，苔黄燥または焦黒，舌質深絳または紫絳など。

代表方剤：加減玉女煎，化斑湯，清瘟敗毒飲。証情の程度に応じて選択する。

清営涼血法運用における注意事項：

①熱が気分にあり，まだ営血に入ってない場合には，使用時期が早過ぎることのないよう注意する。

②挟湿の場合には慎重に行なう。

③熱が営血に入ると手足厥陰に影響が及ぶことが多いため，本法は常に開竅法・熄風法などと併用する。

7. 開竅法

本法は機竅の閉塞を開通し，神志*の蘇生を促進する治療法であり，邪入心包または痰濁により機竅が内蒙された証候に使用する。次の2つが常用される。

(1) 清心開竅

清心，透絡，開竅の作用があり，神志を覚醒させる。
主治：温病熱邪が心包に陥入したものに使用する。
症状：神昏譫語*，または昏憒不語*，身熱*，舌蹇*・肢厥*，舌質は紅絳または純絳鮮沢，脈細数など。
常用方剤：安宮牛黄丸，あるいは至宝丹・紫雪丹。

(2) 豁痰開竅

湿熱痰濁を清化することにより竅閉を宣通する。
主治：湿熱鬱蒸，醸生痰濁，蒙蔽機竅に適用する。
症状：神識昏蒙*となり，覚醒したり昏蒙したりで，時に譫語を発する。舌質は紅だが，苔は黄膩または白膩，脈は濡滑で数など。
代表方剤：菖蒲鬱金湯。

開竅法運用における注意事項：

① 上記2法にはそれぞれ適用範囲があるため，運用時には竅閉の性質をしっかり辨別したうえで使用しなければならない。
② 熱が営分に入っていても昏閉を生じていなければ，一般に早くから本法を行なうのは不適切である。
③ 本法は邪閉心竅による神昏以外には使用を禁止する。
④ 開竅法は応急処置であると同時に便宜的な治療法であるため，病状に基づいて他法を併用して治療にあたる。

8. 熄風法

熄風法は平熄内風，制止痙厥のための治療法である。温病による裏熱燔灼，熱盛風動，または陰虚のため陽を制御できず，そのために肝風内動を生じた証候に使用する。内風には虚・実があるため，

熄風法は次の2種類に要約される。

(1) 涼肝熄風

清熱涼肝，熄風止痙の作用がある。

主治：温病で邪熱内熾となり，肝風が引き動かされたものに適用する。

症状：灼熱感があって肢厥*する，手足瘈瘲〔ちくだく＝抽搐。筋肉が強烈に収縮するもの〕，ひどくなると後弓反張を生じる，口噤神迷〔口を噤み昏迷状態となる〕。舌紅苔黄，脈弦数など。

代表方剤：羚角鈎藤湯。

(2) 滋陰熄風

育陰潜陽することにより熄内風の作用を発揮する。

主治：温病後期で真陰が虧損しており，肝木が涵養されなくなり，虚風内動を生じたものに適用する。

症状：手指が蠕動*し，ひどくなると瘈瘲*する。肢厥して倦怠感がある。舌は乾絳で萎縮，脈虚細など。

代表方剤：大定風珠。

熄風法を運用する際には，病状に応じた化裁*配合を行なう必要がある。

実風には神志昏瞀*を兼ねる場合が多い。これは手足の厥陰が共に病んだものである。	涼肝熄風薬に清心開竅薬を加える。
陽明熱盛を兼ねる場合	清気泄熱剤を配合する。
兼ねて営血分の熱が盛んな場合	清営涼血薬を配合する。

| 虚風内動のもの | 病状に応じて適切な益気固脱法を併用する。 |

熄風法運用における注意事項：
① 内風が虚に属するか，実に属するかを辨別しなければならない。実風の場合は涼肝に重点を置き，虚風の場合は滋潜に重点を置く必要があり，両者を混同してはならない。
② 風薬（特に虫類薬）を使用して止痙する場合には，劫液〔陰液を損傷〕することがあってはならず，滋陰薬を使用する場合には，恋邪〔邪が留って蓄積すること〕を防ぐ必要がある。
③ 小児の場合，病が衛・気にある段階では高熱により搐搦*が引き起こされるため，清熱透邪に重点を置く。熱が退けば抽搐は自然に止まるが，熄風薬を使用する場合には，単純な涼肝熄風剤の使用は不適切である。

9. 滋陰法

滋陰法とは，生津養陰薬を使用して滋補陰液を行なう治療法である。滋補陰液，潤燥制火の作用があり，「八法」のうち「補法」に属する。温熱の邪は最も陰液を耗傷しやすいため，病の後期になると肝腎の陰が消耗して，虚象はさらに重くなる。陰液の耗損程度は常に疾病の予後と関係があり，呉錫璜は「一分の津液を得れば，一分の生機〔助かるチャンス〕がある」と述べている。そのため温病の初期には，あらかじめその虚を保護してやる必要があり，一旦津液の消耗がみられたら救陰を任務としなければならない。温病に使用される滋陰法は次の数種類にまとめることができる。

(1) 滋養肺胃

　甘涼濡潤薬により肺胃の津液を滋養する。

主治：肺陰不足，または熱は解除されたが肺胃の陰が回復していないものに適用する。

症状：口咽乾燥，乾咳して少痰，あるいは乾嘔して食欲がない，舌苔乾燥あるいは舌光紅少苔など。

代表方剤：沙参麦冬湯，益胃湯。

(2) 増液潤腸

　甘寒薬と鹹寒薬(かんかん)を合用して生津養液・潤腸通便するものである。

主治：温病の邪熱は基本的に解除されたが，陰の損傷がまだ回復していない津枯腸燥の証候に適用する。

症状：大便秘結，咽乾口燥，舌紅で乾など。

代表方剤：増液湯。

(3) 填補真陰

　鹹寒滋液薬により肝腎の陰を補填するものである。

主治：温邪による束縛が長期間続き，真陰が劫煉(ごうれん)〔煉られ劫(おびや)かされる〕された邪少虚多の徴候に適用する。

症状：微熱があり顔が赤い，手足心が熱く，ひどくなると手足背までおよぶ，口乾咽燥，疲労して眠りたがる，あるいは心中が震震としてひどく高ぶる，舌絳(こう)少苔，脈象は虚細または結代など。

代表方剤：加減復脈湯。

　温病では液の保護が急務であるため，滋陰法を運用する機会は非常に多く，時によっては単独では使用されず，常に他法（滋陰解表，

滋陰通下・滋陰熄風など）と併用して運用される。
　滋陰法運用における注意事項：
① 温病で，陰液の損傷はなく，邪熱が亢盛である場合には，本法を単独で使用してはならない。
② 陰が損傷して湿邪がまだ化してない場合には慎重を要し，化湿することで陰を損傷しないよう，滋陰することで湿を碍げないよう注意する。

10. 固脱法

　固脱法は虚脱を治療するための救急法である。臨床では主に気陰外脱，または亡陽厥脱の証候に使用する。温病の進行過程においては，正気本虚で邪気が旺盛であったり，また汗法・下法が過ぎたため津液が急に損傷したりして，陰の損傷が陽に波及すると即座に正気暴脱が引き起こされる。その際には固脱を急務として治療しなければならず，固脱法には次の２種類がある。

(1) 益気斂陰

　益気生津，斂汗固脱の作用がある。
主治：気陰両傷，正気欲脱。
症状：身熱*が突然下降し，汗が多く気短〔呼吸が浅く弱く，促迫する〕となり，肉体的・精神的に疲労感がある，脈散大無力，舌光少苔など。
代表方剤：生脈散。

(2) 回陽固脱

　回陽斂汗することにより厥脱を固める。

主治：温病による陽気暴脱。
症状：四肢逆冷，汗が淋漓〔ポタポタと滴り流れる〕する，精神疲労して足を投げ出して横になる，顔面蒼白，舌は淡で潤，脈象は微細欲絶など。
代表方剤：参附龍牡湯。

　上記2法には各々適用範囲があるが，陰津と陽気が共に脱する場合には，両法を併用して治療にあたらなければならない。患者の正気が今にも脱けようとして神志昏沈〔昏睡状態〕となり，手厥陰心包の症状が顕著であれば，これは内閉外脱の徴候なので，固脱法と開竅法とを併用しなければならない。
　固脱法運用における注意事項：
①用薬は適時，迅速に行なわなければならない。
②適切な投薬回数，間隔，薬剤量などを把握し，病状変化に注意しながら随時適切な治療ができるよう調整する。
③ひとたび陽が回復して脱が止まったら，火が再び熾んになって陰竭を生じる恐れがないか注意し，具体的状況に基づいて辨証施治を行なう。

6.2　温病の兼挟証の治療

1. 兼痰飲
　痰と飲は，どちらも体内の津液を正常に布散*できなくなって醸成されたもので，その源は同じであるが，性状〔性質と形状〕が濁稠であるものを痰といい，清稀〔稀薄透明〕なものを飲という。温病で痰飲の兼挟がみられる場合，平素より停痰宿飲がある患者を

除き，病変過程において痰飲が生じるケースがあり，主として2つの原因が考えられる。

①病邪が気分に流連*し，三焦の気化機能が失調したために，津液が正常に布散・変化されなくなって痰飲が醸成される。

②熱邪内熾となり，津液を熬煉〔煮詰めて精製する〕して痰濁となる。

　①は痰湿内阻によるものが多く，②は痰熱互結によるものが多い。

※痰湿内阻の症状としては胸脘痞悶，泛悪*欲吐，渇して熱いものを飲みたがる，舌苔粘膩などがある。王孟英（おうもうえい）は「温証を視る場合，必ず胸脘部を観察し，もし拒按であれば……多くは痰湿を挟む」と述べている。臨床では，温胆湯のように主治処方の中に利気化痰燥湿薬を配合して治療する。

※痰熱互結の症状は病によって異なる。痰熱壅肺の場合には，咳嗽して黄稠な膿痰を出し，苔黄粘膩などがみられる。治療では瓜蔞，貝母，蛤殻，竹茹などといった清肺化痰薬を加えるのが良い。熱邪内陥，動風閉竅により痰熱壅盛となった場合には，昏痙証以外に，舌が強ばって言語障害を生じ，口から涎沫を吐し，ひどくなると喉間にルルという痰の音がする，舌は絳（こう）で粘膩な黄苔で覆われる，などといった症状が必ず現れる。治療では清熱熄風・開竅剤に竺黄，胆南星，菖蒲，鬱金，竹瀝，猴棗などの清化痰熱薬を加えて治療する。

2. 兼食滞

　温病に食滞を兼挟する場合，主要原因は2つある。

①発病前に食べた物が消化されず，宿食となって停滞する。

②発病後に無理して食べたため,運化が困難となり,食滞内停となる。

症状:胸脘痞悶,呑酸噯腐(あいふ)・食臭を嫌う,または腹脹して腸鳴がある,頻繁に矢気〔おなら〕する,舌は苔が厚く,脈は沈渋や滑実などが多くみられる。

治療:消食導滞薬を合用し,上腹部に偏る場合は保和丸(山楂・神麹・半夏・茯苓・陳皮・連翹・莱菔子)などで消食和胃を行なう。下腹部に偏る場合は枳実導滞丸の類で導滞通腑するのが良い。

3. 兼気鬱

温病で気鬱(けんきょう)を兼挟する場合,多くは情志失調により気機が鬱して暢びやかでなくなり,肝脾の調和が失われたことが原因である。

症状:胸脇満悶または脹痛,上気〔肺気が上逆〕してため息をつく,または脘痞泛悪(はんお)*,飲食したがらない,脈沈伏または弦渋などが現れる。

治療:主治方剤に,枳殻,青皮,香附,佛手,鬱金,蘇梗,緑萼梅などの理気解鬱薬を加える。

4. 兼血瘀

温病で血瘀を兼挟する場合の原因としては,患者に以前から瘀傷宿血〔外傷などによる瘀血〕がある,また女性患者の場合には温病罹患中に月経があり,熱が血室に結び付いて瘀熱互結となる,また熱が血分に入って血絡を損傷し,血絡瘀滞を引き起こすなどといったケースが多い。

症状:胸脇部の刺痛,または少腹硬満して疼痛がある,または斑疹が瘀紫色で退かない,舌質は紫晦で捫(かいな)でると湿っている,などが

よくみられる。葉天士(ようてんし)は「その人の胸膈中に以前から瘀傷宿血がある場合、熱が営血に伝わると熱を挟んで搏(う)ち、舌は必ず紫色で暗く、捫(な)でてみると湿っている」として、瘀熱を兼挾する場合の辨証要点について指摘している。

治療：一般には主治方剤に桃仁，紅花，赤芍，丹参，帰尾，延胡，山楂などの活血散瘀薬を加えて治療する。瘀血蓄結下焦証に属し、少腹硬満疼痛，小便自利，大便秘結，神志錯乱，舌質瘀紫などがみられる場合には、桃仁承気湯類を使用して通瘀破結法を行なわなければならない。

6.3　温病治癒後の調理

　温病の治癒後は、邪熱がすでに解除されていても、生体の大部分はまだ正常状態に回復していないため、一日でも早く健康を回復できるよう有効かつ適切な調理[27]措置を行ない、病状の再燃、遷延を防止することが非常に重要となってくる。治癒後に行なうべき調理の範囲は広く、精神状態・飲食・日常生活について留意する以外に、薬物による調理も重要である。温病治癒後の臨床所見は、体の虚がまだ回復していない，機能不調，余邪未清などが主となる場合が非常に多いため、薬物で調理を行なう場合にも補益虚損、機能調整，清泄余邪などが必要となってくる。

---

[27] 調理(ちょうり)：①治法名。協調整理。②疾病の調養，看護。食事や日常生活を調整し、服薬して身体の健康を回復させること。

温病の治癒後：

邪熱はすでに除かれたが，気血の虧損がまだ回復していない場合	顔色に艶が少ない，気弱倦怠，声は低く怯えたようである，言葉が続かない，舌質淡紅，脈虚無力	調補気血	集霊膏（人参・枸杞子・天冬・麦冬・生地・熟地・懐牛膝）加減。
気液両虚に属する場合	精神萎靡，空腹感を生じず，食べることもしない，熟睡できない，舌乾少津	益気養液法	薛氏参麦湯（西洋参・麦冬・石斛・木瓜・生甘草・生穀芽・鮮蓮子），三才湯（天冬・地黄・人参）のいずれを使用しても良い。
気液は虚していても余熱未清の場合	益気養液中に清余熱を兼ねる必要がある		竹葉石膏湯（竹葉・石膏・半夏・麦門冬・人参・甘草・硬米）など
治癒後に胃腸の津液が回復していない場合	口乾咽燥または唇裂，便結など	益胃生津	益胃湯（沙参・麦冬・生地・玉竹・氷糖）
		増液潤腸	増液湯。

湿熱病の後：

胃気がまだ蘇生しておらず，余邪が尽きていない場合	脘悶不暢，空腹感はあっても食べられない，舌苔は薄白微膩。	芳香醒胃，清滌余邪	薛氏五葉蘆根湯（藿香葉・薄荷葉・枇杷葉・佩蘭葉・鮮荷葉・蘆根・冬瓜仁）。
外邪はすでに解除されたものの，脾胃が虚弱で運化機能を失調しており，再び内湿を生じた場合	飲食物が消化されない，四肢無力，大便溏薄，脈形は虚弱，舌苔薄白，ひどくなると肢体に浮腫を生じる。	健脾和中，理気化湿。	参苓白朮散（白扁豆，人参，白朮，白茯苓，甘草，山薬，蓮子肉，桔梗，薏苡仁，砂仁）。

7. 温病の予防

　古代医家は温病の予防について早くから論述しているが，歴史的条件のためしかるべき発展はみられなかった。温病予防に対する知識を高めるためには，前人が成し遂げてきた温病予防の業績を継承，発展させ，温病予防に関する章を設けて解説する必要があると考える。

7.1　温病予防の意義

　予防とは，まだ発病してない時に一定の措置を取り行ない，それによって疾病の発生を防止するものである。『周易』では「君子以思患而豫防之〔君子は常に災害が発生する可能性を考え，あらかじめ予防策をとる〕」と提起しているが，これは疾病に対しても該当する。予防は専ら温病に対してのみ行なうものではないが，温病の大多数には伝染性があり，予防が間に合わなければ伝播・流行する可能性があるため，人々の健康に重大な影響を与え，ひいては生命に脅威を与えることとなる。そのため温病予防にはことさら重要な意義がある。旧社会において労働者は弾圧・搾取され，さらに貧困と病とが加わって瘟疫（おんえき）が猖獗（しょうけつ）〔猛威を振るう〕し，少なからざる地

域で「千村薜蘿²⁸」「万戸蕭疏²⁹」という悲惨な光景がみられた。解放後には共産党の指導と配慮により一貫した「予防第一」政策が実行され，除害滅病を中心とした大規模な愛国衛生運動の結果，天然痘，ペストなどといった強烈な伝染病が消滅し，人々の健康に深刻な危害を与える伝染病の多くを抑制するなど，短期間のうちに大きな成果を挙げてきた。我々は引き続き経験をまとめ上げ，温病の発生と流行法則についてさらなる掌握を続け，確実かつ有効な措置を取ることにより，温病予防のため積極的に奮闘努力しなければならない。

7.2 古代中国における温病予防の成果

中医学における疾病予防の考えは，『内経』においてその基礎が完成されている。『素問』には「已病を治すのではなく，未病を治す」「病を発症してから薬を与えること，また世の中が乱れてからこれを治めようとすることは，まるで渇してから井戸を掘り，戦いが始まってから槍を鋳造するようなもので，手遅れである」と述べられており，2,000年前の中国において無病，早期予防の重要性が十分に認識されていたことが示されている。さらに古人は，いくつかの疾病には伝染性と流行性があることを発見していた。『素問』には「温気流行」「五疫*が発生すると，だれもが相互に感染しやすく，

---

28 千村薜蘿：多くの村が蔓草に覆われている。薜蘿：桑科の蔓性の常緑低木。
29 万戸蕭疏：非常に多くの家々が荒涼としている。毛沢東「七律 送瘟神」に「千村薜蘿人遺矢，万戸蕭疏鬼唱歌〔多くの村々には蔓草が茂り，人々は瘟病のために下痢をしている。多くの家々は荒涼として寂しく，亡霊が歌を唱っている〕」とある。

大人子供を問わず似たような病状を起こす」とあり，さらに続けて「発症してから治療するのではなく，あらかじめ何らかの手段をとることで感染しないように出来ないだろうか？‥‥‥感染させないようにするには，正気を内に充実させれば，邪は侵犯することができない〔刺法論篇〕」と指摘しており，生体の正気を強く盛んな状態に保持することにより病邪の侵襲を防止でき，それによって疾病への感染を防ぐことができると主張している。また同時に「その毒気を避ける」べきであるとも指摘しており，病邪と接触しないような対策を講じることで病への感染を防止するよう，別の角度から提起している。これらの論述は現在においても依然重要な意義がある。

『内経』以後，歴代医家は臨床実践と経験をまとめ上げ，豊富な予防知識を蓄積してきた。『諸病源候論』巻10・34では温病に関して「あらかじめ服薬し，および法術〔道士や巫婆などが行なう巫術，魔法〕により，これを防ぐ」と考えている。『肘後備急方』『千金要方』には20余首の辟温方剤〔辟：退ける〕が記載されている。伝播ルートに関しては，前人は飲食・呼吸などを通じて疾病が伝染することを早くから発見していた。3〜4世紀頃に成書となった『釋名』には，「注病とは，一人が死ぬと，また一人が〔病を〕得る，気が相互に灌注〔注ぎ込む〕するのである」とあり，呼吸により「注病」が伝染することを明らかにしている。『千金要方』では，「そもそも霍乱の病は，すべて飲食が原因であり，鬼神によるものではない」として，飲食の不注意から発病するだけでなく，鬼神の祟りという誤った思想を否定している。『温疫論』では「邪が口や鼻から入る」として，飲食や呼吸といった邪の伝播ルートをさらに明確にしている。また昆虫や動物を媒介として伝播する疾病についても，

清・洪稚存は『北江詩話』のなかで「当時，趙州に不思議な鼠がおり，昼間に人家へ入ると，地に伏して血を嘔いて死ぬ。人がその気に染まると，誰もただちに死んでしまう」と述べている。やや遅れて成書となった『瘟疫匯編』には「昔ある年の夏に入った頃，瘟疫が大流行した。百千もの赤い頭をした青蠅の群れが入っていく人家があれば，そこには必ず瘟により死亡した者がいる」と述べられており，ネズミやハエなども疾病を伝染することを理解していたことが見て取れる。

このような認識から，中医学は疾病の伝染予防に対して数え切れない程の具体的かつ有効な対処法を行なってきた。中国人民は歴代より衛生について重要視しており，『禮記』には「鶏が鳴けば……部屋および庭を掃除する」，また『楚辞』漁夫には「新たに沐する〔髪を洗う〕ものは必ず冠の塵を払い，新たに浴する〔体を洗う〕ものは必ず着物を振る」という句があるが，これらは当時すでに衛生習慣と環境衛生が重視されていたことを説明するものである。『千金要方』では「生肉を食べてはならない」「常に地に唾しない習慣をつける」として，飲食を慎み，所かまわず痰を吐かないよう説いている。このほか飲料水の衛生にも十分な注意が必要である点について，宋・荘綽は『鶏肋編』で，「よしんば貧民が道路に〔倒れて〕いれば，必ず煮沸した水を飲まねばならない」とし，清・王孟英は『霍乱論』で「人家が密集しているところには，疫癘が流行する……そのため民の上には思いやりと権力を備えた人がいなければならず，常日頃から留意し，また河川の流れをよくして汚れを溜めないようにし，濁った水を飲ませないよう広く井戸を掘らなければならない。そのようにすれば人々は長生きできる」と述べている。このことから，古人は汚水の排除や糞便の処理には注意が必要であり，

水源を清潔に保つことの必要性を十分なまでに重要視していたことが理解できる。ハエや蚊による疾病の伝播を防止するためには，後漢時代すでに蚊帳を使っており，南宋では食物に覆いをしてハエよけとしていた。これ以外にも疾病を伝播する昆虫や動物を駆除，消滅させる方法が多数発明されている。北宋の劉延世は『孫公談圃』において，「泰州西甾には蚊が多かったため，使者は侍者に艾〔もぐさ〕の煙で燻じさせた」と述べており，『瑣砕録』には「木鼈と芳香〔白芷〕は分両〔ともに少量の意味〕に停め，雄黄もまた少量を秤って加え，毎日黄昏時に一炷焼けば，安らかに床について翌日まで枕を高くしていられる」という駆蚊詩が記載されている。また『夷堅志』には，宋代には「貨蚊薬以自給」なる専門店があったことが記載されている。薬物の煙で蚊を燻じて駆逐するという方法は，現在でも民間で広く行なわれている。また『本草綱目』には，ヒ素による「和飯毒鼠〔ご飯に混ぜて鼠に毒を与える〕」の記載があり，歴代の本草文献には百部，藜蘆，白礬，銀朱など，ハエやシラミを殺滅するための薬物が数多く記載されている。このような方法は，温病の発生と伝播を防止するうえで一定の働きがある。

温病がすでに伝染している場合，初期において予防のために「その毒気を避ける」ことは患者との接触を避ける隔離措置であり，確実に実行できる簡便な方法である。『晋書』王彪之傳には「永和末（AD356）に疫疾が多かった。当時の制度で，朝廷の官吏の家に流行病患者が3人以上いれば，本人は疾病になっていなくても100日間は宮殿に入ることを許されなかった」と述べられており，当時は流行病への感染を防止するため，病人と密接な接触歴があれば，たとえ発病していなくても暫くの間は付き合いを止めていたことが解る。唐・釋道宣は『続高僧傳』において，麻風〔癩病，ハンセン氏病〕

患者を収容していた「癘人坊(れいじんぼう)」について,「収養〔癘病患者を収容して養生させる〕し,男女は別坊とする」と記述している。また明代・蕭大亨(しょうだいきょう)は『夷俗記(いぞくき)』において,「痘瘡を患ったものは,父母兄弟妻子を問わず,誰であろうと避け隠して,会わせないようにする」と述べている。病人の隔離は疾病の伝染と伝播を防止するための確実な手段である。

　伝染病予防のための最も積極的かつ有効な直接的措置は免疫接種である。この方法は中国で最初に創製されて行なわれただけでなく,免疫という言葉自体,中国医学固有のものであり,18世紀に著された『李氏免疫類方』という書籍がその証拠となるであろう。古くは『肘後方(ちゅうごほう)』に「療獅犬咬人方(りょうせいけんこうじんほう):人を咬んだ犬を殺し,脳を取ってこれを傅(たす)ければ,その後再び発することはない」という人工免疫法が試みられた記載がある。特筆すべき点として,人工免疫法の端緒を開いたといえる種痘術の発明が挙げられるが,これは中国が世界医学史上において成し遂げた重大な成果のひとつである。清・兪茂鯤(ゆもこん)は『痘科金鏡賦集解(とうかきんきょうふしゅうかい)』において,「種痘法は明朝隆慶年間(1567〜1572)に始まった。寧国府太平縣の姓氏(せいし)〔名字〕は不明であるが,仙人より丹薬を授かって伝えている家があり,ここから天下に広まった」と述べている。これは清代における論ではあるが,明代・周暉が『瑣事剰録(さじしょうろく)』に「陳評事(ひょうじ)〔古代官職名〕が一子を生む……いまだ幾ばくも種痘してないために,夭(わかじ)にした」と記載していることからすると,明代には種痘術があったことの確実な証拠となるものの,具体的な操作方法について考察することはできない。『医宗金鑑(いそうきんかん)』には清代に行なわれていた種痘術として,痘衣法,痘漿法,早苗法,水苗法などの記載がみられる。種痘術の普及は当時の人々の健康を保護する上で大きな効果があり,17世紀にヨーロッ

パへ伝わると，1798年になって初めてジェンナーが牛痘ワクチンによる天然痘予防に成功した。これは中国より200年余り後のことである。当然ながら歴史条件と科学レベルは限られており，古代中国の疾病予防においても禁咒，神符などといった迷信や錯誤した内容がみられるが，結局これらは主流となることなく次第に淘汰されていった。しかし同様な原因から，中医学における正確な予防方法もいまだしかるべき発展をみせていないのは非常に遺憾なことである。近代西洋医学は現代科学技術の力を借り，予防面においても突出した貢献をなしており，我々もそれを手本として学んでいかなければならない。

7.3　温病の予防方法

温病の伝染と流行は一定のプロセスを辿る。現代研究によれば，流行過程における基本要素には，感染源，感染経路，感受性宿主がある。これらの感染連鎖に対する予防対策としては，常に愛国衛生運動を行なうなどの総合措置が必要である一方，また病種の特徴，発症時および発症地における具体的な状況から，鍵となる要素を把握して重点的な措置を取り行なう必要がある。実務上両者は往々にして融合され，長所を取り短所を補い，相補相成する〔同性，共通性が強めあい，助け合って生成発展する〕ことによって目標の達成が可能となる。中国では予防事業を非常に重視しており，中央から地方にいたるまで愛国衛生運動委員会が成立し，さらに疫病予防事業を専門とする機構が設けられ，また立法を通じて伝染病を規定している。ひとたび伝染病が発見されたならば，患者に必要な処置を施す以外に，迅速な報告が義務付けられており，適時に適切かつ効

果的な措置を行なうことで，伝染病を抑制・消滅させ，それにより人々の健康を保障している。

予防に関する方法は非常に多い。現代常用されている特異性人工免疫法は伝染性疾患に効果が認められており，広範囲で使用されるよう推進していく必要があるが，詳細については割愛する。以下に中医中薬による温病予防のための主要方法について解説する。

1. 培固正気，強壮機体

『素問』には「精を蔵(おさ)めるものは，春に温を病まない」として，正気を養護することは温病予防に対して重要であることが明示されている。中国人民は長期間に渡る疾病との闘争において，気功，保健灸，五禽戯(ごきんぎ)，太極拳，各種武術スポーツなど数多くの養生保健法を創造すると同時に，自然界における四時(しじ)の気候変化に注意深く順応するために，労働と休息の調和，情志を舒暢させる〔感情をリラックスさせる〕，食事を調整して欲望を節制する，衛生研究などを行なってきており，これらは正気を保養し充実させるうえで有意義なものである。「正気が内にあれば，邪はおかすことができない」と述べられているように，生体の抵抗力が強く盛んであることは，温病を予防する上での内在的根拠であり，重要視されてしかるべきものである。

2. 患者を隔離し，伝播を抑制する

伝染性のある温病患者は，可能な限り早く発見し，的確な診断を行ない，適時治療を行なわなければならない。これは患者自身にとって有益であるばかりか，疾病が治癒することは感染源を消し去ることにほかならず，同時にただちに必要な隔離措置をとって病の

蔓延を防がなければならない。伝染性の強い温病の場合には，さらに徹底した隔離が必要であり，患者の衣服，痰液，糞便などについても適切な処理が必要となる。温病の流行期間中には，感染経路を遮断するための手段を講じなければならず，感受性の高いものはできる限り病人との接触を避け，またその他の保護措置をとり，マスクを着用するなどして病邪の吸入を防止する。さらに食品衛生に注意し，「病が口から入る」ことを防ぐためにも食前や用便後には手洗いを履行する。疾病を伝播する恐れのある昆虫や動物類に対しては，駆逐または殺滅するなど，人体を侵害する病を生じさせないための対策を講じなければならない。

3. 予め薬物を投与し，伝染病を防止する

　一般状況下では薬による予防の必要はないが，温病がひどく流行している時には，薬物の使用によりまだ発病してない人々を保護することも考慮しなければならない。古代の薬物による疾病予防法には，内服，佩帯〔携帯する〕，煙熏，粉身〔篩いにかけた粉末を，身体に塗布する〕または懸掛〔頸からぶら下げる〕など非常に多くのものがあり，太乙流金方，歳旦屠蘇酒，闢温病粉身散，治温令不相染方，朱蜜丸などが常用されてきた。現代使用されている予防薬も，当時流行していた病種の治療薬と基本的に一致しており，金銀花，連翹，大青葉，板藍根，黄連，黄芩，蒲公英，野菊花，貫衆，紫草，千里光，魚腥草，土茯苓，蚤休，山豆根，大蒜など，大多数の生薬には清熱解毒作用がある。これらは具体的状況に応じて単味または複合して使用されており，常見される温病に対しては一定の予防効果が認められている。

連翹・金銀花または貫衆など	風温，感冒など。
大蒜または金銀花・野菊花・蒲公英など	「流行性脳炎」（春温に属す）。
大青葉・板藍根・牛筋草など	「日本脳炎」（暑温・湿温に属す）。
黄芩	「猩紅熱」。
黄連	「チフス」（湿温に該当）。

　このほか民間には簡便で実行しやすい有効な方法が数多く伝わっており，いずれも状況に応じて使用できる。

【附録】法定伝染病の種類と報告義務
　1978年の条例であるため省略する。

8. 主要温病著作の概要

8.1　葉天士『温熱論』

　『温熱論』の作者は葉桂といい，字を天士，号を香岩，またの号を上津老人という。康熙6年（1667年），呉県生まれの人物で，原籍〔先祖代々の籍〕は安徽省歙県にあり，乾隆11年（1746年）に没した。葉天士は清代の著名な医家であり，博く衆くのものの長所を集め，学識は広く深く，医術は巧みで完璧であり，奇病を治療している。宿痾〔慢性疾患，持病〕や重篤症状を数多く治療しており，朝廷と民間のどちらにも著名であった。彼の学術思想は後人に崇拝され，特に温熱病の理論証治に関して詳細に解明し，温病学理論体系を打ち立てた。本篇は温熱疾病について論述した専門書であり，温病学において重要な地位を占めるだけでなく，中国医学全体の発展に深遠なる影響を与えた。葉氏は本著作中において，温熱病に対する前人の認識を継承した上で，さらに自身の臨床実践経験と体得したものを融合させて温病辨証施治体系を創造した。その主要内容は次のようにまとめることができる。

1．温病の発生・発展法則を解明し，病因，感染ルートを指摘し，温病と傷寒の違いを明確にした。
2．「衛気営血」学説を創り上げ，温病辨証施治における理論根拠とし，温病に対する証治法則を明確にした。

3．辨舌，験歯，辨斑疹・白㾦など，温病の診断内容を充実，発展させた。
4．女性の温病診断治療における特徴について論述した。

　本著作は葉氏の門人である顧景文（こけいぶん）が，師から口授された教えを記録して完成させたとされる。世間で流通している版本には華岫雲（かしゅううん）によるものと，唐大烈（とうだいれつ）によるものとがあり，前者は『臨証指南医案』に収録されていて『温熱論』といい，「華本」と呼ばれている。後者は『呉医匯講』（ごいかいこう）に記載されていて『温証論治』といい，「唐本」と呼ばれている。章虚谷は後に唐本から本篇を『医門棒喝』（ぼうかつ）に編入し，『葉天士温病論』と名づけている。王孟英（おうもうえい）は華本から『葉香岩外感温熱篇』と改名し，『温熱経緯』に収録している。章，王の両氏は原文に対してそれぞれ注釈を付けているが，それ以降の本篇に対する注釈には凌嘉六（りょうかりく），宋祐甫（そうゆうふ），周学海（しゅうがくかい），陳光淞（ちんこうしょう），呉錫璜（ごせきこう），金寿山（きんじゅさん），楊達夫（ようたつふ）などによるものがある。

　本篇は談話形式で記録されているが，葉氏の温病治療における独自の見解と豊富な経験が如実に反映されており，しかも非常に実用的であったことから，後世の医家からは標準であるとして奉られ，現在に至るまで温病学研究における重要文献となっている。

8.2　葉天士『三時伏気外感篇』

　『三時伏気外感篇』（さんじふくきがいかんへん）は葉天士（ようてんし）によって著された温病学の専門書である。本文は『臨証指南医案』（りんしょうしなんいあん）に附された『幼科要略』（ようかようりゃく）中から，温病に関連する内容を選出して作られたものである。初めて選択・編集したのは清代の温病家・王孟英（おうもうえい）であった。『幼科要略』の内容を詳

しく鑑定した王氏は非常に実用的な内容であると感じたものの，一部の医家からは不十分であるとの意見があったため，温病の内容および温熱と関連する病証に対して編注を加えて『温熱経緯』に収録した。本篇で解説されている内容の多くは，春・夏・秋の三季に常見される伏気と新感温病であったことから『三時伏気外感篇』と命名された。

　本篇は主に春温，風温，暑熱，秋燥などの病症に関する病因，病機，診断，治療について解説すると同時に，伏気温病と新感温病，および異なる季節における各種温病証治の違いについて解明している。原文は幼科著作であるため，文中の証治内容は小児科の特徴に重点が置かれているものの，内容的には温病学の基本理論を主に解明したものとなっており，温病の証治に対して広く指導的意義が認められる。本篇の文章は簡潔で，論述もまとまっており，経験談が非常に多いので，温病の臨床実践に対して非常に指導的価値がある。そのため徐霊胎（じょれいたい）は「和平精切，字字金玉，可法可伝〔文章は穏やかで，正確で適切であり，一字一句が宝物のように大切で，法として伝えていくべきものであり〕，古人の真詮（しんせん）〔真理，まことのさとり〕を得てこれを融化している」と称賛している。

8.3　陳平伯『外感温病篇』

　『外感温病篇』は風温について論述した専門著であり，陳平伯（ちんへいはく）（祖恭（そきょう））の著作とされている。呉子音（ごしいん）『温熱贅言』，王孟英（おうもうえい）『温熱経緯』のどちらにも収載されている。

　『外感温病篇』は条文形式で風温証治を辨析しており，内容的には風温邪が肺胃にあって病機を形成するものを大綱とし，それに

よって全篇を終始一貫させている。条文ではそれぞれの病候における衛気営血の伝変を融合させ，各種の異なる証治を辨別している。わずか12条からなる著作であるが，風温の病因・病機および常変症治について，いずれも系統だった論述をして深く分析しており，臨床における実用性が高いことから温病学における重要な参考文献とされている。

8.4 薛生白『湿熱病篇』

本篇は薛生白(せつせいはく)の著作であると伝えられている。薛氏は名を雪(せつ)，字を生白といい，自ら一瓢(いっぴょう)と号した清代・乾隆年間に活躍した呉県出身の人物である。薛生白は博識さにかけては右に出るものはなく，彼の工画は蘭の花のように美しく，拳は強く勇敢で，また博学多才であり，詩の才能があって『吾以吾集』を著し，医学に対しても優れた見解をもっていた。

薛氏の著作『医経原旨』(いけいげんし)では，霊枢・素問の奥深い意味について詳しく解説されており，特に『湿熱病篇』は後世の温病学家に崇められた。本篇の内容に関しては，湿邪による病変，特に湿温病変の証治に対して理論が透徹しており，著述は当を得た内容で，言葉は簡単だが意味は完全であり，極めて変化を尽くしており，正常，異常を問わず根拠となる症例があり，遵守すべき法が定められていることから，湿温病の辨証施治に対して非常に大きな指導意義が認められている。そのため世間の人々は，本篇と呉鞠通(ごきくつう)の『温病条辨』はどちらも後世に伝えられてしかるべき著作であり，医家の必読書であると考えている。

『湿熱病篇』には各種の版本が多数あり，条文数にも違いがみら

れる。舒松摩が重刻した『医師秘籍』にはわずか前35条のみが記載されており，また江白仙本と呉子音『温熱贅言』には35条中のわずか20条だけが採用され，11条が増補されている。そのほか『陳修園医書七十二種』，章虚谷『医門棒喝』，宋祐甫『南病別鑑』にも収載されているが，篇の順序がそれぞれ異なっている。王孟英『温熱経緯』に記載されているものは呉人・陳秋垞による抄本であり，46条が記載されている。

8.5　呉鞠通『温病条辨』

『温病条辨』は清代に淮陰出身の呉瑭（鞠通）が著したもので，全6巻から成り，計265条の法を立て，方剤208首が附されている。該書は三焦を大綱とし，病名を細目として，温熱，暑病，湿病，秋燥，および瘧，痢，疸，痺などの病証治療について論述されている。書中には論が附されて若干の法則が述べられており，三焦分証における不十分な部分を補充している。

本書は『傷寒論』に倣い，条文によって証を叙述するという形式で著されており，学習者が掌握・暗記しやすいよう便宜が図られているものの，簡潔すぎて意味がはっきりしないのではと心配した彼は，条文ごとに注釈を付けて詳しく解説している。このような「自条自辨〔自分で書いた条文を自分で論じる〕」といった表記方法は医家たちの非難をあびることとなった。しかしこの問題について呉氏は冒頭で，このような形式を採用したのは「後人によって妄りに注を付けられ，本文の奥義が失われないようにするため」であるとはっきりと解説している。このため呉氏の書を研究する際には，条文のみならず彼の注釈にも注意する必要がある。注釈も著者が自ら

付けたものであり，彼の医学思想が十分に反映されている。

呉氏は温病を論じるにあたり，諸説を博(ひろ)く採用し，さらに自身の見解を附すという構成にしてはいるものの，呉〔蘇州〕の葉天士を先輩として極めて崇拝していたことから，葉氏の説を特別多く採用している。呉氏の温病論では，風温・温熱・温疫・温毒・冬温を一類とし，暑温・伏暑・湿温を一類とし，秋燥を一類としてまとめられているが，実質的には温熱と湿熱の2大類に分類したものであり，また邪入営血論，内陥心包論などにおいても葉氏の説を詳しく論述している。『温病条辨』では三焦によって分証しているものの，実際には衛・気・営・血により病機が一貫されていることから，呉瑭(とう)は葉氏の学説を深く研究していたことがみてとれる。温熱に対して前人が詳細にできなかったものを葉氏が発(お)こし，それを呉氏が整理して詳しく論述することによってより完全なものとしており，これをひとつの学説としてみるならば，葉氏が提唱し，呉氏がそれを解明したものであるといえる。前人が作ったものを後人が引き継ぎ，互いに補い合うことにより長所をよりいっそう発揮できたのである。

以上を総合すると，該書では三焦を経とし，衛気営血を緯とした完璧な温病辨証体系が構築されており，これにより温病の証治内容はさらに充実し，後学者が遵守すべき規範とするにふさわしい高度の理論と実用的価値を備えた温病専門書となっている。そのため朱彬(しゅひん)は該書の序文において「仲景は軒岐(けんき)〔黄帝・岐伯〕の臣であり，鞠通もまた仲景の功臣〔功労のあった家臣〕である」と述べている。該書は今日に至るまで温病学研究と温病臨床を実践するうえでの重要な参考書となっており，本教材における四時(しじ)温病に関する内容の多くは『温病条辨』から選出したものである。

8.6 余師愚『疫病篇』

　本篇の原著名は『疫疹一得』といい，余師愚の著作である。余氏は名を霖といい，清代の安徽省桐城出身の人物である。中年になり儒学を棄てて医学を学び始め，『霊枢』『素問』を研究し，諸家の学説を遍く閲覧した。熱疫に対する幅広い経験があり，診療治療は手に応じてたちまち効果が現れた。彼は前人の理論を基礎としたうえで，自身の実践経験を融合させて本書を著し，乾隆年間に刊行した。王孟英は『温熱経緯』を編著する際，加筆して『疫病篇』と改名して記載した。

　本篇は強烈な伝染性のある「熱疫」について専門的に論じたもので，多くは「熱毒斑疹」類の病変に関するものである。実践観察に基づいた論述がなされ，他人の受け売りとは違い，「祖述憲章〔先人の学説を重要なおきてとする〕」とするもので，間違いなく独自の境地を開拓している。例えば熱疫の認識に関して，斑疹の形や色の論辨，疫病の予後判断，清瘟敗毒飲を定めて石膏を主とした治法を行なうなど，いずれも新しいものの創作といった方面で傑出している。王孟英は「ひとり淫熱の疫を識り，新たに活路を開き，昔の賢者が逮えることができなかった点を確実に補っており，仲景の功臣であると称するに足る人物である」と称賛している。

　該書は2部に分かれており，前半は論と証治について52証（王氏は「舌長」を省略して51証としている）が列記されている。後半では瘥後の20証以外にも，疹形や色，疫証の各方について論じられており，計30の方剤のなかでも清瘟敗毒飲は52証の主方となっている。

各論

1. 風温

　風温とは風熱病邪の感受により引き起こされた急性外感熱病をいい，初期には発熱，微悪風寒，咳嗽，口微渇などの肺衛症状を特徴とする。春・冬の季節に多発し，冬季に発症するものは冬温とも呼ぶ。

　風温の名は『傷寒論』において初めて登場し，「汗を発しおわり，身が灼熱するものは，名づけて風温という」と記載されているが，これは熱病を誤って発汗させたために生じた壊証を指すものである。朱肱は『類証活人書』の中で風温の病因について，「その人が平素から風により傷られており，さらに熱によって傷られると，風と熱が相薄[30]して風温を発する」と指摘しており，症状に関しては「脈は尺寸ともに浮で，頭が疼いて身が熱く，常に自汗が出て，体が重く，その呼吸は必ず喘ぎ，四肢を投げ出したままとなり，嘿嘿としてただ眠りたがる」，また治法について「少陰・厥陰を治療する」「発汗してはならない」と述べている。清代になると葉天士が「風温とは，春月に風を受けたものである」として，風温とは春季の新感温病＊であると明確に提起した。その後，陳平伯は風温の専門書である『外感温病篇』を著し，風温の病因・病機・証治に関し

---

30 相薄：＝相搏，争い合う。薄は搏の通假字で，「迫」「入」の意味がある。

て系統立てて論述している。そこでは「風温の病は春月と冬季に多く，悪風する場合や悪風しない場合があるが，必ず身熱*し，咳嗽・煩渇する」として，本病発生の季節と初期における臨床特徴を明示しており，それ以降風温に対して専門の章が作られると，理・法ともに詳細に解説されるようになった。

現代医学のインフルエンザ，急性気管支炎，大葉性肺炎などは，本病の辨証を参考にして治療することができる。

[病因病理]

本病の病因は，春季または冬令の風熱病邪を感受したことによる。春季は風木が当令〔時令に当たる：権力を握る季節，盛んになる季節〕となり，気候は温暖で風が多く，陽気は昇発するため，もとより稟賦が不足していたり，不謹慎な日常生活を過ごしていたりする人は，風熱病邪を感受するとすぐに発病する。葉天士が「風温とは，春月に風を受けたもので，その気はすでに温かい」とし，呉鞠通が「風温とは，初春には陽気が開き始め，厥陰が行令〔権力を行使〕するため，風が温を挟んだものである」と述べているのは，このことを指摘したものである。寒いはずの冬令が異常気候で温かくなった時に，人体の正気が不足していれば，風熱病邪を感受して本病を発症することになる。そのため呉坤安は「およそ天時が晴れて燥き，温風が暖か過ぎるようになり，その気を感受したもの，すなわちこれが風温の邪である」として，本病は「温風過暖」の条件下で形成されることを明確に指摘している。

外感風熱病邪の多くは口・鼻から入るが，肺は高位にあり真っ先に襲撃されるため，本病初期には邪は上焦にあり，手太陰肺経が病変の中心となる。そのため呉鞠通は「およそ温を病むものは，上焦

より始まり，手太陰にある」と述べている。肺は気を主り，衛に属し，皮毛と合し*，衛気は皮毛に布散しているため，病変初期には発熱，悪風，咳嗽，口微渇などの肺衛証候が出現する。肺衛の邪が解除できない場合，その後の進行はおおまかに分けて，胃に順伝*する場合と，心包に逆伝*する場合の2つのケースがある。葉天士は「温邪を上受すると，まず肺が犯され，心包に逆伝する」として，風温初期における病変の所在部位と伝変法則について明確に指摘している。邪熱が胃に順伝する場合には，〔病変部位が〕衛から気へと転じるため，陽明邪熱熾盛証を呈する場合が多く，邪熱が心包に逆伝すると，必ず神昏*，譫妄といった神志*症状が現れる。病変中において，邪熱壅肺となれば痰熱喘急〔痰熱による呼吸促迫〕が現れ，熱入血絡となれば紅疹を生じやすく，病が後期になれば肺胃陰傷の象を呈することが多くなる。これも本病の特徴のひとつである。

[診断要点]

①春・冬に発生する外感熱病は，本病の可能性を考慮しなければならない。

②初期には発熱，悪風寒，咳嗽，口渇，脈浮などといった肺衛症状がみられ，続いて肺熱壅盛などの気分症状があらわれ，後期には肺胃陰傷となる。これが本病を診断する上での主要な根拠となる。

③春季に発症する春温などの病と鑑別する必要がある。春温との鑑別は「各論2．春温」を参照のこと。

[辨証論治]

初期	邪在肺衛の場合	辛涼宣解により駆邪外出する。
	邪が気分に伝わっている場合	辛寒清熱または苦寒攻下する。
	内陥心包した場合	清心開竅する。
本病の後期	邪熱はすでに退いているが，肺胃の津の損傷がまだ回復していない場合	甘寒薬で肺胃の陰を清養してやるのがよい。

　葉天士は『三時伏気外感篇』で「この証の初期には発熱喘嗽するので，まず清涼剤で上焦を清粛してやる。……もし色が蒼く，熱が勝ったために煩渇していれば，石膏・竹葉を用いて辛寒清散する。痧症もまたこれを宗ぶ。日数が経過しても邪を解除できない場合には，黄芩・黄連・涼膈散を選択してもよい。熱邪が膻中へ逆伝すると，意識障害を生じて目を閉じ，鼻竅には涕・泪がなくなり，諸竅すべてが閉じてしまいそうな状態となるが，この場合は病勢が危急であるので，至宝丹または牛黄清心丸を使わねばならない。病が減少した後に余熱があれば，甘寒薬により胃陰を清養してやるだけでよい」として，本病の進行段階に応じた具体的な治療について論述している。

1.1　邪襲肺衛証

【症状】発熱，微悪風寒，無汗または少汗，頭痛，咳嗽，口微渇，苔薄白，舌辺尖紅，脈浮数。

【分析】本証は風温の初期における邪襲肺衛証である。邪が表を犯し，衛気が鬱せられ，開闔機能が失調したために，発熱，微悪風寒，無汗または少汗となる。衛気が鬱して阻まれると，経脈の流れが悪

くなり頭痛を生じる。肺気が宣暢されなくなると咳嗽する。温熱の邪は津液を損傷しやすいため，病の初期には微渇を感じるが，裏熱亢盛による大渇引飲とは異なる。風熱の邪が表にあると，苔薄白，舌辺尖紅，脈浮数の徴候となる。本証と外感風寒はよく似ているが症状には明らかな違いがあり，風寒が表にあると，必ず発熱は軽くて悪寒が強くなり，しかも口渇はなく，脈は浮緩または浮緊となる場合が多い。

【治法】辛涼解表，宣肺泄熱。

【方薬】

❖銀翹散（『温病条辨』）。

　連翹1両，銀花1両，苦桔梗6銭，薄荷6銭，竹葉4銭，生甘草5銭，荊芥穂4銭，淡豆豉5銭，牛蒡子6銭。

　上記薬を搗いて散剤とし，毎回6銭を鮮葦根湯で煎じ，大量の香りが出始めたらすぐに服用する。肺薬はその軽清性を利用するのだが，煮過ぎると味が濃くなって中焦に入ってしまうので，煎じ過ぎてはならない。病が重い場合は約4時間に1回服用とし，日中に3服，夜1服する。軽い場合には6時間に1回服用とし，日中に2服，夜1服させ，病が解除されない場合はさらに服用する。

　呉鞠通（ごきくつう）は「上焦を治すは羽のごとく，軽くなければ挙がらない」と述べており，本処方は軽清宣透薬を利用して肺衛の邪を清宣するものである。

芥穂・豆豉・薄荷	解表発汗，祛邪外出。
牛蒡・甘草・桔梗	軽宣肺気により咳嗽を除く。
連翹・銀花・竹葉	清熱宣透。
葦根	生津止渇。

| 悪寒がなくなった場合 | 荊芥・豆豉を除く。 |

本方剤を湯剤として使用する場合の薬用量は上記を参照にする。煎煎時間が長くなり過ぎないよう注意する。

　本方剤は辛涼薬を主とし，佐として微辛温薬を使用していることから，呉鞠通は「辛涼平剤」と呼んでおり，風熱が表に侵入したために発熱，悪寒，無汗を生じたものに最適である。

温熱灼津により口渇がひどい場合	花粉を加える。	生津清熱
温毒を兼挟しており，項腫咽痛の場合	馬勃・玄参を加える。	解毒消腫
肺気失降により，咳嗽がひどい場合	杏仁を加える。	宣利肺気
熱傷津液を兼ねており，小便短少の場合	知母・黄芩・梔子などの苦寒薬と，麦冬・生地の甘寒薬を加える。	清熱化陰

❖桑菊飲（『温病条辨』）。

　杏仁2銭，連翹1銭5分，薄荷8分，桑葉2銭5分，菊花1銭，苦桔梗2銭，生甘草8分，葦根2銭。

　水2杯で，煮て1杯を取り，1日2服する。本処方も辛涼解表剤である。

桑葉・菊花・連翹・薄荷	辛涼軽透により風熱を泄らす。
桔梗・甘草・杏仁	宣開肺気により咳嗽を止める。
葦根	生津止渇。

　桑菊飲と銀翹散はどちらも辛涼解表剤であり，ともに風熱侵犯肺衛証に使用される。

銀翹散	荊芥・豆豉の辛散透表薬を辛涼薬に配合したもので，解表力がやや勝っていることから「辛涼平剤」と呼ばれる。
桑菊飲	大部分が辛涼薬からなり，薬量も軽く，解表力は銀翹散より劣っている。そのため呉鞠通は「辛涼軽剤」と呼んでいる。 杏仁で降肺気しているため，止咳力は銀翹散より優れている。

熱入気分を兼ね，喘のように気粗〔呼吸が荒くなる〕となる場合	石膏・知母を加える	清気分熱
肺熱がひどい場合	黄芩を加える	清肺熱
熱傷津液により口渇する場合	花粉を加える	清熱生津

1.2 熱入気分証

(1) 邪熱壅肺

【症状】身熱，汗出，煩渇，咳喘，または胸悶胸痛，舌紅苔黄，脈数。

【分析】本証は，風温の邪が熱に化して裏に入り，熱が肺経気分を壅いで生じたものである。邪はすでに熱に化して裏に入っているため，身熱*して悪寒はない。肺熱が鬱蒸し，津へと迫って外へ泄らすため，汗が出て煩渇して飲みたがる。邪熱壅肺により肺気の宣降機能が失調すると，喘咳が激しくなり，ひどくなると呼吸が速くなって鼻翼煽動となったり，胸悶・胸痛を生じたりする。舌紅・苔黄，脈数は裏熱の徴候である。諸症を総合すると，本証は邪熱が衛分から気分へと転入したものであり，病位は肺にある。これは風温初期の邪襲肺衛による悪寒，無汗または少汗，口渇はひどくない，苔薄白のものとは，明らかに異なっている。

【治法】清熱宣肺平喘。

【方薬】

❖麻杏石甘湯(『温病条辨』より)。

麻黄3銭(節を去る), 杏仁3銭(皮尖を去る, 細かく挽く), 甘草2銭(炙), 石膏3銭(挽く)。

水8杯で, まず麻黄を煮て2杯分を減じ, 沫を取り去り, 諸薬を内(い)れ, 煮て3杯分を取る。まず1杯を服用し, 喉が通るまで使用する。

麻黄・杏仁	宣開肺気	清宣肺熱の効果がある。
石膏	清泄裏熱	
甘草	諸薬を調和する	

麻黄	辛温であり, 本来は発汗解表薬である。	麻黄は石膏を配合することで, 発汗解表ではなく, 主に宣肺定喘として働くようになる。
石膏	辛寒であり, 陽明気分の熱を清めるのに長けている。	石膏は麻黄を配合することで, 陽明の熱を清めるのではなく, 肺中の邪熱を泄らすことが主となる。
臨床では, 肺熱が顕著であれば石膏を重用して麻黄の量を減らす。		

本方は辛涼宣透剤に属するが, 主作用は解表でなく宣肺透熱にあり, 銀翹散や桑菊飲の辛涼表散薬とは異なっている。

痰が多く咳がひどく, 胸悶する	浙貝母・瓜蔞・鬱金を加える。	化痰理気
咳痰に血を帯びる	白茅根・仙鶴草・黒山梔・側柏炭を加える。	涼血止血
肺熱が熾盛となり, 液を燻(と)かして痰を生じ, 痰熱瘀阻, 肺失宣降となっており, 咳喘, 胸痛, 腥臭(せいしゅう)のある膿痰を咯出する	蘆根・薏苡仁・冬瓜仁・桃仁などを加える。	清肺化痰, 逐瘀排膿

熱毒熾盛	蒲公英・銀花・連翹・魚腥草を加える。	清熱解毒力を増強
腥臭(せいしゅう)のある膿痰の咳吐がひどい	桔梗・甘草・貝母などを加える。	化痰排膿力を強化

(2) 痰熱結胸

【症状】身熱して顔が赤く，渇して冷たいものを飲みたがるが，飲んでも渇は解消されず，水を飲むと嘔吐する。胸下を按(おさ)えると痛む。便秘，苔黄滑，脈洪滑。

【分析】本証は，内伝した邪熱と痰が上焦である胸脘部において結びつき，気機の通降が失調して生じたものである。発熱して顔が赤く，渇して冷たいものを飲みたがるのは，裏で熱が盛んなためである。胸下を按(おさ)えると疼痛するのは，痰熱が胸脘部で内結した徴候である。病邪が内を阻み，腑の通降機能が失調すると大便秘結となる。苔黄滑，脈洪滑は，痰熱内阻の現れである。

　本証でみられる，身熱して顔が赤い，渇して冷たいものを飲みたがるといった症状は，陽明無形熱盛[31]の徴候に似ているが，舌苔が黄燥ではなく黄滑，しかも胸脘部に満痛感があるものは明らかに陽明経証ではない。大便秘結も陽明腑実に似ているが，腑実便秘では潮熱または腹部硬満疼痛が必見である。本証では身熱・便秘があっても腹部の硬痛がなく，舌苔は黄厚乾燥でなく，脈象も沈実でないことから，腑実便秘ではないことが解る。

【治法】清熱化痰開結。

---

31 陽明無形熱盛：無形の邪熱が陽明経を燔熾すること。陽明熱盛，または陽明経証ともいう。

【方薬】

❖小陥胸加枳実湯(『温病条辨』)。

黄連2銭, 栝蔞3銭, 枳実2銭, 半夏5銭。

急流水5杯で煮て2杯を取り, 2回に分けて服用する。

本方は『傷寒論』の小陥胸湯に枳実を加えたものである。

黄連	清熱	清熱化痰開結の効果がある。
栝蔞	寛胸化痰	
半夏	和胃止嘔化痰	
枳実	降気開結	

　小陥胸湯は痰熱結胸証を主るが, 呉鞠通(ごきくつう)は痰熱内阻により腑の通降機能が失調している場合に, 枳実1味を加えることで効果をより優れたものとしている。嘔悪がひどい場合には, 生姜汁・竹茹を少々加えてやる。

(3) 痰熱阻肺, 腑有熱結

【症状】潮熱が出て便秘する。痰涎壅滞により喘促不寧となる。苔は黄膩または黄滑, 脈は右寸実大。

【分析】本証は肺経の痰熱壅阻, 腸腑に熱結不通を生じたもので, 手太陰肺と手陽明大腸の併病による証候である。陽明腑実熱結のため, 潮熱が出て便秘する。熱が肺に鬱すると津液が灼(や)かれて燥(と)けて痰を生じ, 痰熱が壅盛となって肺を阻むため粛降機能が失調し, 痰により壅(ふさ)がれるために呼吸が促迫して落ち着かなくなり, 脈は右寸が実大となる。痰熱内阻となると, 舌苔は黄膩または黄滑となることが多い。肺と大腸は表裏関係にあり, 肺気が下降しなくなると腑気*も下行しづらくなりやすく, また腸腑に熱が結び付いて通じな

くなると，肺中の邪熱を外泄する機序〔メカニズム〕も減少する。そのため本証は，肺と大腸の邪の相互に原因がある。

本証と痰熱結胸証の病位はどちらも上焦に偏っているが，病機としてあらわれる証は決して同じではない。

痰熱阻肺	必ず肺の宣降機能に影響する	喘咳痰嗽は必発症状である。
痰熱結胸	痰熱が胸脘部に結び付いたもので，邪は肺にはない	胸下の按圧時痛が主証となる。

【治法】宣肺化痰，泄熱攻下。

【方薬】

❖宣白承気湯（『温病条辨』）。

　生石膏5銭，生大黄3銭，杏仁粉2銭，栝蔞皮1銭5分。

　水5杯で煮て2杯を取り，まず1杯服用し，効果がなければ再度服用する。

　本方は白虎湯と承気湯の2つの方意を取り製作されたものである。

石膏	肺と胃の両方の熱を清める。
杏仁・栝蔞皮	宣降肺気，化痰定喘。
大黄	攻下腑実。

　腑実を下すことができれば肺熱は清めやすく，肺気が清粛されれば腑気は通じやすくなる。本方は清宣肺熱，通降腑気を行なう上下合治剤であり，呉鞠通は「杏仁・石膏により肺気の痺を宣し，大黄で腸胃の結を逐う。これは臓腑合治法である」と述べている。宣肺通腑の作用があることから，宣白承気という。

(4) 肺熱発疹

【症状】身熱，肌膚に紅疹を生じる，咳嗽，胸悶。舌紅苔薄黄，脈数。

【分析】本証の多くは，肺経の気分の熱邪が営絡に波及したものである。邪熱が肺に内鬱するために，発熱するが悪寒はしない。肺熱が営分に波及して血絡に竄れる(かく)と，紅色の発疹を生じる。熱が鬱して肺気が宣発されないと，咳嗽して胸が苦しくなる。陸子賢(りくしけん)は『六因条辨』(りくいんじょうべん)において，「疹は太陰風熱である」と述べている。風温証の病変の重点は肺にあるため，病変中に紅疹を生じやすく，本証の特徴のひとつとなっている。

【治法】宣肺泄熱，涼営透疹。

【方薬】

❖ 銀翹散去豆豉，加細生地・丹皮・大青葉・倍玄参方（『温病条辨』）。

　連翹1両，銀花1両，苦桔梗6銭，薄荷6銭，竹葉4銭，生甘草5銭，荊芥穂4銭，牛蒡子6銭，細生地4銭，大青葉3銭，丹皮3銭，玄参1両。

　銀翹散：本来辛涼平剤であり，風温初期の邪襲肺衛証に使用される。

邪は表にはない	解表薬の豆豉を去る	共同で宣肺泄熱・涼営透疹の効果を発揮する。
肺熱が営に波及して紅疹を生じている	生地・丹皮・大青葉・玄参などの涼営泄熱解毒薬を加える	
臨床で使用する場合，表鬱証がみられなければ荊芥を去ってもよい。			

(5) 肺熱移腸

【症状】身熱，咳嗽。黄色く熱臭のある下痢をする，肛門に灼熱感があり，腹部に硬痛はない。苔黄，脈数。

【分析】これは肺胃の邪熱が下行して大腸に移ったものである。邪熱が肺にあるため，発熱して咳嗽する。肺と大腸は表裏関係にあ

り，胃と腸は連続しているため，肺胃の邪熱を外から解除できず，また内では大便が形成されないまま大腸に流れ込むと，黄色で熱臭のある下痢を生じ，肛門に灼熱感を生じる。苔黄・脈数も裏熱の徴候である。熱臭のある下痢をして肛門に灼熱感があるものは，熱結傍流に非常に類似するが，熱結傍流とは燥屎が内結して下らず，糞水〔稀薄で大便のような液体〕が傍らより流れるものであり，そのため悪臭のある稀薄な水様物を多量に下し，腹部を按えると必ず痛みがある。本証は熱が大腸に移ったものなので，下した内容物の多くはあくまでも黄色く稀薄な便であり，稀薄な水様物ではない。内に燥屎が無いため，腹部を按えても硬痛感はみられない。

【治法】苦寒清熱止利。

【方薬】

❖葛根黄芩黄連湯（『傷寒論』）。

　葛根半斤，甘草（炙）2両，黄芩3両，黄連3両。

　上記4味を，まず水8升で葛根を煮て2升を減じ，諸薬を内れ，煮て2升を取る。残滓を取り去り，分けて温め再度服用する。

葛根	軽清昇発止利	腸中の鬱熱が清められれば，下利は自然と治癒する。本方は熱利治療の主要方剤でもある。
黄連・黄芩	苦寒清熱，堅陰止利	
甘草	甘緩和中	
肺熱が強い場合	銀花・桑叶・桔梗を加える。	清肺宣気
腹痛がひどい場合	白芍を加える。	和営止痛
赤・白を兼ねた下利[32]をする場合	白頭翁を加える。	清熱解毒，涼血止利
悪心・嘔吐する場合	藿香・姜竹茹を加える。	化湿止嘔

[32] 紅色と白色の粘稠性の液体（膿血便）を下すもの。

(6) 陽明熱盛

【症状】壮熱，悪熱，汗が多く出る，渇して冷たいものを飲む。苔黄で燥，脈浮洪または滑数。

【分析】これは邪が盛んで正気も旺盛なために，正・邪の抗争が激烈となった陽明裏熱亢盛の証候である。裏熱の熱気が立ち上がると，身熱し，悪熱する。裏熱が津液に蒸迫して外に泄れると，汗液が大量に出る。邪熱が盛んになり，発汗量が多くなると，津液の耗傷もひどくなるため，口が燥いて渇して飲み，しかも冷たいものを好む場合が多い。熱が盛んになって津を損傷すると，舌苔は黄燥となる。裏熱が内で盛んになって正気と邪気が抗争すると，脈形は洪大有力または滑数となる。壮熱，汗出，渇飲，脈大は陽明経証における「四大主症状」であり，これが本証辨別における鍵となる。

【治法】清熱保津。

【方薬】

❖白虎湯（『温病条辨』からの引用）。

　石膏1両（砕），知母5銭，生甘草3銭，白粳米1合。

　水8杯で，煮て3杯を取り，3回に分けて温服する。病が退いたら服用を減らす。効果がなければ再び作って服用する。

　白虎湯は陽明裏熱を清泄する主方である。

石膏	辛寒清泄裏熱	清泄裏熱して津液を保護する効果がある。
知母	苦潤清熱生津	
甘草・硬米	養胃生津	
清熱生津力を強めたい場合	金銀花・鮮石斛・蘆根などを加える。	
熱盛のため津気耗損となり，上記症状以外に背微悪寒，脈洪大で芤などが現れる場合	人参を加えて清熱益気生津する。	

呉鞠通は「白虎湯は剽悍〔素早くて荒々しい〕であり，邪が重い場合にはその力を使わなければ挙げることはできず，適切に使用できたなら，たちどころに効果が現れる。不適切な使い方をすると，さらに災いを招くこととなる」と述べており，運用時にはくれぐれも禁忌事項に注意する必要がある。『傷寒論』には「その表が解けないものは，白虎湯を与えるべからず」とあり，呉鞠通はさらに「脈浮弦で細のものには与えてはならない。脈沈のものには与えてはならない。渇しないものには与えてはならない。汗が出ないものには与えてはならない」として，白虎湯の「四禁」について明確に提起している。すなわち，表邪がまだ解除されてないもの，裏熱がまだ盛んになっていないもの，陽明実熱の病でないものに対しては，いずれも使用禁止としている。肺熱がなおも壅盛である場合には，杏仁・蔞皮・銀花・魚腥草などを加えてやる。

(7) 陽明熱結

【症状】日晡潮熱，時に譫語する，大便秘結，または単純に悪臭のある稀薄な水様物を下す。肛門灼熱感，腹部に脹満感があって硬痛する。舌苔は黄で燥，ひどくなると灰黒色で燥，脈沈有力。
【分析】本証の多くは，肺経の邪熱が解除されず，陽明に順伝して積滞と結びついて生じたものである。邪熱がすでに裏に深く入っており，陽明腑実が形成されているために日晡潮熱*を生じる。裏熱に熏蒸されて神明*が擾動されると，時に譫語を発する。邪熱と腸中の糟粕とが結びつくため，大便は秘結して通じなくなる。燥屎が内結しており，糞水*がその傍らから流れて稀薄な水様物を下痢するものは「熱結傍流*」といい，下した内容物からは必ず異常な悪臭がして，しかも肛門には灼熱感がある。便秘不通または熱結傍流を

問わず，腸中に燥屎結滞があると，腹部膨満感や硬痛があり，また按(おさ)えると痛む場合が多い。苔黄燥または灰黒で燥，脈沈有力は，いずれも裏熱成実の現れである。

【治法】軟堅攻下泄熱。

【方薬】

❖調胃承気湯（『傷寒論』）。

　甘草（炙）2両，芒硝半斤，大黄4両（皮を去り，清酒で洗う）。

　水3升で，二物〔甘草・大黄〕を煮て1升にし，残滓を取り去り，芒硝を入れ，さらにとろ火で1〜2回沸騰させ，温かいうちに頓服〔1回で飲みきる〕する。胃気を調える効果がある。

大黄	苦寒・攻下泄熱	下すことにより，燥結・鬱熱を一緒に解除する。
芒硝	鹹寒・軟堅潤燥	
甘草	芒硝・大黄などの峻下薬を緩和し，留中緩下〔中焦に留めることにより胃から緩やかに下す〕する。	
腹部膨満感がひどい場合	枳実・厚朴を加えて行気破堅する。枳実・厚朴は性が温燥に偏るため，津の損傷がひどい場合には慎重を要する。	
舌苔が灰黒色で燥となり，津の損傷がひどい場合	玄参・生地・麦冬などを加え，攻下泄熱，生津養液する。	

1.3　熱入心包証

(1) 熱陥心包

【症状】身灼熱，肢厥，神昏譫語，または昏憒不語(こんかいふご)*，舌蹇(けん)*。舌色鮮絳，脈細数。

【分析】本証の多くは，邪が手太陰肺衛にある時に失治・誤治をしたり，または普段から心気が虧していたりしたために，邪熱が内陥して心包に逆伝*したもので，葉天士は「温邪を上受すると，まず肺が犯され，心包に逆伝する」と述べている。これは風温の病変過程でよくみられる証であり，病勢も狂暴で危険な場合が多い。邪熱が内で閉じて鬱すると，陽気が達しなくなるため，身体には灼熱感があり，四肢が厥冷する。熱閉が浅い場合には肢厥は軽く，熱閉が深くなるほど肢厥もひどくなり，「熱が深ければ厥も深く，熱が微かであれば厥も微かである」といわれる。邪熱が内陥すると，液を灼いて痰となり，痰熱が心包絡を閉じて阻むと，神志*は異常となり，意識障害を生じてうわ言をいったり，意識が混乱して物事がわからなくなり，言葉を発しなくなったりする。舌は心の苗であり，痰熱が心竅を阻むと舌が働かなくなって言語障害を生じる。心営の熱が盛んになると舌は鮮絳色となり，営陰が耗損すると脈は細数となる。

【治法】清心開竅。

【方薬】清宮湯で安宮牛黄丸または至宝丹・紫雪丹を服用する。

❖清宮湯（『温病条辨』）：

　玄参心3銭，蓮子心5分，竹葉巻心2銭，連翹心2銭，犀角尖2銭（磨いて沖），連心麦冬3銭。

❖安宮牛黄丸（『温病条辨』より）：

　牛黄1両，鬱金1両，犀角1両，黄連1両，朱砂1両，氷片2銭5分，麝香2銭5分，真珠5銭，山梔1両，雄黄1両，黄芩1両。

　上記薬を極めて細かい粉末にし，老蜜[33]で煉って1銭の丸剤を作

---

[33] 老蜜：蜂蜜を119～122℃に加熱し，紅橙色の大きな気泡を生じさせた含水量10％以下のもの。

り，金箔で衣とし，蝋で保護する。毎回1丸を服用するが，大人で病が重く体が実している場合には，1日3回を限度として，日中に再度服用する。小児には半丸を服用させ，効果がなければ再度半丸を服用する。

❖紫雪丹（『温病条辨』より）：

滑石1斤・石膏1斤・寒水石1斤・磁石2斤（水煮）を搗いて煎じ，残滓を除いた後，次の薬を入れる。

羚羊角5両・木香5両・犀角5両・沈香5両・丁香1両・升麻1斤・玄参1斤・炙甘草半斤。この8味薬は一緒に搗いて鑢き〔やすりをかける〕，上記の薬液に入れ，とろ火で煎じ，残滓を取り去ったら，次の薬を薬液中に入れる。

芒硝・硝石をきれいにしたもの各2斤。

とろ火で煎じ，柳の木で休みなく攪拌し，液が凝固し始めたら辰砂3両（細かく研ぐ）・射香1両2銭（細かく研いで煎薬に入れ，均等になるよう攪拌する）の2味を入れる。

合成できたら，火気を退け〔冷やす〕，冷水で1～2銭を調服[34]する。

❖局方至宝丹（『温病条辨』より）：

犀角1両（鎊），朱砂1両（飛），琥珀1両（研），玳瑁1両（鎊），牛黄5銭，麝香5銭。

安息香を湯煎により燉[35]化〔長時間煮込んで溶かす〕し，諸薬を調和させて丸剤を100丸作り，蝋で保護する。

---

[34] 調服：貴重な薬物を研いで粉にし，適量の薬液と混ぜ合わせて服用すること。
[35] 燉：燉薬とは，①煎じ薬を温める②湯煎にして温める③弱火で長時間煮ること。

清宮湯は包絡の邪熱を清める専用方剤である。包絡は心の宮城であることから，心包の熱を清めることを清宮〔または呉音を用いて「せいぐう」〕という。

犀角	清心熱	心包の熱邪を，外へ透達*させて解除する。
玄参心・蓮子心・連心麦冬	清心滋液	
竹葉巻心・連翹心	清心泄熱	
痰熱が盛んな場合	竹瀝・瓜蔞皮を加える。	
竅閉がひどい場合	石菖蒲を加える。	
安宮牛黄丸	清心開竅薬（いずれも中成薬。合せて三宝という）。	清熱に勝り，解毒を兼ねる。
紫雪丹		熄風を兼ねる。
至宝丹	蘇醒神志の効果がある。	芳香闢穢に長ける。

(2) 内閉外脱

【症状】身熱，神志昏憒*・不語，倦怠感があり横になりたがる，または汗が多く気短*を兼ね，脈細無力。または顔面蒼白を兼ね，汗が淋漓し，四肢厥冷，脈微細欲絶。

【分析】本証は邪盛正虚であり，汗法や下法が過ぎたために，陰液を急に損傷して亡陽気脱を引き起こした危険な証候である。邪熱が内を閉じ遏ると，身体に灼熱感を生じる。熱陥となり液を灼くと痰ができ，痰熱が包絡を閉じて阻むと，神志*が蒙われ，意識を喪失し，言葉をしゃべらなくなる。陽気が虚衰すると神気が栄養されなくなるため，神衰〔精神状態が衰弱〕し，倦怠感を生じて起きていられなくなる。気陰両傷から正気欲脱となると，汗が多くなり，呼吸は浅く弱く，促迫して困難となり，脈は細で無力となる。陽気が暴脱すると，汗がたらたらと流れて四肢が厥冷し，脈は微で今にも

絶えそうになる。

【治法】清心開竅，固脱救逆。

【方薬】安宮牛黄丸または紫雪丹・至宝丹合生脈散・参附湯。

❖安宮牛黄丸（『温病条辨』）。

❖紫雪丹（『温病条辨』）。

❖至宝丹（『温病条辨』）。

❖生脈散（『温病条辨』より）：

　人参3銭・麦冬2銭（心は去らない）・五味子1銭。

　水3杯で煮て，8分を2杯取り，2回に分けて服用し，残滓を再び煎じて服用する。脈が斂まらなければ再度服用し，脈が斂まるまでとする。

| 人参 | 補益元気 | 元気が堅固になれば，汗は外泄しなくなり，陰液が |
| 麦冬・五味子 | 酸甘化陰，守陰留陽 | 内に守られれば，気は外脱しなくなる。 |

❖参附湯（『校注婦人良方』）：

　人参1両，熟附子5銭。

　人参は別燉*とし，熟附子は生姜・大棗を加えて水煎し，汁を取って人参と合して服用する。

| 人参 | 大補元気 | 大補大温であり，回陽・益気・固脱の効果がある。 |
| 附子 | 温壮真陽 | 温病の陽気暴脱証に適用する。 |

　温病の進行中に内閉外脱が出現した場合には，上記2処方を開竅法と併用し，扶正祛邪，開閉固脱を行なう。固脱法は病状が危急な場合の応急処置であり，用薬は適時・迅速に行なう必要があり，また病状の変化に臨機応変に対応して，適切なところで止めなければ

ならない。陽気が回復して脱が止まれば，具体的な証候に基づいて辨証論治を行なう。

(3) 熱入心包，陽明腑実

【症状】身熱神昏，舌蹇(ぜっけん)，肢厥，便秘，腹部を按(おさ)えると硬痛がある。舌絳，苔黄燥，脈数沈実。

【分析】本証は手厥陰心包と手陽明大腸がともに病んだ証候である。熱が心包に陥ると，体に熱があって意識が朦朧となり，舌は動かなくなり，四肢は厥逆し，舌絳(こう)となる。燥屎が内で結びつくと腑実を形成するため，大便は秘結し，腹部には硬痛があって苔黄燥，脈数沈実となる。本証における身熱，神昏，肢厥は陽明腑実証でもみられるが，単純な陽明腑実証では舌蹇による言語障害は生じないため，これが辨証のポイントとなる。

【治法】清心開竅，攻下腑実。

【方薬】

❖牛黄承気湯（『温病条辨』）。

　安宮牛黄丸1丸を溶かし，生大黄末3銭で調合する。まず半分を服用し，効果がなければ更に服用する。

安宮牛黄丸	心包熱閉を清める。
生大黄	陽明腑実を攻める。
燥結による津の損傷がひどい場合	芒硝・玄参などを加えて軟堅生津する。
心包の重篤証が現れ，燥結はひどくない場合	まず清心開竅薬を与え，その後に攻下する。

1.4 余熱未浄，肺胃陰傷証

【症状】身熱はひどくない，または発熱しない。乾咳が止まらない，または痰は少なくて粘っこい。口舌は乾燥して渇する。舌紅少苔，脈細。

【分析】本証は風温の回復期に多くみられる。邪熱は退いたものの余熱がまだ完全に除かれてない場合には，身熱はひどくなく，邪熱が退けば発熱はなくなる。肺津が損傷すると咳嗽が止まらなくなって痰はみられない，または痰は少なくて粘っこい。胃津が損傷すると，口舌が乾燥して渇する。肺胃の陰が不足すると，舌紅少苔，脈細となる。

【治法】滋養肺胃津液。

【方薬】

❖沙参麦冬湯（『温病条辨』）。

　沙参3銭，玉竹2銭，生甘草1銭，冬桑葉1銭5分，麦冬3銭，生扁豆1銭5分，花粉1銭5分。

　水5杯で煮て2杯を取り，日中に再服する。

沙参・麦冬・花粉・玉竹	肺胃の津液を滋養する。	潤肺止咳・泄熱和胃の効果がある。
扁豆・甘草	和養胃気。	
桑叶	清泄邪熱。	

[まとめ]

　風温は冬・春に多発する温熱疾病である。発病は風熱病邪を感受したことに起因し，初期には肺衛証がみられることが多く，病変過程において順伝と逆伝の2種の転帰をとる。

<初期>

邪は肺衛にあるため，辛涼透表により治療するのがよい。

衛表に偏った証がある場合	銀翹散を使用する。
肺気失宣に偏った症状の場合	桑菊飲を使用する。

<表邪を外へと透解できず，気分に内伝した場合>

病変は肺・胸膈・陽明胃腸の3方面が主となる。

邪熱壅肺となり発熱咳喘する場合	麻杏石甘湯	清宣肺熱。
痰熱結胸となる場合	小陷胸加枳実湯	清熱・化痰・開結。
痰熱阻肺となり，腑に熱結を兼ねる場合	宣白承気湯	清熱化痰，攻下腑実。
肺熱発疹する場合	銀翹散化裁*	宣肺泄熱，涼営透疹。
肺熱移腸となった場合	葛根芩連湯	清熱止利。
邪熱が陽明に伝入し，陽明無形熱盛*となり，津液が耗傷している場合	白虎湯	清熱保津。
陽明熱結により腑実が形成されている場合	調胃承気湯	軟堅攻下泄熱しなければならない。

<病邪が心包へ逆伝した場合>

清心開竅法を行なう必要があり，清営湯で安宮牛黄丸または至宝丹・紫雪丹を服用する。

邪盛正虚により内閉外脱となっている場合	すぐにも「三宝[36]」合生脈散または参附湯を使用する	開閉固脱を行なう。
熱閉心包となり腑実を兼ねる場合	牛黄承気湯	清心と攻下を同時に行なう。

---

[36] 三宝（さんぽう）：安宮牛黄丸，至宝丹，紫雪丹をいう。P167参照。

<後期>

　余熱未浄となって肺胃の陰を損傷するケースが多く，その場合は沙参麦冬湯で肺胃の津液を滋養する。

[文献摘録]

朱肱（しゅこう）『類証活人書』：脈は尺寸ともに浮，頭疼・身熱，常に自汗が出て，体が重く，呼吸をすると必ず喘ぎ，四肢は伸ばしきったままとなり，嘿嘿（もくもく）〔口を閉じて離さない〕として眠りたがる，これを名づけて風温という。平素から風に傷（やぶ）られており，そのうえさらに熱により傷（やぶ）られたため，風と熱が相搏（そうはく）して風温を発したのである。主として四肢は伸びきったままとなり，頭が疼いて体が熱く，常に自汗が出ても解除できないものは，少陰・厥陰を治療する。この場合，発汗してはならず，もし発汗させてしまうと，うわ語・独り言をいい，内煩して躁擾（そうじょう）〔苛立つ〕し眠ることができず，驚癇（きょうかん）を生じると，目は乱れて精気がなくなる。これを治療しようとしてさらに発汗させると死亡する恐れがあるが，これは医者が殺すようなものである。

章虚谷（しょうきょこく）『医門棒喝（いもんぼうかつ）』：風温。冬至には一陽来復（いちようらいふく）〔易卦：地雷復（ちらいふく）〕，つまり陽が進んで陰が退き始め，立春以降には陽気が次第に旺（さか）んになり，温から熱になる……人が虚風を感受して温暖の候に当たると温病となることから，方書では風温と呼んでいる。

呉坤安（ごこんあん）『傷寒指掌』：およそ天時が晴れて燥き，温風が暖か過ぎた時に，その気（すなわちこれが風温の邪である）を感受すると，陽気が熏灼し，まず上焦を傷つける。すると症状としては，身熱して

汗が出て，頭脹して咳嗽し，喉が痛くて声が濁るようになる。治療では辛涼軽剤で解除するのがよく，辛温汗散は最も禁忌である。古人は風温を治療する際には葳蕤〔葳蕤〕湯や知母葛根湯などを使用しているが，麻黄や羌活などの薬が使われているので使用してはならない。

　風温を吸入すると，まず太陰肺分が損傷し，右寸脈だけが大となり，肺気が舒びなくなるため，体が痛んで胸が苦しくなり，頭は腫れぼったくなって咳嗽し，発熱して口渇し，または痧疹を発する。そのため太陰気分を主として治療する。栀豉・桑・杏・瓜蔞皮・牛蒡・連翹・薄荷・枯芩・桔梗・桑叶などの類でこれを清めて解除する。痰を嗽くものには貝母を加え，声が濁ってはっきりしないものには馬兜鈴を加え，火が盛んで脈洪のものには石膏を加え，咽痛には射干を加え，満腹感があって苦しむものには川鬱金・枳殻を加え，乾咳して喉が燥くものには花粉・蔗漿・梨汁を加え，咽喉部が鎖痛〔閉塞して痛む〕するものには萊菔汁を加える。

［症例研究］

1． 邪襲肺衛（江蘇新医学院中医内科教研組，第一附属医院内科編『中医内科学』，江蘇人民出版社，1977年より）

　陳○○，男，16歳，入院番号：16439。

　〈病歴〉4日前，満腹になるまで食事をして急いで帰宅した。その夜から悪寒・発熱，頭痛，脘部の膨満感，嘔吐が始まった。悪感発熱が継続しており，汗が出来ても熱が退かず，そのうち咳嗽がひどくなって胸が痛み出した。

　〈症状〉悪寒発熱，汗は少ない，頭脹痛，左胸部疼痛，咳嗽して痰は淡黄色で粘っこい，また少量の鉄サビ色が混在する，脘部膨

満感がある，便意なし，口が乾いて冷たいものを好む。舌苔薄白微黄，舌辺尖偏紅，脈浮滑数。

〈検査〉KT40.1℃，HR115/分，白血球18,300（好中球91％，リンパ球9％）。痰培養：肺炎球菌。胸部透視：左下肺に炎性病巣がみられ，片状の不鮮明な陰影を呈す。

〈印象〉左下肺炎。

〈辨証施治〉風温犯肺，食滞中阻による肺胃同病であり，伝変を予防する。

〈治法〉辛涼解表，佐として導滞する。銀翹散の方意である。

淡豆豉4銭，銀花・連翹・桑叶各3銭，荊芥1銭5分，薄荷1銭（後下），光杏仁・炒牛蒡子各3銭，桔梗・炒枳殻各1銭5分，全瓜蔞4銭，枇杷葉3銭。

服薬2日後，汗が出て，悪寒はなくなって平熱となり，脘部の痞えも軽減し，排便もあった。しかし胸部がやや苦しくて痛み，粘っこい黄痰を咳吐する。原方より荊芥・豆豉・瓜蔞・枇杷葉を去り，前胡2銭，山梔3銭，黄芩1銭5分を加え，さらに2日服用させた。

〈所見〉胸部透視（－）。白血球7,200（好中球78％，リンパ球22％）。

完治して退院した。

2．風温犯肺（アデノウィルス性肺炎）（高輝遠らの整理による『蒲輔周医案』，中医研究院主編，人民衛生出版社，1972年）

張○○，男，2歳。3日間発熱が続いたため，1959年3月10日に某医院に入院。

〈所見〉白血球27,400cm²（好中球76％，リンパ球24％），KT39.9℃，

両肺に水泡音を聞く。
〈診断〉アデノウイルス性肺炎。
〈病の経過と治療〉入院後，ペニシリン，ストレプトマイシン，シントマイシンなどの抗生物質で治療した。立会い診察時には，依然として高熱が出て無汗，意識は朦朧として嗜睡，咳嗽して微喘，口渇，舌質紅，苔微黄，脈浮数であった。これは風温を上受し，肺気が鬱閉したものであり，辛涼軽剤により宣肺透衛する。方剤は桑菊飲加味を使用する。
〈処方〉桑叶1銭，菊花2銭，連翹1銭5分，杏仁1銭5分，桔梗5分，甘草5分，牛蒡子1銭5分，薄荷8分，葦根5銭，竹葉2銭，葱白3寸。2剤投与する。

　服薬後に微汗があり，身熱はやや下降したが，咳嗽して痰があり，舌質は正紅〔純紅色〕，苔薄黄，脈滑数。これは表閉はすでに開いたものの，余熱がまだ完全にとれていない。そこで清疏利痰剤を与える。
〈処方〉蘇葉1銭，前胡1銭，桔梗8分，桑皮1銭，黄芩8分，天花粉2銭，竹葉1銭5分，橘紅1銭，枇杷葉2銭。さらに1剤服用する。

　続いて微汗が出て，身熱はすでに退き，また意識障害・嗜睡はなく，咳嗽は顕著でなくなった。しかしこの2日便秘である。舌紅は減退しており，苔黄微膩，脈沈数。これは表は解除されたが裏はまだ調和してない証候である。そこで原方から蘇葉を去り，枳実1銭・莱菔子1銭・麦芽2銭を加える。

　服薬後，体温は正常となり，咳嗽は止んだが，依然排便はなく，舌の中心の膩苔がまだ退かず，脈滑数。これは肺胃未和であるため，調和肺胃，利湿消滞する。

〈処方〉冬瓜仁4銭，杏仁2銭，苡仁4銭，葦根5銭，炒枳実1銭5分，莱菔子1銭5分，麦芽2銭，焦山楂2銭，建麹2銭。

2剤服用したところ諸証は悉く平常となり，食欲・睡眠・二便ともに正常となった。そこで停薬して食餌療法を行なったところ，完治して退院した。

3．風温痰熱痙厥（『丁甘仁医案』より）

徐○。発熱6日，汗はすっきりと出ず，喘咳気急〔呼吸が促迫する〕，喉中にはルルという痰の音がする。歯を食いしばり，常に痙攣し，舌苔は薄膩で黄，脈は滑数で不揚，筋紋[37]は紫色ですでに気関へと達している。前医が羚羊・石斛・鈎藤などを使用したために症状は悪化した。これは無形の風温と有形の痰熱が相互に肺と胃を阻み，粛降の令〔機能〕が働かなくなり，陽明の熱が内で熾んになって，太陰の温が解除されなくなったものであり，痙厥に似ているが実は痙厥ではない。まさしく馬脾風の重証であり，徒に厥陰を治療しても無益である。危険が急迫しており，大将が出陣しなければ大敵を去けることはできない。麻杏石甘湯加減により，十に一つの挽回を期待する。

〈処方〉麻黄1銭，杏仁3銭，甘草1銭，石膏3銭，象貝3銭，天竺黄2銭，鬱金1銭，鮮竹葉30枚，竹瀝5銭（沖），活蘆根1両（節を去る）。

〈第2診〉昨日麻杏石甘湯加減を投与したところ，発熱は軽くな

---

[37] 筋紋：指紋三関ともいい，食指にできる脈絡（浅静脈）による小児の診断法。脈絡の生じる位置を風関・気関・命関の三関に分け，脈絡が風関から気関，命関へと進むにつれて病は重篤になっていくとされる。

り，歯の食いしばりや抽搐（ちゅうちく）はいずれも安定した。これは吉兆である。ただ気逆〔気の逆上〕により咳嗽し，喉にはまだ痰の音があり，脈滑数，筋紋は後退し，口が乾いて飲みたがり，小溲短赤である。これは風温痰熱が交わって肺・胃を阻んでいるもので，一度では清撤しきれないため，なおも撃鼓を進める〔攻撃を続ける〕。

　麻黄1銭，杏仁3銭，甘草1銭，石膏3銭，象貝3銭，広鬱金1銭，天竺黄2銭，馬兜鈴1銭5分，冬瓜仁3銭，淡竹瀝5銭（沖），活蘆根2両（節を去る）。

〈第3診〉麻杏石甘湯を2回服用後，身熱は減り，呼吸は平穏となり，歯の食いしばりや痙攣も落ち着いたものの，咳嗽して痰が多く，口が乾いて飲みたがり，小溲短赤，大便は微溏で黄色である。外では風温が解除され，痰熱も下行する勢いだが，脈はなおも滑数である。これは余焔留恋（りゅうれん）＊である。まだ体が小さく稚いため，過度にならないよう，ここでは小剤が適切である。

　浄蟬衣8分，川象貝1銭5分，金銀花3銭，冬桑叶3銭，通草8分，杏仁3銭，炙遠志5分，連翹1銭5分，冬瓜子3銭，天花粉3銭，馬兜鈴1銭5分，冬瓜子3銭，活蘆根1両（節を去る），荸薺汁（しゅはいちゅう）1酒盃（沖）。

2. 春温

　春温とは，温熱病邪*を感受して春季に生じた急性熱病をいう。一般に急激に発病し，病状は重く，変化することも多い。春季に多発し，初期には高熱が出て煩渇し，ひどくなると神昏*，痙厥*などの裏熱証候が主要症状となる。

　本病は歴代医学文献で非常に多く論述されており，その大半は『内経』における「冬に寒に傷られると，春には必ず温を病む」論を起源とするもので，春温とは「伏寒化温」により発生した伏気温病であるとされる。後世の医家はこれを基礎としたうえで，さらに理解を深め詳しく論述している。宋代・郭雍は『傷寒補亡論』でまず「春温」の病名を挙げると，その発生には「冬に寒に傷られ，春に至り発するもの」「冬に寒に傷なうことなく，春に自ずから風寒温気を感受して病むもの」「春に本来の節の気ではないものが人に中り，疫となるもの」があることを提起した。明初に到ると王安道は，熱邪が内から外へと達して春温が発病すると考え，伏邪内発のために裏熱証を呈することを指摘し，「清裏熱」を主とする治療原則を明確にした。葉天士も春温は伏邪による病であると考え，「春温の証は，冬令における収蔵〔機能〕が堅固になされなかったことに起因し，先人は冬に寒が内伏し，少陰に蔵められ，春に入ってから少陽に発したものと考えた」と提起し，本病に対する理法方薬について系統

立った論述をしている。しかし中医文献において春温の概念の全てが一致しているという訳ではなく、邵仙根(しょうせんこん)は春温とは春季における各種温病を概括するものであるとし、『傷寒指掌(しょうかんししょう)』のなかで「春温病には2種ある。冬に寒邪を感受して病とならず、春になって伏気により発熱するものを春温という。春令(しゅんれい)が熱くなり過ぎ、外から時邪(じじゃ)を受けて発病するものは、感受してすぐに発病した春温である」と述べている。ここでいう「感受してすぐに発病した春温」とは、実際には風温に属するものである。

現代医学の重症型インフルエンザ、流行性脳脊髄膜炎などは本病の辨証を参考に治療することができる。

[病因病理]

本病の外因は温熱病邪であり、内因は陰精素虧、正気不足である。『素問』金匱真言論篇(きんきしんげんろんへん)では「精は、身の〔根〕本である。ゆえに精をしっかり蔵(おさ)めていれば、春に温を病むことはない」として、陰精を保養できないものは春になって温病を発する可能性があることを指摘している。正虚邪襲、病邪在裏〔正気が虚して邪に襲われ、病邪は裏にある〕のため発病初期から裏熱熾盛(しせい)の症状があらわれる場合、また表証を兼ねて出現する場合があるが、後者の場合は短期間である。本病の発病パターンは初期症状により2種類に分類され、ひとつは初期から裏熱熾盛の証を呈するもので「伏邪自発(ふくじゃじはつ)」といい、もうひとつは悪寒・頭痛など衛表証を兼ねるもので、「新感引発(しんかんいんはつ)」と呼ばれる。

本病には邪鬱内発、裏熱熾盛といった特徴があるが、感受した邪の強さ、人体の正虚の程度により、発症初期において熱鬱気分と熱鬱営分といった違いとして現れる。熱邪が気分に鬱発したものは、

邪は盛んであるが，正〔気〕も強いため，病状は鬱発営分のものと比べると軽く，病勢は営分・血分へと進行する。熱鬱営分の場合には，熱邪が深く潜伏すると営陰が虧耗するため，病状は鬱発気分の場合より重くなる。病勢に関しては，気分証を兼ねる場合には，邪が外へ透達*する機(きざ)しにあるため，転帰は良好である。血分へと深く入ったり，下焦である肝腎の陰を耗傷したりするものは陰竭正虚を示唆しており，予後は劣る。本病は裏熱熾盛であるため，邪熱が心包を侵犯しやすく，そのため意識障害を生じやすい。また本病では陰精がまず虧損し，加えて病変過程において裏熱が熾盛となるため，陰液がさらに耗損しやすい。それゆえ本病では熱盛動風が多くみられ，病変の後期になると熱が肝腎の陰を爍(と)かし，邪少虚多の証候を生じることとなる。

［診断要点］

① 春季に生じ，急激に発症すると，初期には高熱，煩渇，汗が出ても解除できない，小便黄赤などの裏熱証候があらわれる。少数ではあるが，頭痛，悪寒，無汗などの衛表証を兼ねる症例もあり，その場合には表証は軽く，短時間で消失すると純粋な裏熱証候が出現する。

② 本病は病変中に斑疹・痙厥・神昏を生じやすく，後期には腎陰耗損・虚風内動となりやすい。

③ 本病は風温と区別する必要がある。両者はどちらも春季に発生する

| 春温 | 伏邪温病に属する | 初期は裏熱証を主とする。 |
| 風温 | 新感温病に属する | 初期には肺衛の表熱証が主となる。 |

[辨証論治]

　本病は熱邪が内鬱し，裏から発症した温病であり，治療原則は清泄裏熱を主とし，同時に顧陰，透邪外出に留意する必要がある。

熱在気分の初期	苦寒薬により清泄裏熱するのがよい。
熱在営分	清営解毒・透熱外達を主とする。
表証を兼ねる場合	清裏と同時に，佐として解表する。
熱盛動血，迫血妄行により斑疹や出血がみられる場合	清熱涼血解毒するのがよい。
熱盛動風の場合	涼肝熄風するのがよい。
熱が肝腎の陰を損傷している場合	肝腎の陰を滋養するのがよい。

2.1　気分証

(1) 熱鬱胆腑

【症状】身熱，口が苦くて渇する，乾嘔，心煩，小便短赤，または胸脇部に不快感がある。舌紅苔黄，脈弦数など。

【分析】本証は，春温の初期に温熱病邪が鬱し，胆腑の気分に発症した患者にみられる。口が苦い，心煩〔胸部に熱感があって苦しむ〕，脈弦数などはいずれも熱邪が胆腑に鬱した症状で，口苦・心煩は熱毒内蒸，胆火上擾によるものであり，脈弦数は熱鬱胆腑の徴候である。身熱は急性熱病における必見症で，本証も熱が裏に鬱したものであり，その例外ではない。熱は必ず津を損傷するため，口渇し，尿量は少なく黄色くなる。胆熱が胃を犯し，胃の和降機能が失調すると乾嘔を生じる。胸脇部には肝胆の経絡が循行しているため，胆熱があれば胸脇部が不快になる。舌紅・苔黄は，明らかな裏熱の証である。

病の初期に上記の証以外に，頭痛・悪寒・無汗または少汗を兼ねる場合は，熱邪が胆腑を内鬱し，さらに表邪が衛気を外から遏ることによって正邪が闘争したものである。この場合および風温の初期には肺衛症が必見されるが，胆腑の熱鬱がない場合の脈症とは明らかな違いがある。

【治法】苦寒清熱，宣鬱透邪。表証を兼ねる場合には，佐として疏邪透表。

【方薬】

❖黄芩湯加豆豉・玄参方（『温熱逢源』）。

　黄芩３銭，芍薬３銭，甘草（炙）１銭，大棗（劈く）３枚，淡豆豉４銭，玄参３銭。

　水５杯で，煮て８分を３杯取り，１杯を温服する。日中に再服し，夜１服する。

黄芩	君薬。苦寒瀉火，直清胆熱。
玄参	養陰生津・清熱解毒。
芍薬・甘草	酸甘化陰。芍薬は白芍を使用する。炙甘草は性が温補に偏るため，清熱解毒作用のある生甘草を使用する。
豆豉	宣発鬱熱・透邪外達。
大棗	偏温なので去り，使用しない。

　春温の初期に本方を使用する事は，裏熱陰傷証の治療を意味しており，清熱堅陰を主法とすべきことを示すが，運用時には臨機応変に加減を行なう。

熱が少陽経に鬱し，寒熱往来して胸脇脹満・心煩が顕著な場合	柴胡・山梔を加える	疏解少陽鬱熱。
表証を兼ねる場合	葛根・蝉衣・薄荷を加える	表に鬱した邪を透解する。

| 嘔吐がひどい，または噴射するように嘔吐する場合：胆熱熾盛により上逆犯胃となったもの | 龍胆草・川連を加える | 清泄胆熱。 |
| | 佐として玉枢丹を使用 | 止嘔。 |

(2) 熱鬱胸膈

【症状】身熱，心煩懊憹，坐臥不安。舌苔微黄，脈数。

【分析】これは邪熱が胸膈気分にあり，鬱して宣(とお)らないため，発熱を生じ，心煩して懊憹(おうのう)〔懊悩。軽微な熱感があってむかつく〕，寝ても立ってもいられない，脈数などの症状が現れたものである。本証は邪熱在裏に属するが，裏熱はまだ激しくなく，津液もまだ損傷していないため，一般に身熱はひどくなく，舌苔は微黄であり，舌燥・口渇などの症状はみられないことが多い。

【治法】清宣鬱熱。

【方薬】

❖ 梔子豉湯（『傷寒論』）。

　梔子14個（劈(つんざ)く），香豉（綿で包む）4合。

　水4升でまず梔子を煮て2升半にし，豆豉を内(い)れ，煮て1升半を取る。残滓を取り去り，2回に分けて服用する。

梔子	清熱	胸中の鬱熱を清宣する。
豆豉	宣鬱達表	
衛分表証を兼ねる場合	薄荷・牛蒡子・蝉衣などを加える	解表透邪。
津を損傷して口渇を兼ねる場合	花粉を加える	生津止渇。
気逆嘔吐する場合	姜竹茹を加える	降逆止嘔。

(3) 熱灼胸膈

【症状】身熱が退かない，煩躁不安，胸膈には焚かれるような灼熱感がある，唇焦咽燥，口渇，または便秘。舌紅，苔は黄または黄白で潤を欠く，脈滑数。

【分析】本証は邪熱が胸膈を灼いたために生じたものである。裏熱亢盛のため，身熱が退かない。熱が胸膈を灼くと，胸部がむかむかして落ち着かなくなり，焚かれるかのような灼熱感を胸膈に生じる。上焦で熱が盛んになって津液を耗灼すると，口渇・唇焦・咽燥を生じる。裏熱が盛んなため，苔は黄または黄白色で潤いを欠き，脈滑数となる。便秘は腑気が下降しないことによるものだが，腹部には硬満や脹痛感はなく，しかも脈は沈実ではないことから，陽明熱結腑実証の徴候ではない。

【治法】清泄膈熱。

【方薬】

❖涼膈散（『和剤局方』）。

　大黄（酒に浸す）2両，芒硝1両，甘草6銭，山梔子（炒って焦がす）8銭，薄荷7銭，黄芩（酒で炒る）1両，連翹1両。

　研いで粉末にし，毎回4，5銭〜1両を服用し，さらに竹葉15枚を加えて清水で煎じ，残滓を取り去り温服する。日中3回，夜間3回，熱が退くまで服用する。

連翹・薄荷・竹葉・山梔・黄芩	胸膈の熱邪を清泄する	胸膈熱邪を清泄する効果がある。
大黄・朴硝・甘草	通腑引熱下行	
陽明腑実を兼ねる場合にも本処方を使用できる。		
便秘がなく，煩躁・口渇・唇焦などがある場合	芒硝を去り，花粉・蘆根を加える	生津除煩。

(4) 陽明熱盛

【症状】壮熱，顔面発赤，汗多，心煩，渇して冷たいものを飲む。舌質紅，苔黄で燥，脈洪大または滑数。

【分析】これは熱邪が少陽から解除されず，反対に陽明へ伝入し，裏熱亢盛の証候を形成したものである。邪盛かつ正旺であると正邪の抗争が激烈となり，外では肌肉を蒸し，内では胃津に迫るため，壮熱・悪熱・心煩*・汗液が大量に出るなどの症状があらわれる。陽明の脈は顔面を栄養しているため，陽明の熱がひどくなると顔や目が赤くなる。邪熱が盛んになれば発汗量が多くなり，津液が大いに耗損(こうそん)するため，渇して冷たいものを飲みたがる。熱邪が内で盛んになると，脈は洪大有力となる。舌苔黄燥は熱盛津傷の症状である。本証では，高熱・多汗・渇して冷たいものを飲む・脈洪大有力が弁証の鍵となる。

【治法】清熱保津。

【方薬】

❖白虎湯（「各論1. 風温」を参照）。

　陽明熱盛津傷に対して本方を使用するのは，裏熱を清泄して，津液を保護するのが目的である。

石膏	辛淡甘寒	胃熱を清め解肌する	清熱保津の効果がある。
知母	苦寒性潤	石膏を助けて泄熱し，同時に滋水潤燥して除煩する	
甘草・硬米	養胃生津		
熱盛津傷のため煩渇がひどい場合		山梔・竹葉・石斛・蘆根を加える	清熱解毒・生津除煩。
熱擾神明のため譫語する場合		犀角・連翹・竹葉巻を加える	泄熱清心。
熱盛となって肝経に波及し，		羚羊角・鈎藤・菊花などを加	涼肝熄風。

引動肝風となり手足の抽搐(ちゅうちく)などを生じる場合	える	
気陰両傷・微喘・脈芤(こう)の場合	人参を加える	清熱生津益気。

(5) 陽明熱結

　春温病の胃熱を解除できないでいると，下って大腸を犯し，腸中の積滞と結びついて陽明熱結証を形成する。臨床症状および治法，方薬については「1. 風温」を参照のこと。しかし本疾患患者は陰精が虧虚しており，しかも病変過程において裏熱が熾(しせい)盛となって陰液や正気を耗灼するため，臨床では虚実相雑証があらわれ，陽明熱結に陰液虧損を兼ねたり，陽明熱結に気液両虚を兼ねた証となる。このほか本病の邪熱が小腸でも盛んになり，膀胱に下注すると，陽明腑実と小腸熱盛を兼ねた証があらわれる。

①陽明熱結，陰液虧損

【症状】身熱，腹満，便秘，口乾唇裂，舌苔焦燥，脈沈細。

【分析】温は陽邪であり，最も陰を損傷しやすく，熱結腸燥となると津液の耗傷はさらにひどくなる。身熱・腹満・便秘はすべて陽明腑実内結でみられる症状である。口乾，唇燥，舌苔焦燥は陰液虧損でみられる症状である。脈沈細は腑実陰虧の現れである。

【治法】滋陰攻下。

【方薬】

❖増液承気湯（『温病条辨』）。

　玄参1両，麦冬8銭（連心），細生地8銭，大黄3銭，芒硝1銭5分。

　水5杯で，煮て3杯を取り，まず1杯を服用し，効果がなければ再度服用する。

本方剤は増液湯（玄参・麦冬・生地）に芒硝・大黄を加えたものである。

玄参	鹹寒	滋陰降火	養陰生津・潤燥通便の効果がある。
麦冬・生地	甘寒	滋陰潤燥	
大黄・芒硝	瀉熱軟堅，攻下腑実。		
邪熱は去ったが，陰が虧損していて腸燥便秘だけがみられる場合	剋伐傷正〔邪を剋伐しようとして正気を傷つける〕となるのを防ぐため芒硝・大黄を去り，増液湯のみを使用して「増水行舟〔水かさを増して船を進みやすくする〕」を行なうのがよい。		

②陽明熱結，気液両虚

【症状】身熱，腹痛，便秘，口乾咽燥，倦怠感があって少気または両手撮空＊・循衣摸床＊する，肢体の振戦，目不了了[38]，苔乾黄または焦黒，脈象は沈弱または沈細。

【分析】本証は燥結腑実であり，下すべきを下さなかったために気液両虚となった証候である。身熱，腹満便秘，苔乾黄または焦黒は陽明腑実の現れである。口乾咽燥，唇裂舌焦は陰液虧損の徴候である。倦怠感があって少気〔気虚不足の症状，呼吸が微弱で促迫する〕，空を撮もうとしたり四肢を振戦させたりする，視界がはっきりしない，脈象沈弱・沈細は正気虚衰によるものである。

本証と前証の相違点：

陽明熱結，陰液虧損	虚実互見の証	腑実で陰液耗傷である。
陽明熱結，気液両虚		腑実で気液倶虚に属する。

---

[38] 目不了了：証名。目がはっきりとしない。陽明熱熾盛により陰液が耗竭したことに起因する。

【治法】攻下腑実，補益気陰。

【方薬】

❖新加黄龍湯（『温病条辨』）。

　細生地5銭，麦冬5銭（連心），玄参5銭，生大黄3銭，芒硝1銭，生甘草2銭，人参1銭半（別煎），当帰1銭半，海参2本（洗），姜汁6匙。

　水8杯で，煮て3杯を取る。まず1杯を服用するが，人参汁5分と生姜汁2匙を注いで，頓服*する。腹中で音がしたり，失気〔おなら〕をしたりする場合は便意をもよおしており，1～2時〔2～4時間〕待っても排便がなければ，同様な方法でもう1杯服用する……もし1杯で排便があれば，服用は止める。

　本方は陶節庵の黄龍湯加減を変化させたものであり，新加黄龍湯という。

人参・甘草	扶補正気	気血を和暢し，胃気を宣通する。薬によって運化が行なわれれば，祛邪扶正の作用も展開される。
大黄・芒硝	瀉熱軟堅	
麦冬・生地・玄参	滋陰潤燥	
海参	滋補陰液，鹹寒軟堅	
姜汁	胃腸の気機を宣す	
当帰	血分の滞を和す	

③陽明腑実，小腸熱盛

【症状】身熱，大便不通，小便がごく少量で不暢，排尿時痛，尿が紅赤色，時に煩渇がひどくなる。

【分析】本証は陽明腑実，小腸熱盛の証候である。熱が裏で盛んになり，腑実が内を阻むために，発熱して大便が通じなくなる。小腸の熱が盛んになって膀胱に下注すると，小便はごく少量でスムース

でなくなり，排尿時痛があり紅赤色となる。熱が盛んになり，津液が上部を濡せなくなると，時に煩渇がひどくなる。
【治法】大腸の秘結を通じ，小腸の熱を泄らすのがよい。
【方薬】
❖導赤承気湯（『温病条辨』）。

赤芍3銭，細生地5銭，生大黄3銭，黄連2銭，黄柏2銭，芒硝1銭。

水5杯で煮て2杯を取り，まず1杯を服用し，下らなければ再度服用する。

本方は導赤散合調胃承気湯加減によって構成されることから，導赤承気という。

大黄・芒硝	攻下腑実
生地・赤芍・黄連・黄柏	滋陰泄熱
腸腑の熱結が去れば，膀胱の熱も解除され，小便は自ずと通利するようになる。これは臨床でよく観察される。	

2.2 営血分証

(1) 熱灼営陰

【症状】夜に身熱がひどくなり，心煩躁擾し，ひどくなると時に譫語する。斑疹隠隠，咽燥口乾するが渇はひどくない。舌質紅絳，苔薄または無苔，脈細数。

【分析】本証は普段から営陰が虚しており，感受した邪が重い患者に多くみられ，初期には営熱が盛んとなり，営陰が損傷して，心神が擾動された証があらわれる。また気分に発病して外で熱が解除されず，内陥して営に入ったために本証が出現する場合もある。陰が

損傷して熱が熾（さか）んになると，夜に熱がひどくなり，咽は渇くがあまり渇せず，舌は絳（こう）で無苔，脈は細数となる。営気は心に通じており，熱毒が営に入ると心神が擾（みだ）されるため，胸部の熱感により苛立ち，手足をばたつかせて苦しみ，ひどくなると時に譫語する。陽明熱盛・腑実による昏譫との違いは，大渇・大汗の有無，大便が燥結するかどうか，腹部満痛の有無，舌上の苔垢の有無などから区別できる。熱毒が営中を内閉して血絡に竄（かく）れると，斑疹がうっすらと出現するが，これは熱陥血分・迫血外溢により斑疹が密に現れる場合とは明らかに異なっており，辨別は難しくない。気分から営に伝入した初期には，舌上に部分的に薄黄苔を生じることが多く，邪の全てが営分に入ってしまうと，舌は純絳で苔垢は少なくなる。

【治法】清営泄熱。表を兼ねる場合は佐として透表する。

【方薬】

❖清営湯（『温病条辨』）。

犀角3銭，生地黄5銭，玄参3銭，竹葉心1銭，麦冬3銭，丹参2銭，黄連1銭5分，金銀花3銭，連翹2銭（芯ごと使用）。

水8杯で，煮て3杯を取り，日中に3服する。

本方は営分の熱邪を清泄する主要方剤である。

犀角	性は鹹寒であり，清心営を主（つかさど）る。	涼営清心，透熱転気の効果がある。
黄連	性は苦寒であり，犀角に配合して清熱解毒する。	
生地・玄参・麦門冬	清熱滋陰する。	
銀花・連翹・竹葉	性は涼，質は軽であり，清透泄熱することにより，営分の邪熱を気分へと転出させて解除する。これは葉天士（ようてんし）が法とする，「営に入った場合には透熱転気するのがよい」	

	を遵守するものである。	
丹参	煩躁を除き，心血を養う。また脈絡を活発にして瘀熱を清める。	
表証を兼ねる場合	豆豉・薄荷・牛蒡子などを加える。	宣透表邪。
黄苔がすべて退き，舌が深絳となる場合	熱毒が次第に営から血へと転入していくことによる。	金銀花・連翹などの気薬を去る。

(2) 気営 (血) 両燔

【症状】壮熱，口渇，頭痛，煩躁不安，肌膚発斑，ひどくなると吐血・衄血する。舌絳・苔黄，脈数。

【分析】本証は，気分の熱邪が解除されず，営血分の熱毒も盛んとなり，気営(血)両燔となったものである。壮熱，頭痛，口渇，苔黄は気分熱盛の現れであり，舌絳，煩躁は熱擾心営の証である。肌膚に斑を生じ，ひどくなって吐血・衄血を生じるものは，血熱熾盛，陰傷血瘀，損絡迫血によるものである。

　本証の特徴は，気分証だけでなく営・血分証もみられるため，単純な熱盛気分証や熱入営・血分証とは症状が異なっている。

【治法】気営(血)両清。一般に加減玉女煎を使用する。斑疹が顕著で色が濃い場合には化斑湯を使用するのがよく，証情が重い場合には清瘟敗毒飲を使用する。

【方薬】

❖玉女煎去牛膝・熟地，加細生地・玄参方（『温病条辨』）。

　生石膏3両，知母4銭，玄参4銭，細生地6銭，麦冬6銭。

　水8杯で，煮て3杯を取り，2回に分けて服用し，残滓を再び煮て1鍾〔さかずき，茶碗〕を服用する。

　本方は，呉鞠通が張景岳の玉女煎を基本とし加減したものである。

石膏・知母	気分の熱を清める	清気涼営の効果がある。
玄参・生地・麦冬	涼営滋陰	
気営同病で，熱毒がまだ熾盛になっていない証に適用する。		

❖化斑湯（『温病条辨』）：

　生石膏1両（細かく搗く），知母4銭，生甘草3銭，玄参3銭，犀角2銭，白硬米1合。

　水8杯で，煮て3杯を取り，日中に3回服用する。残滓を再び煮て，夜に1鍾を1回服用する。

　本方は白虎湯に犀角・玄参を加えて構成され，これは呉鞠通が『内経』記載の「熱が体内を浸淫すれば，鹹寒により治療し，佐として苦甘を用いる」なる治則に基づいて制定した方剤である。斑は胃に属し，胃は肌肉を主る。陽明熱毒が内では営血で鬱し，外では肌表で鬱しているため，白虎湯により清気解肌，泄熱救陰する。

斑の色が濃い場合	熱毒が強く，脈絡が瘀滞して，営血に逼迫している現れ	犀角・玄参により営血を清めて解毒する。
丹皮・赤芍	涼血散血	
大青葉・竹葉・蝉衣	清熱化斑解毒	

❖清瘟敗毒飲（『疫疹一得』）。

　生石膏：大剤6～8両，中剤2～4両，小剤8銭～1両2銭。

　生地黄：大剤6銭～1両，中剤3～5銭，小剤2～4銭。

　犀　角：大剤6～8銭，中剤3～5銭，小剤1～1銭半。

　真川連：大剤4～6銭，中剤2～4銭。

　梔子・桔梗・黄芩・知母・赤芍・玄参・連翹・甘草・丹皮・鮮竹葉（各々一般の常用量）。

水煎して服用するが，まず石膏を煮た後に諸薬を後下し，犀角は磨汁として調和させ服用する。

本方は白虎湯・涼膈散・黄連解毒湯・犀角地黄湯の4処方から構成され，これらの総合的な作用により大解熱毒して気血を清めることから，清瘟敗毒(せいうんはいどく)の名称がある。本証は熱毒亢盛で病情が重いため，本処方が適切である。

(3) 熱盛迫血

【症状】身体に灼熱感があり，躁擾(そうじょう)不安となり，ひどくなると昏狂譫妄する。斑は黒紫色で片状や塊状となり，また吐衄便血する。舌質深絳，脈数。

【分析】本証は血分の熱毒が熾盛(しせい)になり，迫血妄行となった証候である。心は血を主(つかさど)り，神を蔵(おさ)めており，熱が血分に陥ると，神明*を擾(みだ)すため心が乱れて落ち着かなくなり，ひどくなると意識不明や狂ったようになり，でたらめなうわ言を発する。熱が営血で盛んになると身体に灼熱感を生じる。熱邪が絡(らく)を傷つけ，迫血妄行すると，脈外に溢れて様々な部位に出血する。陽絡を損傷すると，血は上部に溢れて吐血・衄血となり，陰絡を損傷すると，血は下部に溢れて便血・溺血となる。表絡を損傷すると，血は肌肉に溢れ，皮下に瘀となり，斑は稠密で片状となる。斑が黒紫色，舌質が深絳，脈が数(さく)であるのは血分熱盛・毒重の現れである。

本証を「熱灼営陰」と比べると病勢はさらに重く，営分証では斑疹隠隠*となるだけだが，本証では斑点の露出が鮮明になるだけでなく，稠密に分布し，ひどくなると片状となり，上下，内外など異なる部位に出血症状を生じる場合もある。

	血熱迫血の症状	
熱盛迫血証		熱毒が血分に内陷して迫血妄行したもので，大渇・苔黄といった気熱の症状はない。
気血両燔証		血熱が熾んであり，気熱も盛んになったもの。

【治法】涼血散血，清熱解毒。

【方薬】

❖犀角地黄湯（『温病条辨』からの引用）。

　乾地黄1両，生白芍3銭，丹皮3銭，犀角3銭。

　水5杯で，煮て2杯を取り，2回に分けて服用し，残滓を再び煮て1回服用する。

犀角	清熱・涼血・解毒。	
生地黄を配合する	血中の熱毒を解除して止血し，また生津益陰する。	
芍薬	和営泄熱。	
丹皮	涼血散血。また犀角・地黄を助け，共同で涼血散血・清熱解毒の効果を発揮する。	
熱毒が重く熱勢が強い場合	大青葉・知母を加える	清熱解毒の力を増強する。
斑が赤紫色の場合	大青葉・玄参・丹参・紫草を加える	涼血解毒，活血化瘀の効果を強める。
意識障害が強い場合	安宮牛黄丸を加える	清心醒神。
出血が顕著な場合	蒲黄・側柏葉・茜草・白茅根などを加える	涼血散血止血の作用を増強する。

(4) 熱與血結

【症状】少腹堅満，按えると疼痛がある。小便自利，大便黒色。神志は狂ったかのようである，または清，または乱。口が乾くが，水で漱ぐだけで飲もうとはしない。舌は紫絳色で暗または瘀斑がある，脈沈実または渋。

【分析】本証は，熱毒が血分に内陥して熱搏血瘀〔熱と血が結び付いて瘀となる〕となり，下焦に蓄積した証候である。下腹部が堅くなって膨満感があり，大便が黒色になるのは，熱と血が結び付いて内に瘀が蓄えられたことによる。按えると痛みはあるが，小便が普通に出るのは，血熱が下腹部で内結しており，膀胱には瘀熱がないことの現れである。心は血を主っており，血分の瘀熱が心神を上擾するために，精神状態は狂ったかのようになり，また時に乱れ，時に正常となる。熱毒が裏にあれば津液が耗傷するために口が乾くが，ここでの熱は血分にあり，邪はすでに陰に入っていて，しかも血が溢れて内蓄されているため，水を欲しがって燥を潤したがるけれど飲もうとはしない。舌が紫絳色で暗または瘀斑がみられるものは，熱と血が結び付いた徴候である。邪実血瘀により気血の運行が阻まれると，脈は沈実または渋を現す。

【治法】攻下泄熱，活血逐瘀。

【方薬】

❖ 桃仁承気湯（『温病条辨』からの引用）。

大黄5銭，芒硝2銭，桃仁3銭，芍薬3銭，丹皮3銭，当帰3銭。

水8杯で，煮て3杯を取り，まず1杯服用する。下れば服用を止めるが，効果がなければ再度服用する。

本処方は『傷寒論』の桃核承気湯加減により構成される。熱瘀相結となった場合には，清熱だけでは瘀は去らず，祛瘀だけでは熱は解除できないため，清熱法と祛瘀法を併用する必要がある。

丹皮・赤芍・桃仁	清熱・涼血・消瘀。
大黄・芒硝	泄熱軟堅，攻逐瘀結。

当帰	養血和血し，同時に血中の気を行らす。気によって血を帥いて行らせ，瘀血熱邪を下から解除できるようにする。

2.3 熱入心包証

(1) 熱閉心包

【症状】身に灼熱感がある，神昏譫語する，あるいは昏憒不語，あるいは痰が壅がって呼吸が粗い，舌蹇肢厥。

【分析】営分の治療に失敗したために熱毒が深く陥り，内閉心包となった危険な証である。熱毒が内陥して耗血傷津となり，津を灼いて痰が形成される。痰熱が絡を阻み，精神を蒙蔽するために意識障害を生じて譫語する，または意識不明となって物事がわからなくなり，語を発せず，痰に壅がれて呼吸が荒くなる。舌は心の苗であり，痰熱が心竅を阻むと，舌は縮まって動きがわるくなる。熱毒が内を閉遏すると，焚かれるかのように体が熱くなり，手足は厥冷する。厥冷の程度は熱閉の深さに比例することから，「熱が深ければ厥も深く，熱が微かであれば厥も微かである」といわれる。

	病機の違い	程度の違い
熱閉心包による昏譫	痰熱がすでに心竅を塞ぎ閉ざしており，神明*にまで危険が及んでいる。	昏譫の程度は重く，ひどくなると昏迷から蘇生せず，舌蹇・肢厥を生じる。
熱灼営陰で，時に譫語するもの	熱在営分における神昏は，営熱による擾乱が心包に及んだものである。	痰熱内堵はないので昏譫は軽く，または時に意識は清明で，舌蹇・肢厥などはみられない。

【治法】清心開竅。

【方薬】清宮湯で，安宮牛黄丸または紫雪丹・至宝丹を服用する。（「各論1. 風温」を参照）

(2) 内閉外脱

【症状】神昏譫語，または屍のようになって不語，躁擾不安，気短息促，手足厥冷，冷汗が自然に出る，大便閉。舌絳色暗，乾燥して芒刺があり，伸ばそうとしても無力。脈は細疾または沈弱。

【分析】本証は，熱毒内閉に対する開閉処置が遅れたり，治法が不適切であったりしたために閉厥を生じて回復せず，熱が熾んになって津を耗損し，熱毒内阻となって閉証となり，陽気が外越して脱したものである。そのため内閉による意識障害や譫語，死体のように言葉を語らない，肢厥，便閉などといった症状だけでなく，外脱により肌膚が冷えて汗が出る，呼吸が浅く弱く，促迫して困難になるなどの症状が現れる。その他，躁擾不安〔いらついて手足をばたつかせる〕，脈細疾・沈弱，舌質は絳暗色，乾燥して芒刺がある，舌を伸ばそうとしても力が入らない，などはすべて熱毒内閉と心の気陰虧傷の現れである。

【治法】開閉固脱。

【方薬】生脈散または参附湯で，安宮牛黄丸または至宝丹を服用する。(「各論1. 風温」を参照)

2.4 熱盛動風証

【症状】身熱・壮熱，頭暈脹痛，手足躁擾，ひどくなると狂乱・神昏し，痙厥する。舌乾絳，脈弦数。

【分析】本証は熱邪が内陥して深く厥陰まで入り，熱盛動風となった証候である。熱毒が内で盛んになるため，壮熱を発する。熱が極まって風を生じ，厥気が上逆して清空を擾すと，頭がくらくらして腫れぼったい痛みを生じる。熱が心神を擾すと，狂乱して安寧でな

くなり，ひどくなると意識が昏迷する。肝は血を蔵め，筋を主っており，血熱が経脈に竄れて擾し，さらに肝陰を灼き傷つけると，手足をばたつかせて苦しみ，筋脈が拘急して，四肢は痙攣し，ひどくなると頸項部が強直して後弓反張を生じる。邪気が内鬱して気機が阻まれると，陰陽の気が正常に接われなくなって四肢が厥逆する。舌乾絳は血熱内鬱・傷津の現れである。熱が盛んになって肝風が内動すると，脈は弦数となる。

【治法】涼肝熄風。

【方薬】

❖羚角鈎藤湯（『通俗傷寒論』）。

　羚羊角1銭5分（先煎），霜桑葉2銭，川貝4銭（去心），鮮生地5銭，双鈎藤3銭（後入），滁菊花3銭，茯神木3銭，生白芍3銭，生甘草8分，鮮竹茹5銭（鮮竹茹は羚羊角と一緒に先煎し，その煎液で他薬を煎じる）。

羚羊角・鈎藤	主薬である。涼肝・熄風・止痙。	涼肝熄風・増液舒筋の効果がある。
桑葉・菊花	軽清宣透。羚角・鈎藤を助けて肝風を熄し，同時に透熱外出する。	
生地	熱熾陰傷のために陰傷風動となったものなので，生地を重用して滋養陰液する。	
白芍・甘草	酸甘化陰により生地の作用を強め，筋脈を滋養して拘急を緩める。	
茯神	熱盛のため津液が熬られて痰が形成され，熱が痰濁を挟んで瘀が絡竅を阻み，さらに神明*を擾したものであり，茯神で寧心安神する。	
貝母・竹茹	肝胆の鬱熱を清め，化痰通絡する。	

　臨床では証情により臨機応変に加減を行なう。

気分熱盛を兼ね，壮熱汗多となり渇して冷たいものを飲む場合	生石膏・知母を加える。	大清気熱
腑実便秘を兼ねる場合	大黄・芒硝などを加える。	攻下泄熱
営血分の熱盛を兼ねており，舌質紅絳，肌膚発斑などがある場合	犀角・板藍根・丹皮・紫草などを加える。	涼血解毒
項強痛が顕著である場合	葛根を加える。	項背の攣急を解く
後弓反張または痙攣が強い場合	全蝎・地龍・蜈蚣など加える。	熄風止痙
意識障害から蘇生しない場合	紫雪丹・安宮牛黄丸を服用する。または菖蒲・鬱金を加える。	化痰開竅醒神
痰涎による壅塞がひどい場合	竹瀝・生姜汁を加える。	滌痰（てきたん）

2.5 熱灼真陰証

(1) 陰虚火熾

【症状】身熱，心煩して横になれない。舌紅，苔は黄または薄黒で乾，脈細数など。

【分析】本証は熱傷腎陰，心火亢盛となった証候である。熱邪が少陰へ入ると，心火は上で亢（たか）ぶり，腎陰は下で虚すために，陰が虚すにつれて火はますます亢（たか）ぶり，火が亢ぶるにつれて陰は虚を増し，相互に影響し合って病がさらに悪化すると心煩・不眠の証があらわれる。呉鞠通（ごきくつう）は「陽が亢ぶると陰に入ることができなくなり，陰が虚すと陽を納めることができなくなる」と述べている。身熱，苔黄または薄黒で乾，舌紅，脈細数などは，いずれも陰虚火盛の現れである。

【治法】育陰清熱。

【方薬】

❖黄連阿膠湯（『温病条辨』からの引用）。

黄連4銭，黄芩1銭，阿膠3銭，白芍1銭，鶏子黄2枚。

水8杯で，まず3物〔黄連・黄芩・阿膠〕を煮て3杯取り，残滓を取り去り，阿膠を入れて烊〔溶かす〕し尽くし，さらに鶏子黄を納れてよく撹拌する。日に3回服用する。

本処方は『傷寒論』の黄連阿膠湯を，薬量が適切になるよう調節したものである。

黄連・黄芩	清邪熱，泄心火	剛柔相済により，壮火を抑えて陰精を救う処方である。
阿膠・白芍	滋肝腎，養真陰	
鶏子黄	養心して滋腎する	

(2) 腎陰耗損

【症状】身熱はひどくはないが，長期間続いて退かない。手足心熱がひどく，手足背部まで及ぶ。咽が乾いて歯が黒い。舌質は乾絳で，ひどくなると紫晦色となる，または神倦，耳聾，脈は虚軟または結代。

【分析】本証は春温重証の後期に出現する。熱毒余邪により長期間拘束されたために，肝腎の真陰が損傷し，精血が耗傷して虚熱が退かなくなったもので，邪少虚多の証候に属する。陰虚のため陽を制御できず，陽が偏亢となったために微熱が止まらなくなり，手足心のほてりが手足背部まで波及する。咽が乾いて歯が焦げたようになるのは，腎陰が虧損したため津が上部を潤せなくなった現れである。舌質乾絳，ひどくなると紫晦色となるのは，肝血腎液耗傷の証である。邪少虚多となると脈は虚軟無力となり，陰液が虧損して涸

れると脈は渋滞して流れにくくなるため，脈拍は時に止まり結・代となる。陰津の虧損がひどくなると神が栄養されなくなり，疲労倦怠感があって眠りたがるといった虚衰疲憊の症状が現れる。このほか腎は耳に開竅しており，腎陰が虧耗すると精気は耳まで上らなくなるため，腎竅は機能低下する。これは『霊枢』決気において,「精が脱けると耳聾*となる」と述べられている純虚の証候であり，熱鬱少陽による実証の耳聾とは全く異なっている。少陽証の耳聾は,少陽風熱が上擾したために清竅不利となり,「両耳が聞こえなくなる」もので，脹悶感がある場合が多く，必ず一連の少陽症状がみられる。本証の耳聾は腎の精気が耳に上らなくなったことに起因するため，一般に脹悶感はなく，一連の真陰虧損証があらわれる。これが温病後期に現れた場合には，一刻も早く精気を滋養しなければ回復は難しくなる。

腎陰耗損証	真陰虧虚	純粋な陰精虧損に属する。
陰虚火熾証		陰虚による陽熱上亢である。

臨床では証を審らかにし，混同してはならない。

【治法】滋陰養液。

【方薬】

❖加減復脈湯（『温病条辨』）。

炙甘草6銭，乾地黄6銭，生白芍6銭，麦冬5銭（不去心〔芯は取り去らない〕），阿膠3銭，麻仁3銭。

水8杯で，煮て8分を3杯取り，3回に分けて服用する。ひどい場合には甘草を1両まで増量し，地黄・白芍各8銭，麦冬7銭とし，日中に3回，夜に1回服用する。

本処方は『傷寒論』の炙甘草湯から人参・桂枝・生姜・大棗を去り，白芍を加えて構成されており，温熱病邪が下焦まで深く入り，

肝腎陰傷となったものを治療するための主要方剤である。呉鞠通は「熱邪が深く入り，少陰または厥陰にある場合には，いずれも腹脈〔湯〕がよい」と述べている。

炙甘草：主薬	気血を化生する本である中気を補益し，津を充実させることにより，陰を回復させる目的を達する。	滋陰退熱，養液潤燥の効果がある。
生地・阿膠・麦冬・白芍	すべて益陰生津薬である。	
麻子仁	潤燥する。	

※誤治や不適切な発汗により劫灼陰液，耗傷心気となり，気が外を堅固にできないため汗が自然と出て，心が栄養されないため中には主るものがなくなって震震と動悸がする場合：加減復脈湯から麻仁を去り，生龍骨・生牡蛎（方剤名：救逆湯）を加えて，滋陰斂汗，摂陽固脱する。脈が虚大で今にも散りそうな場合は，さらに人参を加えて補益元気し，固脱の力を増強する。

(3) 虚風内動

【症状】手足が蠕動または瘈瘲する，心中は憺憺と大きく動き，ひどくなると脱証を起こさんばかりとなる，形消・神倦，歯は黒くなり唇が裂ける，舌は乾絳または光絳無苔，脈虚。

【分析】水不涵木により虚風内動となった証候である。多くは腎陰耗損証から進行したものであるため，春温病の後期にみられることが多い。肝は風木の臓であり，腎水の滋養に依存している。熱邪に長期間拘束されると真陰が灼かれて水虧木旺となり，筋脈は栄養されなくなって拘攣するため，手足は力無く小さく痙攣し，ひどくなると弛緩と拘縮を繰り返すなどの動風症状を生じる。心中がドキドキと大きく打って不安・空虚感を生じるのは，心の気陰双虧であ

り，心が栄養されなくなったことが原因である。陰液が虧虚となると，じきに陰陽離決の危険な症状が現れ，今にも脱証を起こさんばかりとなる。体が消痩して疲労倦怠感があり，歯が黒くなって唇が裂けるのも，陰液枯涸により栄養と潤いが失われたことによる。舌乾絳または光絳無苔，脈虚はいずれも腎陰耗損証である。

　本証と熱盛動風証はどちらも肝風内動によるものだが，病機には虚実の違いがあり，証も異なってくる。

証	好発段階	病機	証情
熱盛動風	極期段階に多い	「熱極生風」であり，実証に属す。	多くは痙を発すると同時に，壮熱・肢厥・神昏・頭脹痛・渇飲・苔燥・脈弦数などの症状を併発する。
虚風内動	後期段階に多い	「血虚生風」であり，虚証に属す。	一連の虚証象を呈する。両者の辨別は困難でない。

　何秀山(かしゅうざん)は「血虚生風は，真の風ではない。実際のところ，血が筋を養えないために筋脈が拘攣し，自由に屈伸できなくなったものである。そのため手足が瘈瘲(せいしょう)＊するが，風動に類似していることから名づけて内虚暗風，通称肝風(かんふう)という。本証は温熱病の末期に多くあらわれ，熱が血液を損傷したことに起因する」と解説している。

【治法】滋陰熄風。

【方薬】

❖三甲復脈湯（『温病条辨』）。

　炙甘草6銭，乾地黄6銭，生白芍6銭，麦冬5銭（不去心），阿膠3銭，麻仁3銭，生牡蠣5銭，生鼈甲8銭，生亀板1両。

　水8杯で，煮て8分を3杯取り，3回に分けて服用する。

　本処方は加減復脈湯に牡蛎・鼈甲・亀板〔これを三甲という〕を

加えたものである。肝腎の陰を滋養すると同時に，三甲を加えることで潜陽熄風する。

※誤治により陰衰が深刻となって脱証を生じかけており，純粋な虚証で邪がない場合：大定風珠を使用して留陰斂陽することにより，虚脱を防止する。

❖大定風珠（『温病条辨』）。

　生白芍6銭，阿膠3銭，生亀板4銭，乾地黄6銭，麻仁2銭，五味子2銭，生牡蠣4銭，麦冬6銭（連心），炙甘草4銭，鶏子黄2枚，生鼈甲4銭。

　水8杯で，煎て3杯を取り，残滓を取り去り，さらに鶏子黄を入れて良く撹拌し，3回に分けて服用する。

喘する場合	人参を加える。
自汗する場合	龍骨・人参・小麦を加える。
動悸がある場合	茯神・人参・小麦を加える。

　本処方は三甲復脈湯に鶏子黄・五味子を加えたものである。

| 鶏子黄 | 血肉有情薬[39]であり，滋陰熄風の効果を増強する。 |
| 五味子 | 補陰斂陽することで厥脱の変証を予防する。 |

2.6　邪留陰分証

【症状】夜に身体が熱く，早朝には涼しくなり，熱は退くが汗は出ない。食べることはできるが体は消痩している。舌紅苔少，脈沈細やや数など。

---

[39] 血肉有情薬：補益精気に使用される動物類薬をいう。有情：すべての生物。

【分析】本証は余邪が陰分に留まり潜伏して生じたもので、春温の後期に多い。人体の衛気は、日中には陽を行り、夜間には陰を行る。陰が虚したために余熱が内に留まり、衛気が陰分に入る夜間になって余熱を鼓舞して動かすと、陰はふたつの陽〔ここでは余熱と衛気を指す〕が合したものを制御できなくなるため、夜間に身熱を発する。朝になると衛気は陰分を出て陽を行るため、熱は退いて体は涼しくなるが、余熱は営陰と混じったままで衛気とともには外出しないため、熱は退いても体に汗はない。邪は陰分に留まったままであり、病は胃腸にはないため食事は進むが、余熱が長期間留まると営陰が耗損し、肌膚を充分に栄養できなくなって肉体は消痩する。舌紅苔少、脈沈細やや数は、いずれも余熱が陰液を耗損した現れである。陰虚夜熱の病状自体は軽いが、微熱が長期間遷延すると陰を消耗して正気を損傷するため軽視してはならない。

【治法】滋陰透熱。

【方薬】

❖青蒿鼈甲湯（『温病条辨』）。

青蒿2銭、鼈甲5銭、細生地4銭、知母2銭、丹皮3銭。

水5杯で、煮て2杯を取り、日中に再服する。

鼈甲	滋陰・入絡搜邪。	養陰透熱の処方である。
青蒿	芳香透絡。鼈甲に配合して陰分の余熱を外出させる。	
丹皮	伏火を瀉す。	
生地黄	養陰清熱。	
知母	清熱生津潤燥。	

　本方は温病に対して有効なだけでなく、他の疾病でも「陰虚夜熱」証があれば使用できる。

[まとめ]

　春温は温熱病邪によって引き起こされた急性熱病である。臨床では，急激に発病し，病状が重く，初期には裏熱が盛んになった証候が現れるといった特徴がある。本病の初発時には熱鬱気分と〔熱鬱〕営分という違いがあるが，初期にも衛分証を兼ねる場合がある。

　本病の診断では，初期における裏熱盛という証候特徴を把握することが主たる要点となり，発病した季節と関連付けて確実な辨証を進め，さらに風温初期で表熱証を主とする場合と鑑別する必要がある。

　春温は裏に発した温病である。発症初期には裏熱がすでに盛んになっており，病の後であろうと陰を損傷するのが速いため，初期には苦寒堅陰，直清裏熱を主とし，さらに全過程を通じて陰液の保護を顧み，邪を外出できるよう補助してやる。

＜初期＞

熱鬱気分で，胆腑から病を発する場合	黄芩湯加味。	苦寒清熱，宣鬱透邪。
病を気分に発し，上焦胸膈に鬱する場合	梔子豉湯。	
邪熱が胸膈を灼く場合	涼膈散。	
陽明熱盛の場合	白虎湯。	清熱保津。
熱結腸腑の場合	調胃承気湯。	攻下泄熱。
陰液虧損を兼ねる場合	増液湯を合する。	滋陰。
気液両虚を兼ねる場合	新加黄龍湯。	攻補兼施する。
小腸熱盛を兼ね，小便不利の場合	導赤承気湯。	腸腑の結を通じ，小腸の熱を泄らしてやる。

<中期>

初期に熱が営分に鬱し，熱灼営陰となる場合	清営湯。	清泄営熱。
気営両燔の場合	加減玉女煎。	気営両清。
斑疹が重い場合	化斑湯。	清熱化斑。
証情が重い場合	清瘟敗毒飲。	清気血・解熱毒。
熱盛迫血する場合	犀角地黄湯。	涼血散血。
熱と血が結び付く場合	桃仁承気湯。	涼血逐瘀。
邪熱が心包を閉じている場合	清営湯加「三宝*」。	清心開竅。
外脱を兼ねる場合	生脈散または参附湯に至宝丹の類を配合する。	開閉固脱。
熱盛動風となった場合	羚角鈎藤湯。	涼肝熄風。

<後期>

熱灼真陰となる。

陰虚火熾に属する場合	黄連阿膠湯。	育陰清熱。
腎陰耗損の場合	加減復脈湯。	滋陰養液。
邪留陰分に至った場合	青蒿鼈甲湯。	滋陰透熱。

[文献摘録]

『素問』生気通天論篇：冬に寒気によって損傷すると，春になって必ず温病となる。

『素問』金匱真言論篇：精気は人体の生命活動の根本である。そのため精気を保蔵できるものは，春になっても温熱病を発症しない。

郭雍『傷寒補亡論』：冬に寒に傷られ，春になって発病するものを

温病という。冬に寒に傷（やぶ）られることなく，春に自ら風寒温の気を感受して病になるものも，温という。春にその節（せつ）の気でないものが人に中（あた）って疫を生じるもの，これも温という。……春温の病について，古（いにしえ）にはこれを専門に治療する方法はなかった。

呉又可（ごゆうか）『温疫論』汪石山（おうせつざん）の語の転用：春温病には2種類ある。冬に寒に傷（やぶ）られたことが原因でなく，春になって温を病むものがあるが，これは特に春温の気を感受したものであり，春温という。

さらに寒毒を肌膚の間に蔵（おさ）めるという。肌とは肌表であり，膚とは皮の浅い部位であり，その間の一毫一竅（いちごういちきょう）といえども，営衛が経行（けいぎょう）〔行ったり来たり〕しており，摂（おさ）めていないところはない。たとえ小さな風寒を感冒しただけでも，稽留できず即座に発病するというのに，まして厳寒殺厲の気を感受し，しかも皮膚の最も浅い部位に感受したものを，容隠（よういん）〔包み隠すこと〕などできるだろうか！　これにより推察するに，このような事はありえない。

呉坤安（ごこんあん）『傷寒指掌』邵仙根（しょうせんこん）按：春温病には2種類ある。冬に寒邪を感受して，春になって伏気により発熱するものを春温という。春令（しゅんれい）が熱すぎ，外から時邪（じじゃ）を受けて病むものは，感受して即座に発症する春温である。辨証法としては，伏気春温の初期には，発熱だけで悪寒はなく口渇する。これは内から外に発するものである。感受して即座に発症する春温は，初期に微寒し，その後には熱だけで悪寒がなくなるが，これは肺衛が感受しているからである。

章虚谷（しょうきょこく）『医門棒喝』（いもんぼうかつ）：また「人身が邪を受けると，即座に発病しないものはなく，しばらく潜伏して時が経過してから発病した例は未だ

かつてない」という。その説は非常に理論的であるかのように思われ，浅はかな者は納得して信じ違い，それが経義に矛盾していることも理解できないため，後学者に対して弊害となっている……人身の内には臓腑，外には営衛，中には12経15絡・365孫絡・657穴があり，細微で幽奥であり，曲折していて難解なものである。かりに一群・一邑といった広い地域に強盗が隠れ潜んだとしても，察知することはできないだろう。まして邪気は煙が次第に燻じるかのように，水が次第に漬していくかのように人身の経穴の奥深い淵に隠れてしまい，表面には現れにくい。『内経』で論じている諸痛・諸積のすべては，初めは外邪を感受したものであり，潜伏して気付かない間に，次第に内へと侵入されていき形成されるのである。どうしてそれを感受してすぐ発病するものばかりであり，伏邪がないなどといえるのだろうか？　また痘毒は，発症しなければ全く自覚はないが，それをどうして潜伏できるといえるのか？

呉鞠通（ごきくつう）『温病条辨』：なおも壮火が盛んであれば，〔大〕定風珠・復脈〔湯〕を使用してはならない。邪が少なく虚が多い場合には，黄連阿膠湯を使用してはならない。陰虚により痙を発しようとしている場合には，青蒿鼈甲湯を使用してはならない。

　これは諸方における禁忌である。前の数方はどれも存陰退熱のために設定されたものであるが，それぞれ補陰薬により退熱させるもの，補陰する一方で捜邪するもの，填陰する一方で護陽するものであり，しっかりと理解して混同してはならない。

王孟英（おうもうえい）『温熱経緯』：「精を蔵（おさ）めるものは，春に温を病まない」というが，小児に温病が多いのはどういうことだろうか？　それは，冬

が暖かくて閉蔵機能が失調するからである。冬が毎年暖かいなどあり得るだろうか？　なぜなら凍えるのを恐れた父母が，姑息な心から厚着をさせ過ぎたり，ひどい場合には絹の裏地に毛皮をつけたものを着せたりして傷つけてしまい，天令*は精を隠させようとしている〔精を隠しておくべき時期である〕のに，真気はそれが解らなくなって発泄してしまうのである。温病の多くはこのようなことに起因しており，なんと不適切なことをしているのだろうか？　それは小児科医だけが知らないのではなく，先賢による教義も不十分だったからである。

柳宝詒『温熱逢源』：経に曰く「冬に寒に傷られると，春には必ず温を病む」，また曰く「冬に精を蔵めないと，春には必ず温を病む」。これを分析してみると，一つには邪が実すること，一つには正が虚することを述べたものである。総合すると，冬に精を蔵めなかったために腎気がまず虚し，寒邪を得て損傷するのである。二つのことばで表現しているが，その原義は一貫している。……最初その邪を感受したとき，腎気がまず虚していたために，邪が湊まって少陰に伏したと考えられ，春時になり陽気が内動するのを捕らえた寒邪が，熱に化して出たのである。それには陽気の内動により発症するもの，また時邪を外感することにより誘発されて発症したものがある。……寒邪が少陰に潜伏すると，寒は必ず陽を傷つけるが，腎陽がすでに弱っていると蒸化して駆り立てることができない。温邪の初発時には，毎回腎陽がまず弱まるが，このために邪の機序は氷伏*してしまい，外達〔外へ転出させる〕させようにも外達できず，転々としている間に邪が内陥して救えなくなってしまう。これが最も手強い危険な証である。また邪がすでに熱に化しており，邪熱が

燎原(りょうげん)の勢いとなると，最も陰液を灼傷しやすく，ひとたび陰液が損傷すると変症が蜂起する。そのため伏温病を治療するには，一歩一歩その陰液を顧みてやらねばならない。……愚かな私の考えであるが，黄芩湯加豆豉・元参に勝るものはなく，これは極めて妥当な方法であると考える。思うに黄芩湯は清泄裏熱の専門方剤である。豆豉は黒豆から造られているためそれ自身が腎経に入り，また蓋をして蒸して精製されているが，これは伏邪が蒸鬱して発病する機序と同じである。しかも性味は和平であり，汗に逼(せま)って陰を消耗するといった弊害がない。それゆえ豆豉は少陰の伏邪を宣発するための薬である。さらに元参を加えて腎陰を補ってやる。一方で泄熱し，一方で透邪する。温邪の初期で，邪熱がまだ少陰を離れていない場合の治法はこれ以外にない。

[症例研究]

1．春温過汗変症（『時病論』より）

　　城東の章〇が春温時病に罹った。前医は知識がなかったため，傷寒と診断して荊芥・防風・羌活・独活などの薬を使用した。1剤で汗が出て，身熱はきれいに退いたが，2剤目は効果がなく，再び火のような熱が出ると，大渇して冷たいものを飲み，狂うかのような勢いであった。さらにこれを医者が火証であると誤診し，三黄解毒湯を君薬として治療したところ，熱勢が安定しなくなっただけでなく，神昏・瘛瘲(せいしょう)*を生じたため，急いで雷豊(らいほう)〔『時病論』の著者〕に治療を頼みに来た。脈を診ると，弦滑で有力，舌を視ると黄燥無津である。雷豊は「これは春温病である。本来，初期には発汗させることにより表にある寒を解除するのが良く，熱を汗によって解除してやるのだが，残念なことに初方を続けた

ために，発汗が過度となってついに燥に化し，また苦寒薬を加えたことにより邪熱を遏めてしまい，諸症状が次から次へと変生した。これは邪入心包，肝風内動として治療しなければならない」と言うと，急いで祛熱宣竅法（連翹・犀角・川貝母・鮮菖蒲・至宝丹）に，羚羊角・鈎藤を加えた。1剤を服用したところ瘛瘲はやや安定し，意識も清明となったが，津液だけが回復せず，舌や唇はなおも燥いている。治法は前回と同じとし，至宝丹・菖蒲を除き，沙参・鮮地黄を加えて連続3剤服用したところ，諸症状は安定した。

2．春温熱結陽明（『王孟英医案』より）
　王皺石（おうすうせき）の弟が春温を患い，発症すると譫語して発狂した。清解するための大剤を連続して服用したところ，昏迷が深くなって喋らず，四肢は氷のように冷え，目は閉じて開かず，遺溺して水を飲まなくなったため，医者は手を拱くばかりだった。王孟英（おうもうえい）が診察したところ，脈は弦大で緩滑，黄膩苔が舌一面に分布しており，呼吸からは穢臭（わいしゅう）を発していた。承気湯に銀花・石斛・黄芩・竹茹・玄参・石菖蒲を加えたところ，黒くべとつく便を非常にたくさん下し，意識もややはっきりとしたので，もう少し湯液を飲ませた。翌日には芒硝を去り，海蜇・莱菔・黄連・石膏を加えて2剤服用したところ，寒戦が解除されて四肢の冷えと舌苔が退いたので，粥を進めた……余力を労すことなく治癒した。

3．温熱病後陰虚液涸（重症遷延性肺炎）（『蒲輔周医案』より）
　張○○，女，1歳，発熱して咳嗽し5日。1959年1月24日某医院に入院。

〈入院検査結果〉KT38℃，皮膚乾燥，消痩，色素沈着，紫斑を挟み，口の周囲は青紫色。肺を叩打すると濁音，水泡音が密集している。心音弱，肝臓は3cm増大。一般血液検査では，白血球4,200／c㎡（好中球61％，リンパ球39％），体重4.16kg。

〈診断〉重症遷延性肺炎。栄養不良（3度）。貧血。

〈病の経過と治療〉

入院時所見：精神萎靡，時に煩躁し，咳嗽して微喘，発熱，四肢清涼，さらに強度の痙攣を起こしており，病勢は重く危険である。1ヵ月半の治療により生命は取りとめたが褥瘡ができており，肺浸潤影は消失せず，体重が日増しに減少する。1ヵ月間各種抗生剤を投与し，輸血を繰り返したものの，患児は日を追うごとに異常なまでの脱力感を生じると，白血球総数は38,400/c㎡に達して遷延性肺炎へと転じ，治療は非常に困難となった。そこで3月11日に蒲先生の立会い診察をお願いする。

〈証〉筋肉の消痩，身体は痩せこけて精神状態はぼんやりとしており，咽間に痰があり，長期間熱が退かず，脈は短渋，舌は無苔。これは気液が枯渇したために五臓の栄養，筋骨の濡養，関節運動，肌膚を温めることなどができず，元気虚怯，営血消爍となったものである。甘温鹹潤薬により生津し，さらに益気増液する。

〈処方〉乾生地4銭，清阿膠3銭（別烊〈よう〉），麦門冬2銭，炙甘草3銭，白芍薬3銭，生龍骨3銭，生牡蛎4銭，製亀板8銭，炙鼈甲4銭，台党参3銭，遠志肉1銭5分。

　濃く煎じた300mlに，別に溶いた鶏子黄1枚を加えて混ぜる（沖〈ちゅう〉）。小さい杯1杯分の童便を先に飲み，日に2回に分けて服用する。

　連続して3週間服用したところ大便の回数は次第に多くなっ

ので，乾地黄・童便を去り，大棗3枚（劈），浮小麦3銭を加え，さらに2週間服用した。痰はまだ多いため胆南星1銭，天竺黄2銭を加える。

　中薬を服薬後，病状は次第に好転して回復した。①不規則な発熱が2週間続いた後，体温は逐次正常に回復した。②肺浸潤影は逐次消失した。③服薬1週間後，皮膚が滋潤し，色素沈着は減退し，1ヵ月半後には皮下脂肪が次第についてきた。④体重が顕著に増加した。⑤咳嗽痰壅が消失した。⑥減退していた食欲が良い方向へと向った。⑦精神萎靡であったのが，笑い，坐り，遊べるようになった。同年5月8日に完治して退院した。

3. 暑温

　暑温とは，暑熱病邪を感受して引き起こされた急性熱病である。本病は急に発病すると，初期には壮熱，煩渇，多汗，脈洪などの気分熱盛の証候があらわれる。病機の伝変も迅速であり，最も津を損傷して気を消耗しやすく，さらに閉竅動風へと変証する場合が多い。発病には季節性が強く，夏暑当令＊の時〔夏の暑い時〕に発生する。

　古代における暑病に関する記載は多く，夏月〔旧暦４～６月〕に暑熱証がみられるものは概ね暑病と呼んでいる。暑病も伏気に起因するとして，冬季に感受した寒邪が夏季に至るまで潜伏していて発症するという考えもあり，『素問』熱論篇には「傷寒を病んで温となるものについて，夏至以前のものは温を病むとし，夏至以後のものは暑を病むとする」と述べられている。王肯堂は夏季に熱病を発症する原因として，伏寒化熱だけでなく，強力な暑邪を突然感受して発症する場合もあると考え，「冬に寒に傷られ，夏になって熱病に変じる。これは時が経過してから発症するもので，内から表に達した病であり，俗に晩発と呼ばれているものである。暴中暑熱〔突然強力な暑熱に中ったもの〕による新病とは異なる」と指摘している。清初・喩嘉言は，暑病は新感に属するものであり，伏寒化熱により発症したものではないと考えており，「夏に至って暑病に変じ

る。この語には特に根拠がない。暑病とは夏月に新たに感受した病である。冬月に感受していた伏寒が春時に発症せず，夏になってから発症するという理(ことわり)などあるはずはない」と提起している。呉鞠通(ごきくつう)は暑で熱に偏ったものが暑温であると考え，暑温という病名を確立した。

暑温の発生する季節の特徴，および臨床症状に基づくならば，流行性Ｂ型脳炎〔日本脳炎〕，レプトスピラ症などの急性感染症，および中暑〔熱中症〕などは，本病の辨証を参考に治療することができる。

[病因病理]

本病は夏暑の季における暑熱病邪を感受して生じたものであるが，人体の正気不足は外邪の侵襲を招き，発病を引き起こす重要な要因となる。夏月には暑気が当令(とうれい)〔権力を握る，盛んになる〕となり炎熱な気候になるが，普段から正気が虧損していたり，労倦(ろうけん)〔過労による内傷病証〕過度のために津傷気耗となっていたりすると，外邪に対する防御能力が低下するため，暑熱病邪は虚に乗じて人体を襲撃して発病に至る。王安道(おうあんどう)は「暑熱は夏の令[40]である〔夏に盛んとなる〕。労倦や飢餓のために人体の元気が虧乏していると，天令(てんれい)[41]の熱が亢(たか)ぶるのを制御できなくなるため，受傷して病となる」として，内在する元気の虧損があるうえに，暑熱の邪を外感したことが加わり，２種の要因が作用して暑温が発病すると提起している。

---

[40] 夏令(かれい)：令(じれい)＝時令。12ヵ月間に行なわれる政を月順に記載したものを月令(げつれい)と呼んだ。夏令とは，夏に行なわれる政，夏に権力を得て盛んになるものという意味。

[41] 天令(てんれい)：時令。各季節における自然界の働き。

暑は火熱の気であり，性質は酷烈で，迅速に伝変する。そのため病邪が人体に侵入すると，衛分の過程を経ず気分に入る場合が多く，初期には壮熱，汗多，口渇，脈洪などといった陽明気分熱盛の証候があらわれる。葉天士は「夏暑は陽明から発する」として，本病発症の特徴について指摘している。暑の性質は火熱であり，人の正気を極めて損傷しやすく，特に津液を耗傷することが多い。そのため病変過程中にも常に津気の耗傷がみられ，ひどくなると津気欲脱などの重篤な証候を生じる場合もある。また暑の性は炎熱であり，心営に入って肝風を引動しやすい。そのため気分の熱邪を適時清解できないでいると，最も火に化しやすく，心営へ深く入ると痰・風を生じ，あっという間に痰熱閉竅，風火相煽などの重篤な病証が出現する。また暑熱の邪は血分にまで内迫しやすいため，咳血・喀血・吐血・衄血または斑疹などが出現する。さらに暑熱病邪は直接心包を侵襲したり，肝経を犯したりして，神昏・痙厥を引き起こす。これらの重篤な病証は小児患者にことさら多くみられる。

夏季には暑熱が盛んなだけでなく，雨湿が多く，湿気も強い。天からは暑が下に逼り，地からは湿が上って蒸し，湿気と熱邪が合併して，暑と湿を兼ねて感受する場合が多くなることから暑湿病邪とも呼ぶ。発病時には暑温挟湿証が形成され，葉天士が「暑は必ず湿を兼ねる」と述べているのにはこのような意味がある。臨床では暑熱症状以外に，胸痞・身重・苔膩などといった湿邪中阻による症状を併発する。

本病の後期には，熱邪は次第に減少していくが津気はまだ回復していないため，大多数において正虚邪恋の証候が出現し，その臨床症状は病機によって異なるケースが多い。気陰虧損に偏る場合には，微熱が退かず，心悸〔動悸が高まり不安感を生じる〕，煩躁し，

ひどくなると虚風内動のために手指が蠕動*する。包絡の痰熱を完全に清められず竅機不利となると，神情呆鈍〔精神状態が鈍くなる〕となり，ひどくなると痴呆，失語，失明，難聴を生じる。風痰が経絡に瘀滞すると筋脈が機能しなくなり，熱が退いた後にも手足の拘攣，肢体の強直や抽搐を起こす。上述した証候は，一般に積極的に治療することで次第に回復してくるが，病勢が重くなると意識障害・痙厥の継続時間が長くなり，痰阻清竅・痰瘀留滞のために神呆〔ぼんやりする〕，失明，難聴，癱瘓〔マヒ〕などの後遺症を生じることとなる。

[診断要点]
①夏暑当令の時〔夏暑が盛んな時〕に多発するという明らかな季節性があり，一般に夏至から処暑の期間に多発する。
②急に発症し，初期には衛分の過程を経ることは少なく，発病すると典型症状として高熱，多汗，煩渇，脈洪などといった暑入気分の裏熱証が現れる。
③病程中における変化は速く，化火・生痰・生風などの病理変化が多く，津気欲脱・内閉・動風・動血などといった重篤な証候を起こしやすい。
④治療中に脘痞〔胃脘部の痞え〕，身重〔身体が重い〕，苔膩，または悪寒・無汗などといった症状を伴う場合は，暑温兼湿または寒遏暑湿の徴候である。

[辨証論治]
暑は火熱の邪であるため，清泄暑熱が本病治療の基本原則となる。本病の進行過程における病理変化および証候に基づくなら，治

療大法は次のようになる。

初期に暑傷気分,陽明熱盛となった場合	辛寒清気・滌暑泄熱する。
進行して暑傷津気となった場合	甘寒剤により清熱生津する。
暑邪は去ったものの,津気がひどく損傷している場合	甘酸薬を使用して益気斂津し,酸苦薬で泄熱生津する。

　葉天士は張鳳逵の論を引用し,「暑病にはまず辛涼薬を用い,継いで甘寒薬を使用し,さらに酸味薬により酸泄・酸斂する」として,本病治療の基本大法をまとめている。暑熱が火に化し,痰を生じて風を生じ,心営に内伝して閉竅・動風などの病変が引き起こされた場合には,具体的な状況に基づいて清心涼営・化痰開竅・涼肝熄風などの方法を採用しなければならない。後期には余邪未清〔余邪が完全には清められていない〕で気陰が回復していない場合が多いため,益気養陰・清泄余熱などで治療して万全を期す。王綸は『明医雑著』において「暑を治すための法は,清心・利小便が最もよい」と述べているが,これは暑邪の性質および病理特徴に的を絞って確立された治療原則であり,その目的は清心滌暑,ならびに心火を導いて下行させることにより,暑熱を外出させるためのルートを作ってやることにある。

　暑兼湿邪証に対しては,清暑に祛湿を兼ねて行なう必要があり,寒邪遏伏暑湿の場合には,清暑化湿に解表散寒を兼ねて治療するのがよい。

3.1 気分証

(1) 暑入陽明

【症状】壮熱，汗が多い，心煩，頭痛がして頭暈する，顔が赤く呼吸が粗い，口渇，歯が燥く，あるいは背部が微悪寒する。苔黄燥，脈洪数または洪大で芤。

【分析】本証は熱熾となった陽明気分の証候である。陽明経の熱が外へと立ち上がるため，体表に壮熱を生じる。熱邪が心を内擾すると，胸部がほてりムカムカして落ち着かなくなる。熱邪が上って頭・目を蒸すと，頭が痛くなってくらくらし，顔や目が紅赤色となるが，これと陰虚のために顴部が紅色になるものとは虚・実の違いがある。暑熱が内蒸して津が外泄すると，汗が多くなり，口が燥いて渇する。熱が気機を壅ぐと呼吸が喘ぐかのように荒くなる。汗が過多となると津気が耗傷し，背部に微悪寒を生じるが，この悪寒は汗が多く腠理がゆるくなって生じたものであり，邪が表にある悪寒・無汗・脈浮とは明らかに異なっている。歯燥・苔黄燥は熱盛津傷であり，腑実陰傷のために苔が黄厚で乾燥して芒刺を生じるものとは明確な違いがある。脈洪数は陽明熱盛の徴候であり，汗が多くて津気の耗傷がひどすぎる場合には，脈は洪大で芤となる。

【治法】清暑泄熱，津気が損傷している場合には兼ねて益気生津する。

【方薬】白虎湯・白虎加人参湯。

❖白虎湯（「各論1. 風温」を参照）。

❖白虎加人参湯（『温病条辨』より引用）。

生石膏1両（研），知母5銭，甘草3銭，白粳米1合，人参3銭。
水8杯で，煮て3杯を取り，3回に分けて温服する。病が退いた

ら，その後の服用を減らし，効果が無ければ再度服用する。

　暑が陽明に入り，熱が内を蒸したうえに外で亢盛になると，内・外ともに熱くなるため，白虎湯により清暑泄熱，透邪外達[42]する。呉鞠通が「白虎湯の本質は，達熱出表である」と述べているのにはこのような意味がある。陽明経の熱が盛んになり過ぎて津気を耗傷している場合には，清熱薬中に佐として益気生津薬を加えた白虎加人参湯（白虎湯に人参を加えて構成される）などを使用しなければならない。本証の治療では透泄熱邪が主となるため，苦寒薬を濫用するのは不適切であり，銀花・連翹・竹葉・荷葉・西瓜翠衣など清暑透泄熱邪の効果がある薬を考慮する。病の初期で暑湿を兼ねており，微悪寒・胸痞・嘔悪・苔膩などがみられる場合には，藿香・佩蘭などの芳香薬を加える。邪遏衛表を兼ねており，微悪風寒，身に灼熱感があって無汗などといった場合には，香薷・大豆巻・連翹・銀花を加えて表邪を疏解してやる。

(2) 暑傷津気

【症状】身熱して息高，心煩して溺は黄色，口渇して自汗があり，肢倦・神疲，脈虚無力。

【分析】本証は暑熱未退，津気両傷の証候である。暑熱鬱蒸のために，発熱して息高〔肺気を消耗し尽くして呼吸が浅くなる，重い呼吸困難〕となり，心煩・尿黄などの症状があらわれる。暑は陽邪であり，昇・散を主り，暑熱が盛んになると熱が蒸して外越するために，腠理が開いて汗が多くなる。汗泄が多くなると津・気を消耗損

---

[42] 透邪外達：深層部にある内の熱を，浅層部である表へと転出させること。透達。

傷するため，口渇，倦怠感，少気*，脈虚無力などの症状があらわれる。まとめると，本証は暑熱がまだ退いておらず，津気ともに損傷したものである。暑入陽明証では，暑熱は熾盛になっているけれど津気の耗傷はひどくないのに対し，本証は暑熱の勢いはやや軽く，津気の損傷が重い点が異なっている。

【治法】清熱滌暑（てきしょ），益気生津。

【方薬】

❖王氏清暑益気湯。(『温熱経緯』)。

　西洋参3銭，石斛3銭，麦冬2銭，黄連8分，竹葉3銭，荷梗3銭，知母3銭，甘草1銭，粳米3銭，西瓜翠衣4銭。

　本証は暑熱がなおも盛んなうえ，気津がすでに損傷しているため，治療時には暑熱を清めるだけでなく，益気生津してやる必要がある。そこで王氏清暑益気湯を使用する。

| 西瓜翠衣・黄連・知母・竹葉・荷梗 | 清滌暑熱 |
| 西洋参・石斛・麦冬・硬米 | 益気生津 |

　本処方と白虎加人参湯はどちらも清熱解暑・益気生津の方剤であるが，白虎加人参湯は清泄暑熱の力が優れており，本方は養陰生津益気の力が強い。臨床では，暑熱と津気耗傷の両面のバランスが取れるよう臨機応変に加減法を行なう。

| 暑熱が重い場合 | 石膏などの清滌（せいてき）暑熱薬を重用する。 |
| 津気耗傷がひどい場合 | 生津益気薬を重用し，黄連などの苦寒薬は減らす。 |

(3) 津気欲脱

【症状】身熱はすでに退いたが，汗が止まらず，喘喝（ぜんかつ）して脱証を生

じかけている。脈散大。

【分析】津気の耗傷がひどくなり過ぎ，脱証を生じようとしている証候である。暑熱は解除されたものの，正気の耗散がひどいために外を固摂できず，津液はすでに内を守れず外にひどく泄れており，そのため体に熱象はないが汗が出て止まらず，脈は散大で無力となる。津液の耗傷が過多になり，肺の化源が絶えようとしているため，呼吸が促迫して喘鳴音を生じ，脱証を起こさんばかりとなる。本証は発汗量が多いほど津気の消耗も多く，正気が損傷するほど汗泄もひどくなる。これは陽気外亡による汗出・四肢の冷え・脈微欲絶とは異なるものであり，病勢はどちらも重篤ではあるが，本証は陽気外亡へと進行する恐れがある。

【治法】益気斂津，生脈固脱。

【方薬】

❖生脈散（「各論1. 風温」を参照）。

　本証は津気欲脱の重篤な証候であるため，早急に益気斂津固脱法で治療する必要がある。生脈散を使用する。

| 人参 | 補益元気 | 守陰留陽することで元気を堅固にする。 |
| 麦冬・五味子 | 酸甘化陰 | |

　元気が堅固になれば汗は外泄せず，陰液が内を守れば陽は留まって外脱しなくなる。これは「再用酸斂〔さらに酸味薬で収斂させる〕」という意味である。しかし本方剤は補気斂陰の効果はあるものの，暑を治療するためのものではない。徐霊胎は生脈散について「傷暑の後に，その津液を保存するための方剤である……この方剤を使用する場合には，邪の有無を詳細に審らかにしなければならない。俗習慣のまま，暑を治療する方剤と考えてはならない」と述べ

ており，これによれば生脈散を使用する際には，邪の有無が重要なキーポイントとなる。臨床では，津気が損傷していて暑熱がまだ清められてない場合には，本方を単独で使用してはならず，必要時には清熱滌暑剤と合用することにより恋邪*による疾患の発生を避けなければならない。

(4) 暑湿困阻中焦

【症状】壮熱・煩渇，汗多・溺短，脘痞・身重。脈洪大。
【分析】本証は暑温に湿困阻中焦証を兼ねたものであり，陽明で盛んになった暑熱が主となり，それに湿阻太陰を兼ねたものである。陽明胃熱が亢盛なため，壮熱を発して煩渇し，汗が多く小便が少ない，脈洪などの症状があらわれ，また太陰脾土の蘊湿のために，胃脘部の痞えや身重感がみられる。総合的にみれば，本証は暑湿困阻中焦，熱重湿軽の証候である。
【治法】清熱化湿。
【方薬】

❖白虎加蒼朮湯（『類証活人書』）。

石膏1斤，知母6両，甘草（炙）2両，硬米3両，蒼朮3両。

上記薬を緑豆大に剉り，毎回5銭匕を，盃1杯半の水で8分まで煎じ，残滓を取り去り，6分を服用し，清汁を温服する。

本証は熱熾陽明，湿阻太陰，熱が重く湿が軽いものである。治療では清熱を主とし，化湿を輔として，白虎加蒼朮湯を使用する。本処方は白虎湯に蒼朮を加えて構成される。

白虎湯	陽明胃熱を清める。
蒼朮	太陰脾湿を燥かす。

| 中焦湿邪が盛んな場合 | 藿香・佩蘭・滑石・大豆巻・通草などの芳化滲利薬を加える。 |

(5) 暑湿瀰漫三焦

【症状】身熱，顔が赤く耳聾，胸悶脘痞，稀薄な下痢をする，小便短赤，咳痰帯血，渇飲はひどくない。舌紅赤，苔黄滑。

【分析】本証は暑湿が三焦気分に瀰漫した証候である。暑湿が内で鬱し，外に立ち上がると体の熱が退かなくなり，上って清竅を蒸すと顔が赤くなって難聴を生じる。葉天士は「湿は重濁の邪であり，熱は気を熏蒸する。熱が湿中にあると，蒸されて淫れた気が上って清竅に迫るため，耳の機能が低下する。これは少陽の耳聾*と同じではない」と述べている。少陽耳聾とは痰熱上衝によるものであり，必ず寒熱往来，口苦咽乾，脈弦などの症状を併発するため，本証の暑湿鬱蒸による耳聾とは明らかな違いがある。肺は一身の気を主っているため，暑熱が上焦に瀰漫して肺を侵襲すると，肺気不利となって気機が阻まれ，熱が肺絡を損傷すると，胸が苦しくなり，咳嗽して血痰などを生じる。暑湿が中焦を阻むと，脘腹部が痞えて苦しくなるが，渇飲はさほどひどくない。湿熱が下焦に蘊結すると，腸道の泌濁分別機能が失調し，小便は少量で濃く，稀薄な下痢をするようになる。これは熱結傍流*による下利稀水〔稀薄な液体を下す〕，腹部を按えると硬痛するものとは自ずと違いがある。舌は紅赤色であるが，苔は黄滑であることから，暑湿の邪がまだ気分にあることが解る。本証と白虎加蒼朮湯証はどちらも暑温兼湿証だが，白虎加蒼朮湯証の病機の中心は中焦脾胃にあり，本証の病機は三焦の気機にまで波及しているため，中焦証以外にも上焦と下焦の症状があらわれる。

【治法】清熱利湿，宣通三焦。

【方薬】

❖三石湯（『温病条辨』）。

飛滑石3銭，生石膏5銭，寒水石3銭，杏仁3銭，竹茹2銭（炒）・銀花3銭（銀花露には更に不思議な効果がある），金汁[43] 1 酒杯（沖），白通草2銭。

水5杯で，煮て2杯とし，2回に分けて温服する。

暑湿の邪が鬱蒸しているため，清熱利湿法により治療しなければならない。しかも本証は暑湿が三焦に瀰漫（びまん）したものであるため，三石湯により上中下の三焦にある暑湿の邪を清宣する。

杏仁	上焦肺気を宣開する。気化*すれば暑湿も化しやすい。	清暑泄熱に重点があり，兼ねて利湿する。暑湿が三焦に瀰漫し，暑が重く湿が軽い証に使用する。三焦にある暑湿を清宣する効果がある。
石膏・竹茹	中焦の邪熱を清泄する。	
滑石・寒水石・通草	下焦の湿熱を清利する。	
銀花・金汁	滌暑解毒。	

臨床では，三焦のどの部位で暑湿が強いかに基づいて適切な薬物を選択する。

---

[43] 金汁：糞清。11～12才の男児の糞便，しかも冬至前後1ヵ月のものを使用する。桶に糞便を入れ，井戸水または泉水を加えてよく撹拌した後，竹の篩いとガーゼの両方で濾過して甕に入れ，さらに甘草水を加える。甕を赤土で密閉して泥土に埋めたら，最低でも10年経過後から使用できるが，一般に20～30年後に使用される。清熱解毒，涼血消斑の作用がある。

3.2 営血分証

(1) 暑傷肺絡

【症状】灼熱感があって煩渇する，頭目がはっきりしない，突然喀血・衄血(じくけつ)する，咳嗽して呼吸が粗い。舌紅苔黄，脈数。

【分析】本証は暑熱傷肺により陽絡が損傷したものである。突然，喀血・咳嗽などを起こし，癆瘵(ろうさい)〔結核〕に酷似していることから暑瘵(しょさい)の名称がある。暑熱が肺絡を損傷して血が上から溢れると，突然吐血・衄血する。熱が肺気を壅(ふさ)いで宣降機能が失調すると，咳嗽して呼吸が荒くなる。暑熱が蒸迫すると灼熱感があって煩渇し，頭や目がぼんやりする。舌紅苔黄，脈数は，いずれも暑熱内盛の現れである。諸症状を総合的に分析すると，これは肺経にある暑熱の邪による損傷が肺絡に及んだものである。本証は急激に発症することが多く，重症な場合には大量の喀血があり，口や鼻から血が湧き出し，ひどくなると失血過多のために気随血脱〔気が血とともに脱する〕の危険な証となる。呉鞠通(ごきくつう)は「……名を暑瘵(しょさい)といい，難治である」と述べ，一般の喀血として軽々しく扱ってはならないことを指摘している。

【治法】涼血解毒，清絡宣肺。

【方薬】

❖犀角地黄湯合銀翹散。

犀角地黄湯（「各論2. 春温」を参照）。

銀翹散（「各論1. 風温」を参照）。

暑熱により肺を損傷した場合には，清暑熱を行なって肺を保護しなければならず，絡を損傷して喀血した場合には，清絡を行なって止血しなければならない。

犀角地黄湯	清熱解毒，涼血止血を目的とする。
銀翹散	犀角地黄湯と合することで肺絡の熱を清解し，しかも宣降肺気する。
荊芥・豆豉・薄荷	外に表証がないので透表薬は去る。
山梔・黄芩・茅根・側柏葉炭・藕節炭	状況に応じて清熱瀉火・涼血止血薬を加える。
出血が多い場合	さらに人参三七を加える。
気分の熱が盛んな場合	石膏・知母・黄連などの清気薬を加える。
気随血脱証が現れた場合	急いで独参湯・参附湯（「各論1. 風温」参照）などの補気固脱剤を投与する。

(2) 暑入心営

【症状】灼熱感があって煩躁し，夜熟睡できず，時に譫語し，ひどくなると昏迷不語となる。舌紅絳，脈細数。または突然昏倒して人事不省となり，身熱肢厥し，喘するかのように呼吸が粗く，牙関微緊となる。舌絳脈数。

【分析】暑は火熱の邪であり，人に中(あた)るのは最も速い。そのため発病時には直接気分に入るだけでなく，心営へと内陥しやすい。暑入心営証は，気分証から進行する場合以外に，暑熱の邪が突然心営に中(あた)って心包を内閉し，発病するとすぐに昏厥を生じる場合があり，臨床ではこれを暑厥(しょけつ)と呼ぶ。暑熱が営に入って心神が擾(みだ)されると，灼熱感があり，煩躁して落ち着かない，時にうわ言をいうなどの症状が起こり，進行して熱陥心包となると，清竅が蒙蔽(もうへい)されて昏迷状態となり，譫語妄言*，または昏憒不語(こんかいふご)*となる。舌紅絳，脈細数は，熱が心営を擾し，営陰が灼かれた徴候である。暑熱の邪が心営に猝中(そっちゅう)〔卒中〕して心包を内閉すると，突然意識を失って倒れ，人

事不省となる。さらに暑熱が内迫すると身熱を生じ，呼吸が荒くなり，陽熱内鬱となると手足が厥冷する。これは熱厥に属するもので，熱が深くなれば厥も深くなるため，肢厥を生じているからといって寒証だと誤認してはならない。牙関微緊は熱盛による動風の現れである。本証は急激に発症し，突然意識を失って倒れることから中風に似ている。中風の場合は口眼喎斜・半身不随を生じることが多いが，本証ではそれらはみられず，しかも炎暑の節令に多く起こることから，一般に両者の鑑別は困難でない。

【治法】涼営泄熱，清心開竅。

【方薬】清営湯・安宮牛黄丸・紫雪丹・行軍散。

❖清営湯（「各論1. 風温」を参照）。

❖安宮牛黄丸（「各論1. 風温」を参照）。

❖紫雪丹（「各論1. 風温」を参照）。

❖行軍散（中成薬），薬味は省略：

　毎回0.6～0.9gを，日中に2～3回服用する。

　暑熱により心営が燔灼されても，まだ動血・動風・閉竅を生じていない場合には，清営湯を主方として治療する。これは清泄営熱することにより，営熱が透泄する機序を与え，営熱を気分から透出して解除しようとするものである。

邪熱が進行して心包に内陥した場合	安宮牛黄丸・紫雪丹などの清心開竅薬を服用する必要がある。
暑熱の邪に中り，突然竅閉昏厥を起こした場合	すぐに開竅剤を与える必要があり，上記の清心開竅剤以外に，さらに行軍散を選択する。同時に人中・十宣・曲沢・合谷などへ刺鍼して，清泄邪熱・蘇醒神志の効果を強化する。
意識が蘇生して厥は回復したが，暑	病機が気にあるか，営にあるかにより，

| 熱がまだ清められてない場合 | それぞれ適切な治療を行なう。 |

　暑熱内閉において寒涼薬を早くから使ってしまうと，暑邪が益々深くなり，外を解除できなくなってしまうため注意が必要である。

(3) 暑熱動風

【症状】身に灼熱感があり，四肢が抽搐(ちゅうちく)し，ひどくなると角弓反張，牙関緊閉，神迷不清となり，また喉には痰壅がある。脈象は弦数または弦滑。

【分析】これは暑熱亢盛となって肝風を引き動かした証であることから，「暑風」とも呼ばれる。暑は陽邪であり，火熱が勢力を広げると最も厥陰に内陥しやすく，肝風を引き起こして痙厥などの変証を生じる。薛生白(せっせいはく)は「外から経絡へ竄れると痙となり，内から膻中〔心包〕を侵すと厥となる」と述べている。臨床における壮熱・痙攣・後弓反張・牙関緊閉・脈弦数などの症状は，いずれも熱盛動風の現れである。意識がはっきりしなくなるのは，風火相煽により精神が擾乱されたもので，喉間〔咽喉頭部〕が痰で壅(ふさ)がるのは，風動によって痰を生じ，火と共に上を壅(ふさ)いだ徴候である。本証は暑温だけでなく，暑熱の邪に中(あた)って突然発症する場合もあり，特に小児患者に多い。呉鞠通(ごきくつう)は「小児暑温で，身熱し，卒然と痙厥するものは，名づけて暑癎(しょかん)という」と述べているが，ここでいう暑癎とは暑風のことである。

【治法】清泄暑熱，熄風定痙。

【方薬】羚角鈎藤湯（「各論2. 春温」を参照）。

　暑熱亢盛により肝風が動かされた場合には，清熱涼肝，熄風定痙しなければならず，羚角鈎藤湯が常用される。本方剤を臨床で使用

する際には，具体的な証情と融合させて臨機応変に加減法を行なう必要がある。

陽明気熱が亢盛な場合	石膏・知母などの辛寒薬を加える	清気熱。
腑実燥結の場合	大黄・芒硝・全瓜蔞などを加える	通腑泄熱。
心営の熱が盛んな場合	犀角・玄参・丹皮などを加える	清営泄熱。
熱毒熾盛の場合	板藍根・大青葉などを加える	清熱解毒。
邪陥心包を兼ねる場合	紫雪丹・至宝丹などの清心化痰剤を加える	熄風開竅。
痰涎壅盛の場合	胆南星・天竺黄・竹瀝などを加える	清化痰熱。
頻繁に痙攣して制御できない場合	全蝎・蜈蚣・地龍・僵蚕などを加える	熄風定痙を補助する効果がある。

(4) 暑入血分

【症状】灼熱躁擾，斑疹が集簇して黒紫色を呈する，神昏譫妄，吐血・衄血・便血，ひどくなると四肢抽搐(ちゅうちく)を兼ね，角弓反張し，喉中にルルという痰の音がする。舌絳苔焦。

【分析】本証は暑熱火毒が血分を燔灼して心包に内陥し，風が動いて痰を生じた非常に危険な証候である。灼熱感があって苛立ち手足をばたつかせる，昏迷・譫語・妄言などの症状は，血分の熱毒が熾盛となって心神を擾乱した現れである。黒紫色の斑，吐血・衄血・便血などは熱盛動血，迫血妄行の徴候である。本証は熱盛動風，風動痰生によるものであり，常に抽搐や喉中痰濁などの症状を併発する。

【治法】涼血解毒，清心開竅。

【方薬】神犀丹・安宮牛黄丸。

❖神犀丹(『温熱経緯』)。

犀角尖（磨汁）・石菖蒲・黄芩各6両，糞清・連翹各10両，真生地（冷水で洗い，よく浸して汁を絞る）・銀花各1斤（新鮮であれば搗いて汁を使用するのが望ましい），板藍根9両（なければ青黛を飛浄して代用する），豆豉8両，玄参7両，花粉・紫草各4両。

各生薬は曝〔日干し〕したものを細かく研ぎ（火で炒めたものは使ってはならない），犀角・地黄汁・糞清[44]を搗いて，重さ3銭の丸剤を作る（蜜を加えてはならない。丸剤にしにくいようであれば，香豉を煮てドロドロにしたものを賦形剤として使う）。

❖安宮牛黄丸（「各論8. 風温」を参照）。

本証は暑熱動風証より病勢が一層深く，病状は複雑で重篤なため，神犀丹を使用する。

犀角・糞清・銀花・連翹・玄参・黄芩・板藍根・生地・紫草・豆豉	涼血・解毒・透斑。
花粉	生津止渇。
石菖蒲	芳香開竅。
安宮牛黄丸	配合することで開竅醒神の効果を強化する。
動風抽搐がある場合	羚羊角・鈎藤を加えて涼肝熄風する。または止痙散を服用し，全蝎・蜈蚣・僵蚕（さらに地龍を使用している方剤もある）により止痙効果を増強する。
痰涎壅盛の場合	天竺黄・胆南星・竹瀝を加える，または猴棗酸（中成薬）を服用するなどして清化痰熱し，痰が気道を壅いで厥証へ変じるのを予防する。

---

[44] 糞清：皮綿紙〔樹皮や竹の子の皮などを原料として作った紙〕の上に黄土を敷き，糞をかけて濾過し，濾過した汁を新しい甕に入れ，碗で覆い，土中に一年間埋める。すると泉が湧くかのように満ちてくるが，これを金汁〔脚注43参照〕とも呼ぶ。効果は人中黄〔人糞に着けた甘草〕と同じ。

本証の臨床所見で，血熱がひどく熾盛となり，また気分の熱も盛んなものはすなわち気血両燔証〔P192, P333参照〕である。神犀丹には清気薬も含まれてはいるが，薬力が不十分なので生石膏・知母などの清気薬を加えたり，清瘟敗毒飲加減を使用したりする。

3.3　暑傷心腎証

【症状】心熱煩躁，消渇(しょうかち)が止まらない，麻痺。舌紅絳，苔黄燥，脈細数。

【分析】本証は暑熱に長時間拘束されたため，心腎にまで波及して水火不済(すいかふせい)〔腎水と心火のバランスがくずれる〕となった証候であり，暑温の後期に多くみられる。余熱が心を擾(みだ)し，心火が亢じて熾んになると，心神が落ち着かなくなり，心窩部の熱により煩躁する。暑熱が下焦において腎陰を灼(や)いて耗損(こうそん)すると，腎水が上焦を済(す)えなくなって消渇がひどくなる。腎陰が不足すると肝陰も虚すため，筋脈を濡養できなくなって肢体が麻痺する。舌紅絳，苔黄燥は陰虚裏熱の徴候である。

【治法】清心火，滋腎水。

【方薬】

❖連梅湯（『温病条辨』）。

　黄連2銭，烏梅3銭，麦冬3銭（連心），生地3銭，阿膠2銭。

　水5杯で，煮て2杯を取り，2回に分けて服用する。脈虚大で芤(こう)の場合には人参を加える。

　本証は陰虚陽亢，水不済火(すいふせいか)〔腎水が心火を抑制できなくなる〕によるものである。両者には互いに因果関係があり，心火が旺盛になると腎水は益々虚し，腎水が虚すにつれて心火はさらに亢盛となる

ため，連梅湯を投与して清心瀉火・滋腎養液する。本方は『傷寒論』の黄連阿膠湯から黄芩・芍薬・鶏子黄を去り，烏梅・生地・麦冬を加えたものである。

黄連	清心熱。	
阿膠・生地	滋腎液。	
麦冬など	甘寒滋陰。	
烏梅	黄連に配合することで，酸苦泄熱の効果がある。	心火を清めて腎水を回復する。
	生地・麦冬に配合することで，酸甘化陰の効果がある。	
水火既済〔易卦。腎水と心火が調和する〕となれば心煩・消渇は除かれ，腎水が回復すれば肝陰も充実されるので，筋脈は潤養されて麻痺も治癒する。		
脈が虚大で芤の場合	気陰不足を兼ねているため，人参を加えて益気養陰する。	

3.4 余邪未浄，痰瘀滞絡証

【症状】微熱が退かない，心悸煩躁，手足の顫動，神情呆鈍，黙黙として語らない。ひどくなると痴呆・失語・失明・耳聾を生じる，または手足拘攣，肢体強直など。

【分析】本証は病が長期間続いたために，余熱が痰を挟み・瘀が絡脈に留滞して，気が鈍って血が滞り，さらに機竅を阻閉して生じたものである。余熱が清められず，気陰が虧損すると，微熱が退かなくなる。動悸のたかぶり，胸部の熱感によるむかつきがひどくなると，虚風内動となって手足が震動する場合もある。包絡の痰熱が清められず，清竅の働きが失調すると，精神状態は遅鈍，さらにひどくなると痴呆状態となり，寡黙で喋らなくなる。熱が退いた後に手

足の拘縮・肢体の強直・痙攣などがみられる場合は，痰瘀が経絡に留滞したものである。痰瘀が留滞して去らないと，気血は日増しに虧損し，筋脈が栄養されなくなって癱瘓〔マヒ〕などの後遺症を生じることとなる。

【治法】化痰祛瘀搜絡。

【方薬】

❖三甲散加減（『湿熱病篇』）。

酔地鼈虫，酢炒鼈甲，土炒穿山甲，生僵蚕，柴胡，桃仁泥。

本証は熱瘀阻滞による霊機失運〔意識が働かない〕に起因するため，治療では破滞通瘀によって霊動心機する〔心の機能を活発にする〕のがよい。方剤は，薛生白が呉又可を倣って作った三甲散を使用する。

柴胡	鼈甲に配合することで，陰分に入り透邪する。	絡通脈和・熱瘀俱化の効果がある。
桃仁	䗪虫に配合することで，破瘀して泄下する。	
僵蚕	山甲片に配合することで，絡に入って散邪できる。	
余熱未清の場合	青蒿・地骨皮・白薇などを加える。	
痰瘀がひどい場合	陳胆星・白附子・烏梢蛇・紅花・白芥子などの化痰祛瘀通絡薬を加える。	

【附録】冒暑・暑穢

(1) 冒暑

夏月に暑邪を感受し，肌表・肺衛証が主となるものを冒暑と呼ぶ。本病は邪勢が軽く浅く，伝変は少ない。

①暑湿内蘊，寒邪束表

【症状】発熱悪寒，頭痛無汗，身形拘急，脘痞心煩，舌苔薄膩。

【分析】本証は暑湿内蘊に寒邪外束を兼ねたものである。夏日の当令(とうれい)である暑気によりまず暑湿の邪を感受し，さらに日常生活の不摂制から身体を冷やし過ぎて寒邪の外侵を招き，暑湿が寒邪によって遏(さえぎ)られて生じる場合が多い。寒邪束表により衛気が鬱閉されて表気が通じなくなると，悪寒発熱し，頭痛して汗がなく，体は拘急する。湿邪が内を阻むために，脘部が痞(つか)えて苔は膩(じ)となり，暑熱が内に鬱すると，胸部の熱感のためにいらいらして落ち着かなくなる。本証は，実際には暑・湿・寒の三気を交えて感受し，表裏が同時に包囲されたものであり，単純に寒邪を感受したものとも，単純な暑湿証とも異なっている。

【治法】疏表散寒，滌暑化湿(てきしょ)。

【方薬】

❖新加香薷飲（『温病条辨』）。

　香薷2銭，銀花3銭，鮮扁豆花3銭，厚朴2銭，連翹2銭。

　本証は外に表寒，裏に暑湿がある表裏同病であり，表裏双解により治療する必要がある。そのため解表散寒，滌暑化湿の効果がある新加香薷飲を使用する。本方は三物香薷飲の化裁＊により構成される。

香薷	辛温香透。疏表散寒だけでなく，祛暑化湿を兼ねており，「夏月に香薷を使用するのは，冬月に麻黄を使用するようなものである」ともいわれる。暑湿に寒証を兼ねる場合には，香薷は他の辛温解表薬より適切であり，本方の主薬とする。	散寒・化湿・滌暑の効果がある。
厚朴	燥湿和中・理気開痞。	
銀花・連翹・鮮扁豆花	清熱滌暑。	

| 湿邪が強い場合 | 藿香・佩蘭・滑石・通草などを加える。 |
| 暑熱が盛んな場合 | 淡竹葉・生石膏・西瓜翠衣・荷葉などを加える。 |

②暑熱挟湿，犯于肺衛

【症状】頭暈，寒熱汗出，咳嗽，苔薄微膩。

【分析】本証は暑湿の邪が上焦肺衛を襲ったもので，暑病のなかでも比較的軽症である。初期には邪が衛分を阻んで開闔(かいこう)機能が失調するため，悪寒・発熱して汗が出る。暑湿が上って清陽を蒙蔽(もうへい)すると，頭がくらくらする。肺気が宣降機能を失調すると，咳嗽を生じる。感受した暑湿の邪は浅く軽いため，苔は薄白で微かに膩となる。本証を前証〔暑湿内蘊・寒邪束表〕と比べると，前証は暑湿が表寒によって遏(さえぎ)られたものなので，悪寒・無汗・心煩が顕著だが，本証では肺気失宣による咳嗽が顕著となる。

【治法】滌暑清熱，化湿宣肺。

【方薬】

❖雷氏清涼滌暑法(『時病論』)。

　滑石3銭(水飛)，生甘草8分，通草1銭，青蒿1銭5分，白扁豆1銭，連翹3銭(去心)，白茯苓3銭。西瓜翠衣1片を加えて煎じる。

　本証は暑熱が湿を挟み，肺衛を襲ったものである。病は上焦にあり，感受した邪はひどくないため，軽清宣解，清透邪熱により治療しさえすればよい。

　雷氏清涼滌暑法：

青蒿・扁豆・連翹・西瓜翠衣	清滌暑熱，透邪外達。
滑石・甘草・茯苓・通草	泄熱利湿。
咳嗽が顕著な場合	杏仁・蔞皮・枇杷葉などを加える。

暑熱が盛んな場合	銀花・絲瓜皮・荷葉などを加える。

(2) 暑穢

　夏季に暑湿穢濁の気を感受し，卒然〔不意に〕と悶乱・煩躁するものを暑穢と呼ぶ。

【症状】頭痛して頭脹する，胸脘痞悶，煩躁嘔悪，膚に熱があり汗が出る。ひどくなると神昏・耳聾を生じる。

【分析】暑穢は俗に「発痧」といい，別名を「齷齪」というが，実際には中暑〔熱中症〕に属する病症である。夏・秋に，天からの暑が下に逼り，地の湿が沸き立つように昇り，暑と湿が交わって蒸し，さらに穢濁の気とともに内において交わり混じる。日常生活で不摂制をしていると，すぐにその気を感受して本病を発症する。暑湿穢濁が交わって中焦を阻むと，気機を遏るために胸脘部が痞えて苦しくなり，胸部は熱感によりむかつき，悪心・嘔吐する。暑湿が鬱蒸すると皮膚が熱くなって汗が出るが，熱はひどくなく，汗も多くはない。穢濁の気が清陽を阻遏すると頭が腫れぼったくなって痛む。穢濁が清竅を蒙蔽すると難聴・意識障害を生じるが，これは舌蹇*・肢厥*・灼熱感・舌絳を引き起こす熱陥心包による意識障害とは異なっている。本証で暑熱が強い場合には，苔は黄膩であることが多く，しかも心煩・口渇がみられる。湿濁に強く偏る場合には，舌苔は白膩で口渇はみられない。

【治法】芳香闢穢，化湿滌濁。

【方薬】藿香正気散，通関散，玉枢丹。

❖藿香正気散（『和剤局方』）。

　藿香3両，蘇葉・白芷・大腹皮・茯苓各1両，白朮（土炒）・半夏

麹・陳皮・厚朴（姜製）・桔梗・炙甘草各2両。

粉末にして毎回3～4銭を，姜2片・棗1枚とで水煎して服用する。発汗しそうになれば，厚着をさせて発汗させる。

❖通関散（『丹溪心法附余』）。

猪牙皂・細辛：等分。

細かい粉末にして，少量を吹鼻してクシャミをさせる。

❖玉枢丹（別名：紫金錠）：薬味は省略。

本証は暑湿穢濁が裏を鬱閉したものであるため，藿香正気散により芳香闢穢，化湿滌濁する。感受した穢濁が非常に盛んとなり，清竅を蒙蔽して意識障害を発した場合には，まず通関散を吹鼻してクシャミをさせ，さらに玉枢丹で芳香滌濁・闢穢開竅する。本証に対して清心開竅法は不適切である。

［まとめ］

暑温とは，夏暑の季における暑熱病邪を感受して発生した外感熱病である。暑は火熱の気であり，伝変は迅速で，最も津を損傷して気を耗損しやすい。

初期	直接陽明熱盛が現れる場合	白虎湯で治療する。	
		津気の損傷を兼ねる場合	人参を加えて益気生津する。
病変過程中	暑が津気を損傷して暑熱不清となった場合	王氏清暑益気湯	清熱滌暑，益気生津。
さらに進行する	正気をひどく損傷し，気液欲脱となっているが，暑熱はすでに退いている場合	生脈散	補斂津気しないと，外脱の変〔証〕を生じることとなる。

これは暑温一般における病機変化,およびそれに対する証治の概要であり,「始めは辛涼〔薬〕を用い,継いで甘寒〔薬〕を用い,さらに酸泄・酸斂する」の治療原則に合致している。

夏月には暑熱が盛んになるだけでなく雨湿も多いため,暑温にも挟湿証候が多い。

熱熾陽明であり,湿困于脾でもある場合	白虎加蒼朮湯	陽明の熱を清めるだけでなく,太陰の湿も燥かす。
暑湿が三焦に瀰漫する場合	三石湯	上中下の三焦にある暑湿の邪を清宣する。

<暑熱が営血に伝入した場合>

暑が肺絡を損傷して喀血・衄血する場合(別名:暑瘵)	犀角地黄湯合銀翹散	涼血清絡止血。
暑が心営に入り,営熱が盛んになった場合	清営湯	清営泄熱。
内閉心包となったもの(暑厥という)	清心開竅	「三宝*」または行軍散の類を使用する。
暑熱動風,すなわち暑風の場合	羚角鈎藤湯	涼肝熄風。
暑熱が血分まで深く入り,邪閉心包となった場合	神犀丹	涼血解毒し,安宮牛黄丸などを併用して清心開竅する。
暑傷心腎となり,心熱亢盛で腎液が虧損している場合	連梅湯	酸苦泄熱,酸甘化陰。
熱瘀留阻のため,霊機不運*となった場合	加減三甲散	捜絡剔邪,化痰祛瘀。

<冒暑>

夏月感冒のことである。

寒邪遏伏暑湿の場合	新加香薷飲	辛温散寒と清暑利湿を行なう。
暑湿が肺衛を犯した場合	雷氏清涼滌暑法	透邪泄熱・化湿宣肺。

<暑穢>
　暑湿が穢濁(わいだく)を挟んで生じたものなので，藿香正気散により芳香化濁闢穢を主とする。

穢濁が盛んとなり閉竅がみられる場合	まず通関散・玉枢丹を使用する	閉じた竅孔を大至急開いてやらねばならない。

[文献摘録]

『素問』熱論篇：寒邪により傷(やぶ)られ引き起こされる温熱病は，夏至より以前に発症するものは温病であり，夏至日より以降に発症したものは暑病である。暑邪は汗と一緒に排出しなければならないので，汗を止めてはならない。

『素問』生気通天論篇(せいきつうてんろんへん)：暑邪を感受すると，汗が出て，煩躁して喘ぎ，呼吸が荒くなり喝喝と音がする。暑熱の邪が内を攻め，精神に影響を及ぼすと，体の煩躁はみられないが，反対に多言多語となり，身体は熾火に燔(や)かれて炭になるかのようになる。汗が出れば，それによって熱が退く。

『素問』刺志論篇(ししろんへん)：気が盛んになって身が寒(ここ)えるのは，寒邪を感受したことによる。気が虚して発熱するのは，暑熱を感受したことによる。

張仲景(ちょうちゅうけい)『金匱要略』：太陽の中熱とは，暍(えつ)のことである。汗が出て悪寒し，身が熱くなり渇するものは，白虎加人参湯がこれを主(つかさど)る。

王叔和(おうしゅくか)『傷寒論』傷寒例：中(あた)ってすぐに発病するものは，名づけて

傷寒という。すぐに発病しないものは寒毒が肌膚に蔵（おさ）められたもので，春になると温病に変じ，夏になると暑病に変じる。暑病とは熱が極まったもので，温より重い。

朱丹溪（しゅたんけい）『丹溪心法』戴元礼（たいげんれい）〔朱丹溪の門人〕の言：暑は夏月における炎暑である。盛熱の気は火であり，冒（おか）すもの，傷（そこな）うもの，中（あた）るものがあり，この三者には軽・重の違いがあり，虚・実に辨（わか）たれる。

戴元礼（たいげんれい）の言：暑風とは，夏月に卒倒して人事不省となるものである。火によるものと，痰によるものとがある。火とは君火（くんか）と相火（そうか）の二火であり，暑とは天と地における二火である。内・外〔の火〕が合して炎が爍（と）かすため，卒倒するのである。痰とは人身における痰飲であり，暑気が入って痰飲を激しく鼓舞し，心の竅道において凝り塞がったために，手足をどう動かしてよいかわからなくなって卒倒するのである。両者はどちらも吐かせるのがよい。『内経』には，「火鬱（かうつ）はこれを発する」とあり，吐とは発散のことである。その虚実を量って吐かせ，吐いて蘇生してから清剤によって調治する。

戴元礼（たいげんれい）の言：腹痛して水瀉するのは，胃と大腸がこれを受けたものであり，悪心するものは胃口に痰飲がある。この両者は冒暑である。黄連香薷飲・清暑益気湯を使用するのがよい。黄連は暑熱を退け，香薷は蓄水を消す。

虞搏（ぐたん）『医学正傳』（いがくせいでん）：熱病とはすなわち中熱である。脈は洪で緊盛となり，頭が疼いて身熱し，口が燥いて心煩する。これは冬に寒邪を感受し，鬱積して夏になり発病したもので，暑を挟んで火熱となっ

た〔証〕候である。黄連・白虎・解毒などの湯液，清涼剤により調えてやれば治癒する。

王綸（おうりん）『明医雑著』：夏至の日以後，熱を病むものは暑である。暑とは，相火の行令〔相火（こうれい）が盛んになったもの〕であり，夏月に人がこれを感受すると，口・歯から入って心包絡の経を損傷し，脈は虚または浮大で散，または弦細芤遅となる。熱が気を損傷すると，気が消えて脈は虚弱となる。その症状は，汗，煩して喘喝（ぜんかつ）〔呼吸が促迫して喘鳴音がある〕し，もし煩躁などがなければ多言となり，身熱により煩い，心痛，ひどく渇して飲み，頭が疼いて自汗（うず）を生じ，倦怠感があって少気*，または下血・黄疸・斑を生じ，ひどくなると火熱のために金不能平木〔金剋木の生理作用が働かなくなる〕となり，搐搦（ちくだく）*して人事不省となる。

　暑を治療する法は，清心・利小便するのが最も良く，暑が気を損傷していれば真気を補うことが要点となる。

李梴（りてん）『医学入門』：熱病は温病と同じであるが，夏至以降に発症し，脈は洪数で，熱・渇のさらにひどいものである。これは冬時に寒を感受したものが肌骨に潜伏しており，人身においては天気が化するに随って，春分には寒から温に変わり，夏至には寒から熱に変わる。そのため傷寒では悪寒するが渇することはなく，温熱では悪寒せずに渇する。悪寒しないのは外から来た病でないからである。渇は内より表に達したものである。熱が腠理を鬱するために外泄できず，ふたたび裏へと還（かえ）ると，終（つい）には裏多表少となる。途中で悪寒するものは，その時令（じれい）のものでない暴寒〔その季節のものではない強烈な寒邪〕があり，温暑を発症しかけているところに暴寒を感受したも

のであり，冬症〔冬に生じる症状〕の甚だしいものではない。治療法は裏熱治療を主とし，次に解肌を行なうが，裏を治療するだけで自然に表が解除される場合もある。

　暑風暑厥とは暑暍証のことであるが，手足の搐搦*は風であり，手足の逆冷は厥である。厥と傷寒熱厥とは同義であり，黄連香薷散を使用する。暑風は五臓の火が内動させられ，外火と交わって熾んになり，金衰木旺となって風を生じたものであり，香薷散加羌活，または六和湯合消風散。もとより痰飲があり，暑に触れたために痰熱を動かして風を生じた場合には，六和湯合星香散。

王肯堂『傷寒準縄』：夏至以後に時令が炎熱になると，壮熱を発して煩渇し，悪寒しないものがあるが，これは熱病である。熱病と中暑は似ているが，熱病の脈は盛であり，中暑の脈は虚である。

張鳳逵『傷暑全書』治法：軽い場合には五苓散により小便を通利し，火を導いて下から瀉してやれば暑は自ずと解除される，または香薷飲の辛散により暑毒を駆逐する。木瓜は制暑〔暑を制する〕の要薬であり，または藿香正気散・十味香薷飲の類を使用する。重い場合には人参敗毒飲・桂苓甘露飲・竹葉石膏湯・白虎湯の類を使用する。弱い場合には生脈散・清暑益気湯・補中益気湯などを使用する。

　夏月に突然卒倒して人事不省となり，手足が逆冷するものは暑厥である。これは陰風であるため，驟かに寒涼薬を使用してはならない。まず辛温薬でこれを散解し，蘇生した後に辛涼薬で清火除根する。熱薬を誤用したり艾灸を行なったりすると，ただちに死んでしまう。童便と姜汁で灌法を行なっても蘇生させやすい。

突然手足を搐攣〔痙攣〕させ，大きな声で呻吟し，後弓反張し，中悪[45]のような症状を呈するものは暑風である。これもまず熱を病み，後に次第に風が形成されたものである。譫語，狂ったかのように大声で叫ぶ，好き勝手に歩き回る，気力百倍のものは陽風である。治法は寒涼薬を使用して攻撃するが，これは陰風とは異なり，すべて解散化痰するのが良く，汗法や下法は不適切である。長期化して脾胃が虚弱になっている場合には，温補するのがよい。

　盛暑の3ヵ月間は火が金を灼くため，辛酒〔辛いものや酒〕を禁じないと脾火が突然ひどくなり，労熱[46]により躁擾させられて火が心肺を動じる。そのため咳嗽して気喘し，驟に吐血・衄血を起こし，頭目がはっきりしなくなり，胸膈が煩渇〔熱によりいらついて渇する〕して落ち着かなくなる。

張景岳『景岳全書』：暑には，脈虚，自汗，身熱，背寒，面垢，煩渇，手足微冷，体重の8症がある。

喩嘉言『医門法律』：暑に中り，卒倒して意識不明となるものは，名付けて暑風といい，おおむね虚と実の2つのルートがある。実とは痰の実である。平素から痰が積もって経絡に充満している人は，ひとたび盛暑を感受すると〔痰を〕呼び寄せ，痰が気を阻むために，卒倒して涎を流す。これは湿と暍の合病のなかで最も激しいものであるが，まずその痰を吐かせた後に暑を清めるのがよく，まだ治療

---

45 中悪：穢毒や不正の気を感受したことにより，突然厥逆して人事不省となる病証（『肘後備急方』巻1）。客忤，卒忤。
46 労熱：慢性消耗性疾病で現れる発熱現象。虚弱体質者が疲れることにより生じる発熱。

しやすい。虚とは陽の虚である。平素から陽気が衰微して不振であり，陰寒に長く支配されている人が，ひとたび盛暑を感受すると邪がその虚に湊まることになる。この湿喝病は自らの虚寒が原因であり，回陽薬中に兼ねてその暑を清めてやるのがよいが，最も難治である。

馮兆張『馮氏錦嚢』：暑は陽邪であり，ゆえに蒸熱する。暑は必ず湿を兼ねるため，自汗を生じる。暑邪が心を干すと煩い，肺を干すと渇し，脾を干すと吐利し，上って頭を蒸すと重くなって痛む。暑は気を傷うため倦怠感を生じる。

沈金鰲『雑病源流犀燭』：暑療とは，暑月に火が金を爍かし，辛酒を禁じなかったために脾火が突然ひどく盛んになったものである。労熱*により煩躁し，火が心脾を動かすと喘咳を生じ，突然吐衄し，頭目は朦朧とし，胸膈が煩渇して落ち着かなくなる。老人や稚児にも発症する。知識の無いものは，火が血を載せて上ったものであることを知らないため癆瘵だと考えるが，真陰虧損による虚労ではない。

呉鞠通『温病条辨』：形〔症状：ここでは頭痛，身痛，発熱など〕は傷寒に似ているが，右脈は洪大で数，左脈は反対に右より小さく，口渇が甚だしく，顔が赤く，大汗が出るものは，名付けて暑温といい，〔病は〕手太陰にあり，白虎湯が主る。脈が芤のはなはだしい場合には白虎加人参湯が主る。

　暑に湿熱を兼ね，暑で熱に偏るものは暑温であり，多くは手太陰証なので清法がよい。暑で湿に偏るものは湿温であり，多くは足太陰証なので温法がよい。湿・熱が均等なものは両方を解除する。

各々をしっかりと区別し，混同してはならない。

王孟英『温熱経緯』：春気は温和，夏季は暑熱であり，本来は同じ証であることから，張仲景は夏月における中暑を中熱と明記している。昔の人は動であるか，静であるかによって暑熱の二証を区別している〔脚注47，48参照〕ことからすると，暑とはいかなる気であるかを知らなかったと思われる。

『時病論』：夏に暑に傷られるとは，季夏〔夏の終りの月，陰暦6月〕の小暑〔太陽暦の7月7・8日頃〕・大暑〔同7月23・24日頃〕の令において，暑によって損傷したものである。その時においては，天は暑，地は熱であり，人はその中にあるため，これを感受するものはみな暑病という。暑邪が人を襲ったものは，傷暑・冒暑・中暑に区別され，さらに暑風・暑温・暑咳・暑療などがある。傷暑のなかでも，静にしてこれを得たものが傷陰暑[47]であり，動にしてこれを得たものが傷陽暑[48]である。冒暑は傷暑より軽く，邪が肌表を冒したに過ぎない。中暑とは中暍*のことであり，突然卒倒し，まるで中風のようなものをいう。暑風とは，昏倒してしばらくすると手足が抽搐するものである。暑温は陽暑よりやや軽いものである。暑咳とは，暑熱が肺を襲ったために咳逆するものである。暑療とは，暑熱が絡を劫かして吐血するものである。

　暑風の病というものは，そもそも暑熱が盛んになって極まり，金が火に刑される〔火剋金〕ために木は畏れるものがなくなり，内か

---

[47] 傷陰暑：長時間冷房の効いた部屋にいたり，冷たいものを取り過ぎたり，汗をかいたまま，すぐに冷水シャワーを浴びたりして生じたもの。
[48] 傷陽暑：炎天下に外にいたために生じたもの。

ら風を生じたものである。これに対する治法は外感風邪に対するものと雲泥の差があり，誤って発汗させるとありとあらゆる変証が出現する。木がすでに風に化しており，脾土がまだその抑制を受けていない場合は，卒然と昏倒し，四肢を搐搦*し，内にて神舎〔心〕を擾すと意識がはっきりしなくなり，脈は弦勁または洪大，または滑数となる場合が多い。総じて時令の火を去る必要があり，火が去れば金は自ずと清められて木は自然と平穏となる。兼ねて鬱悶の〔原因となっている〕痰を開いてやることにより，痰が開かれれば神は自ずと安定し，気は自然と寧らぐものである。

冒暑とは，偶然に暑邪を感受して冒されたもので，傷暑の証よりやや浅く軽い。暑熱の邪が肌表を冒した初期には，頭暈，悪寒発熱，汗出，咳嗽などの症状があるので，清涼滌暑法に杏仁・蔞殻を加えて治療する。症状は傷暑より軽いとはいえ，治療できず裏へ入った場合のことも知っておかねばならない。もし肉分に入ると，体中が煩躁し，頭脹して体が焼かれるようであったり，身が針で刺されるようであったり，また発赤して腫脹するなどの症状を起こすが，祛暑解毒法で治療するのがよい。もし腸胃に入ると，腹痛して水瀉〔水様便を下す〕し，小便短赤，口渇して飲みたがる，嘔逆などの症状を生じるので，増損胃苓法[49]に佐として黄連を使用して治療する。冒暑の証は軽いとはいえ，未然に防がなければならない。

穢濁は，俗称を齷齪という。この証は夏から秋の間に多発し，天の暑が下に逼り，地の湿が上騰し，暑と湿が交わって蒸し，さらに穢濁の気を兼ねて内において交わり混ざるもので，人がこれを感受

---

[49] 増損胃苓法：蒼朮・濃朴・広陳皮・猪苓・白茯苓・沢瀉・滑石・藿香（『時病論』巻4）

する場合，口・鼻から侵入して直接膜原を犯す。初期には頭が痛くて腫れぼったくなり，胸脘部は痞悶し，皮膚が熱くなって汗が出て，頻繁に悪心し，右脈が滞鈍となる。暑と湿の違いがあるため，これを明察（めいさつ）する必要がある。暑に偏る場合には，舌苔は黄色くなり，口渇して心煩する。これは暑穢（しょわい）である。湿に偏る場合には，舌苔は白で膩で，口は渇しない。これは湿穢（しつわい）である。いずれも芳香化湿法により治療するのがよく，暑穢には滑石・甘草を加え，湿穢には神麹・茅蒼を加える。

［症例研究］

1．暑温邪伝心包（『呉鞠通医案』より）

壬戌（みずのえいぬ）6月29日，甘○，24歳。暑温の邪が心包に伝わり，神昏譫語し，右脈は洪大数実ではっきりとしない。勢いは甚だ危険である。

連翹6銭，生石膏1両，麦冬6銭，銀花8銭，細生地6銭，知母5銭，元参6銭，生甘草3銭，竹葉3銭。煮て3碗とし，3回に分けて服用させる。また牛黄丸2丸，紫雪丹3銭を別に服用する。

〈7月1日〉温邪が心包絡に入り，神昏・痙厥を生じた極めて重い証である。

連翹3銭，生石膏6銭，麦冬（連心）5銭，銀花5銭，細生地5銭，知母2銭，丹皮3銭，生甘草1銭5分，竹葉2銭。今晩2帖（ちょう），明日早朝に1帖，さらに紫雪丹4銭を服用させる。

2．暑温邪入血分（『呉鞠通医案』より）

壬戌（みずのえいぬ）7月14日，周○，52歳。世間の人々は羌・防・柴・葛で

四時における雑感〔諸々の外感病〕を悉く治療できると思っているが，これは自然に冬はあるが夏がないというようなものであり，とてもばかげている。暑邪を解除できず，深く血分に入られて厥が形成されているため，衄血が止まらなくなり，夜間に煩躁する。病勢はすでに膠着し，閉じ込められて解除し難くなっており，即座に効果を得ることは難しい。

〈処方〉飛滑石3銭，犀角3銭，冬桑叶3銭，羚羊角3銭，元参5銭，鮮蘆根1両，細生地5銭，丹皮5銭，鮮荷葉辺1枚，杏仁泥3銭。今晩1帖，明朝1帖。

〈15日〉厥と熱はやや緩らいだようであり，夜間の煩躁も減ったとのことで，良い兆候である。しかし脈は弦細沈数であり，これは痙厥によるものではないので，急いで育陰することにより斂陽する。ふたたび全て制厥を法とする。

　生地6銭，生鱉甲6銭，犀角3銭，玄参6銭，羚羊角3銭，丹皮3銭，麦冬（連心）8銭，生白芍4銭，桑叶3銭。日中に2帖。

〈16日〉弦剛であった脈はほとんど緩和されたようで，沈脈がみられるようになり，効果が出始めている。しかし熱病の本は傷陰に属し，まして医者が傷寒と誤診して温燥薬を5〜6帖も投与しているため，舌苔が革のように燥いているのももっともである。啓腎液法を選択する。

　玄参1両，天冬3銭，丹皮5銭，沙参3銭，麦冬5銭，銀花3銭，犀角3銭，鱉甲8銭，桑叶2銭。日中に3帖。

〈17日〉前方に細生地6銭・連翹1銭5分・鮮荷葉辺3銭を加える。やはり暑熱の邪が下焦血分に深く入ったものと考える。下半身は地気が主っているというのに，熱がひどく上焦まで来ているのは，明らかに熱邪が深く入った兆候である。芳香薬の力を借

りて捜邪しなければ，必ず長期化して膠着し，閉じ込められている邪を一度に解除することは不可能である。熱邪を一日解除できないでいると，真陰正気も日一日と虧損していくため，紫雪丹を欠かせない。紫雪丹1銭5分を，3回に分けて服用する。
〈18日〉厥はすでに回復したが，顔は赤く，舌苔は乾黒で芒刺があり，脈は沈数有力，10日余り大便がない。これらはすべて下証である。人々は虚〔証〕であるというが，調胃承気湯で小さくこれを和す。

　大黄（生）5銭，玄明粉（沖）3銭，甘草（生）3銭。まず半分を煎じて茶碗1杯分とし，ゆっくりと服用させ，夜間になっても排便がなければさらに半剤を服用させる。半剤服用したところ，黒い大便が沢山出た。

　排便後には次の方剤を使用する：

　麦冬1両，大生地1両，鼈甲1両，白芍6銭。
〈19日〉宿便を大きく下し，舌苔は化したがまだ滋潤しておらず，脈はいまだ洪数で，微に潮熱がある。そのため存陰法以外にはない。

　沙参3銭，大生地1両，鼈甲5銭，麦冬6銭，生白芍6銭，牡蛎5銭，天冬3銭，炙甘草3銭，丹皮4銭。日中に2帖。
〈21日〉小便は少量でひどい赤色，微咳し，顔は微赤，尺脈はなおも動数の象である。甘潤益下法を選択し，虚熱を治療する。さらに少々の苦味薬により余った実邪を下し，甘苦合化陰気〔甘薬と苦薬とを配合して，陰気を化す〕により小便を通利させる。甘苦合化陰気利小便法は世間であまり知られていないが，温熱門において小便を通利させるための最上の妙法である。熱が陰液を損傷すると小便の源がなくなるため，甘潤〔薬〕により水の源を益

してやるのが良い。小腸は火腑であるため、苦薬でなければ通じさせることができず、邪熱に阻まれた場合には、苦薬で小腸を瀉して邪熱を退けてやる。甘〔薬〕が苦〔薬〕を得ると邪を停滞させることがなく、苦が甘を得ると剛燥する〔ひどく燥となる〕ことがないので、これらを合することによって効果を得ることができる。

生鼈甲8銭，元参5銭，麦冬（連心）6銭，生白芍6銭，沙参3銭，麻仁3銭，古勇連1銭，阿膠3銭，丹皮3銭，炙甘草4銭。日中に2帖。

〈22日〉すでに効果があり、前方2帖を服用する。

〈23日〉復脈復苦法により、下焦血分の陰熱を清める。

玄参5銭，鼈甲（生）5銭，阿膠（化沖）3銭，白芍（生）6銭，天冬2銭，丹皮3銭，麻仁5銭，麦冬（連心）5銭，甘草（炙）5銭。日中に2帖服用する。

3．暑温兼湿瀰漫三焦（『臨証指南医案』より）

楊，28歳。暑熱は必ず湿を挟み、その気を呼吸によって感受すると、まず上が損傷する。そのため仲景（ちゅうけい）は傷寒を六経に分類し、劉河間（りゅうかかん）は温熱では三焦の研究が必須であるとしている。およそ暑熱は気を傷（そこ）ない、湿が著くと気を阻む。肺は一身を周（あまね）く行（めぐ）る気を主（つかさど）り、高位にあり、手太陰経である。病状について詳しく述べると、顔が赤くなって足が冷え、上脘部が痞塞し、上焦が病を受けた症状が顕著である。平素より〔酒を〕飲むのが好きなために、胃中に湿熱が長期間潜伏していると、辛温燥烈なため肺病に不適切であるばかりか、胃中の燥熱が湿熱を得ると〔これを〕しっかりと閉じ込めることとなり、稀薄な水を下利する。これは

協熱下利であり，黄連の苦寒薬を使用することにより辛熱に勝るのだが，飲むたびにひどく下利するのは，苦寒薬が胃底に留まっているからである。そのため初期において肺が受けた邪には不適切である。辛味はまず肺に入るので，この場合は辛寒薬である石膏を使用する。知母の味は清涼で，肺の母気であるが，肺の邪を明らかにすることなく徒に生津しろというのは，本当に事実を述べているのだろうか？　昔，孫真人〔孫思邈〕が診察する前にまず問診をしたのは，誤りを起こさないための最良の方法であった。さらに家族から病の初期20日における状況を聞き，汗泄させることはなかった。経には「暑は汗が出ていれば止めてはいけない」という。気分の窒塞が長期間になると熱が血中に侵入するため，喀痰に血を帯び，舌は紅赤色となり，あまり渇飲することはない。上焦を解除できないでいると，中焦・下焦へと蔓延していくが，このような場合にはすべて急いで三焦を清めなければならない。これが第一章の要旨である。ゆえに熱病の瘀熱が絡に留まると遺毒となり，腑腸に注ぐと洞利〔洞泄利：食べたらすぐ下痢し，食べた穀物がそのまま下痢便として下る。消化不良便を下す〕を生じ，無策となって手を拱くこととなる。次に論じるに，湿は重濁の邪であり，熱は気を熏蒸し，熱が湿中にあり，蒸されて淫れた気が清竅に上迫すると，耳は聡明でなくなる〔機能が低下する〕が，これは少陽耳聾と同じものではない。青蒿減柴胡一などの少陽の本薬であるが，強敵のような大病であるため，将を選抜するように薬を選択し，くれぐれも慎重にならなければ済うことはできない。三焦分消法を選択し，治療法は劉河間に従う（1月3日）。

　飛滑石・生石膏・寒水石・大杏仁・炒黄竹茹・川通草・瑩白金

汁・金銀花露。

　また，暮に診察する。脈診した後に，腹胸肌膝に癮疹を生じていた。これは気分湿熱であり，もとより湿熱が暗泄〔密かに発泄〕する機序があり，朝に語った通り余邪遺熱は解毒を兼ねて治療する必要がある。午後，投薬後に脈診したところ，脈は朝より大で，神識(じんしき)は以前のままであるが，舌は赤く中心部がひどく乾燥しており，身体を押(な)でると朝より熱がひどくなっている。これは陰分も熱気によって蒸傷されたものであり，痩せた人であれば津液の涸れを考慮してやるが，すっきりと喀痰できていないため，養陰薬を使用すると膩滞してしまう。清膈剤を早く投与することを選択し，三焦に蓄積された熱穢には紫雪丹2〜3匙を使用し，その芳香宣竅逐穢の力を借りる。閉じ込められた熱が解除され，濁痰が粘らなくなったら，続いてこの調理方剤で営分を清め，胃汁を滋養する。事にあたっては慎重に行なう必要があり，その宿垢を取り去ろうとする場合，古人は「下すのが遅れることを嫌ってはならない」と述べている。すでに10日以上経過しているが，決して臆しているのではない。

　紫雪丹1銭6分。
　知母・竹葉心・連翹心・炒川貝・竹瀝・犀角・玄参・金汁*・銀花露。
　また，1剤服用後に，
　竹葉心・知母・緑豆皮・玄参・鮮生地・金銀花。
　また，1剤服用後に，銀花・緑豆皮を去り，人参・麦冬を加える。
　また，1月10日申の刻に診察する。月を経た時邪による脈形は小数(しょうさく)である。小は病が退いたこと，数は余熱を示し，そのため

皮膚には落屑がみられるが，これは気血が流行していることを意味する。食欲はあり，胃中には醒豁の機序〔回復する兆し〕があり，これらはみな吉兆である。しかし舌は赤色で中心が黄苔であり，熱蒸がすでに長期間にわたっているため，胃津と陰液がともに損傷しており，物を飲み込むと咽中で阻まれるようで，排尿時には尿管にまだ痛みがあり，濃厚な痰を喀出する。宿垢〔宿便〕はまだ下っておらず，これを急いで攻奪すると真陰がさらに涸渇してしまう恐れがある。ここでは存陰を主として，清腑を兼ねて治療する。みだらに食物を食べては熱を助けることとなるが，薄味でさっぱりとした味のものは病とは矛盾しない。熱病で最も恐れなければならないのは，食事や疲労によって再燃することである。これは世間で知れ渡っている事であり，決して臆しているわけではない。

　細生地・玄参心・知母・炒川貝・麦冬・地骨皮・銀花露・竹瀝。

　また，脈症は昨日と同じであるが，陰分の余熱を滋清し，佐として上脘の熱痰を清めることとする。

　昨日の処方から地骨皮・銀花露を去り，塩水で炒った橘紅を加える。

4．暑温挟湿蘊蒸陽明（『丁甘仁医案』より）

　計○，男。暑温7日目。発熱して汗が出ても解除されず，口渇して飲みたがり，胸悶して呼吸が荒くなり，夜になると煩躁し，譫語のような寝言をいい，小溲短赤，舌苔薄黄，脈象濡数。これは暑邪湿熱が陽明を蘊蒸し，三焦にひろく分布したものである。経に「暑邪を感受すると，煩躁して喘ぎ喝喝と音がする。身体に

煩躁がみられなければ，反対に多言多語となる」とあるのはこのことである。暑熱が厥陰に逆伝して，昏厥の変となった可能性が非常に高い。

　清水豆巻4銭，青蒿梗1銭半，天花粉3銭，硃茯神3銭，通草8分，黒山梔1銭半，帯心連翹3銭，益元散3銭（包），青荷梗1本，竹葉心3銭，鬱金1銭半。万氏牛黄清心丸1粒（包煎）。

〈第2診〉暑温9日，汗が多く発熱しても解除できず，煩悶して譫語し，口渇して飲みたがり，舌辺紅・苔黄，脈は濡数で右部洪滑。これは暑湿が熱に化し，陽明の裏を蘊蒸したものである。陽明とは胃である。胃の支脈は心包を貫いて絡っており，胃熱が上って心包を薫じると神明が擾乱されるため，神煩して譫語を発する。病勢はまさに最高潮であり，さらに激しさを増す恐れもある。ここでは竹葉石膏湯加味を与える。

　生石膏5銭，茯苓3銭，鬱金1銭半，仙半夏1銭半，通草8分，竹黄2銭，鮮竹葉心3銭，益元散3銭（包），鮮石菖蒲5分，白茅根3銭（去心），荷梗1本，万氏牛黄清心丸1粒（包煎）。

〈第3診〉神識は次第に清明となり，壮熱も減ったので，原方から石膏・牛黄清心丸を去り，連翹心・花粉・蘆根を加える。

5．暑湿鬱表（ウイルス性感染）（江蘇新医学院中医内科教研組，第一附属医院内科『中医内科学』，江蘇人民出版社，1977年より）

　張○○，女，72歳。

〈病歴〉発熱3日。初めは身体が寒え，続いて発熱すると日増しにひどくなり，体中がだるくなって意識が朦朧としてきた。西洋薬で治療したが熱勢は下降しない。

〈検査〉KT39.8℃，白血球4,500（好中球70％，リンパ球28％，好

酸球2％）マラリア原虫（－），ウィダール反応（－），胸部透視：心肺正常。尿一般検査：蛋白質極微量，膿細胞０～２。

〈診断〉ウイルス性感染。

〈辨証施治〉発症から３日目であり，壮熱が出て汗は少なく，まだ身体は寒え，意識は朦朧として嗜睡状態であり，午後に顕著となる。頭昏，胸悶，食欲がない，微に咳嗽して，痰は少なく，口は乾いて苦く，粘るが飲みたくはない。排便は４日間なく，小便黄少。舌苔は白厚膩で，両辺に粘沫があって中央は黄色，脈象は濡数。これは暑湿が肌表を鬱遏し，中焦を壅ぎ，痰濁を挟んで内で神機〔精神活動機能〕を蒙蔽した証である。治療は清暑化湿とし，新加香薷飲・藿朴夏茯苓湯を選択して加減法を行なう。

〈処方〉香薷１銭，銀花・連翹・杏仁・薏仁・茯苓・藿佩蘭各３銭，豆豉・鶏蘇散各４銭，川朴・蔲仁各１銭，姜川連５分，法半夏２銭，陳皮１銭５分。

　上記薬を日中に２帖服用する。服薬後に汗が出ると，翌朝に体温は38℃となり，肌膚の灼熱感はすでに減り，意識も清明へと転じ，胸痞は次第に開かれた。しかし大便は５日間通じておらず，苔は膩で化していない。熱勢は挫いたものの，湿滞は清めることができていない。原方から香薷・銀花・連翹・鶏蘇散を去り，蒼朮・鬱金を各２銭，全瓜蔞５銭，枳殻・枳実各１銭半，焦山梔・六一散（包）各４銭を加え，化湿導滞する。日中に２剤与えたところ，大便が通じた。

　３日目の朝，体温は平熱となったが，午後に38℃まで上昇した。原方に香薷１銭を加えて服用させたところ，夜になって熱勢は次第に下降し，朝に測定したところ正常に回復していた。そこで続けて芳化醒胃剤を与え，その後の処置とした。

6．暑温内閉外脱（日本脳炎）（江蘇新医学院中医内科教研組，第一附属医院内科『中医内科学』，江蘇人民出版社，1977年より）

　趙○○，男，1歳。

　発熱3日，KT40.2℃，○○医院小児科に入院。

　入院時には手足を痙攣させて昏迷状態であった。検査により流行性日本脳炎であると確定診断され，すでに各種抗生物質・輸血・酸素吸入などの治療をしており，中医に立会い診察の依頼があった。当時患児は昏迷から蘇生せず，顔色は㿠白（こうはく），四肢は青く唇は紫色，呼吸が促迫して痰鳴があり，四肢が痙攣して厥冷し，大便溏薄，脈細数，舌苔は白色であった。これは暑温の重証で，内閉外脱の証候である。急いで参附龍牡湯加味を与えて治療する。生薬は製附子・西洋参・龍骨・牡蠣・竺黄・胆南星・雄精・羚羊角などを使用する。服薬の翌日には意識ははっきりとし，熱は退き，泣き声を発すると，乳を吸えるようになり，危急の象は除かれた。しかし左側の偏癱（へんたん）〔片麻痺〕が後遺症となったため，続けて扶正化痰通絡薬を与えて調治したところ治癒した。

4. 湿温

　湿温とは，湿熱病邪によって引き起こされた急性熱病である。初期には身熱不揚*，身重*・四肢倦怠感，胸悶・脘痞，苔白膩，脈緩などを主要症状とする。本病の発病は緩やかで，伝変は遅く，病機は衛気営血へと変遷するが，主として気分に長く稽まり，脾胃が主要な病変部位となる。臨床症状としては湿と熱の両面の証候が現れ，後期になると湿熱が燥へと化し，傷陰だけでなく「陽気虚衰」といった異なる転帰を迎える。本病は四時を問わずみられるが，雨湿が多い夏・秋の季節に多発する。

　湿温の病名は『難経』58難において初めてみられる。『難経』では湿温を傷寒に帰属させており，脈象については「陽濡にして弱，陰小にして急」としている。王叔和は『脈経』に湿温の病因証治を記載しており，病因は「常に湿に傷られており，暍に中ったため〔暑気あたり〕に，湿熱が相薄*する」こと，主証については「両方の脛が逆冷して苦しみ，腹満して胸で手を組み，頭目が痛くなって苦しみ，妄言をいう」，治療に関しては「足太陰を治療する，発汗してはならない」と提起している。宋代・朱肱は『類証活人書』において，白虎加蒼朮湯を本病治療の主方とするよう提起している。金元時期における湿温治療は傷寒の範囲に限局されたものであったが，清代に至ると本病に関する専門書『湿熱病篇』が著され，薛生白が

そこで湿熱証と呼んでいるものは主に湿温を指している。また呉鞠通は『温病条辨』のなかで，暑に湿熱を兼ね，暑のなかで湿に偏るものを湿温とした。薛氏・呉氏の両者は湿温の病因病機および辨証施治などに関して系統立った論述をしており，それらは今日に至るまで遵守されている。

現代医学の腸チフス，パラチフス，レプトスピラ症，インフルエンザなど，湿温証候がみられるものは本病の辨証を参考に治療できる。

[病因病理]

湿熱病邪が本病の主要な発病要因である。夏・秋の季節には，天からは暑が下って逼り，地からは湿が上に騰り，人は気交〔天気と地気が交わる所〕の真ん中で生活しているため，湿熱病邪を感受しやすい。飲食の不節制から脾胃を損傷すると，運化機能が失調して湿邪が停聚し，長期間鬱すると熱へと化して湿熱の邪を蘊生する〔積み蓄えられて生じる〕こととなる。しかも湿熱が偏盛となる季節に，労倦過度あるいは生もの冷たいものを恣に食べていために脾胃機能がもとより低下していると，脾胃はさらに損傷しやすく，湿邪内困を引き起こして湿滞不運を悪化させることとなり，本病発生の条件となる。呉鞠通は「内では水穀の湿を運べず，さらに外では時令の湿を感じる」として，外感だけで内傷がない場合，または内傷だけで外感がない場合には，どちらも湿温は形成されにくく，「外邪が裏へと入り，裏湿と合する」ことによって初めて発病すると指摘している。薛生白は「太陰の内傷により湿飲が停聚し，さらに邪が侵入し，内と外とが引き合うことによって湿熱を病む。これはすべて先に内傷があり，そのうえに客邪を感受したものである」と述

べている。

　湿温病はその病邪の特異性から，一般の温熱病とは病機の伝変が異なっている。湿は陰邪であり，重濁膩滞の性質があり，熱と合すると蘊蒸〔蘊って蒸す〕して化せず，膠着して解除しづらくなる。そのため本病の伝変は一般の温病と比べ緩慢で，病程は長引き，往々にして纏綿〔まとわりついて離れない〕して治癒し難い。病の進行変遷については，一般に表から裏へと入ったものにほかならず，衛気から営血へと波及するが，脾は湿土の臓，胃は水穀の海であるため，湿熱による発病では脾胃の病変が中心となる場合が多い。章虚谷は「湿土の気が同類を互いに呼び寄せるため，湿熱の邪の始まりは外から受けたものであるが，終には脾胃へと帰られる」と述べている。

　湿温の初期には，邪遏衛気が主要な病理変化となる。湿熱病邪が肌表を抑鬱すると，頭痛悪寒，身重疼痛，身熱不揚などの衛分証があらわれ，脾胃が損傷すると運化機能が失調し，湿邪が停聚して気機を阻遏するため，胸悶脘痞，舌苔厚膩などの気分証があらわれる。湿は陰邪に属し，熱に化するのが遅いため，初期には病勢は盛んではなく，気分の湿熱証が重くなるにつれて衛分の症状も消失していく。気分に湿熱が留恋*すると，初期段階では湿中に熱が蘊もっていくものの，湿重熱軽証がみられることが多い。やがて病変は中焦脾胃へと向かっていくが，中気の盛衰状態が湿熱の転化を決定付けることについて，薛生白は「中気が実していれば病は陽明にあり，中気が虚していれば病は太陰にある」と述べている。これは人体の中陽〔中焦の陽気〕が偏旺〔旺盛気味〕の場合には，邪は熱に従って変化して病変は陽明胃に偏り，中陽が偏虚〔虚気味〕の場合は，邪は湿に従って変化して病変は太陰脾に偏ることを指摘するもので，

病が太陰にあれば湿が重くて熱が軽く，病が陽明にあれば湿が軽く熱が重くなる。本病で湿熱が気分を鬱蒸した場合には，中焦脾胃の病変が主となるが，湿邪には蒙上流下〔上を蒙い，下へ流れる〕という特性があるため，三焦に瀰漫して他の臓腑へと波及していく。湿熱が鬱蒸して，上を蒙蔽し，清竅を壅塞すると，意識障害が引き起こされる。湿邪が小腸へ下注して膀胱に蘊結すると，小便不利となる。湿熱が肝胆に内蘊すると，身体や目が黄色くなる。湿熱が肌腠を外蒸すると，白痦などを発する。湿熱による中焦の鬱阻が長期間になると，熱が偏盛の場合には陰津を耗損しやすくなり，湿が偏盛の場合には陽気を損傷しやすくなる。本病で順調な経過をとる場合，病変は気分に停留して進行することはない。湿熱が解消された時点では，胃気未醒であったり，脾虚不運であったりするが，正気が次第に回復し，適切な治療がなされていれば次第に完治する。もし感受した邪が深刻であり，湿熱が燥や火へと化して営血へ逼ると，営血分証で一般にみられる斑疹・昏譫などのほかに，腸絡損傷による便血が現れることが多く，ひどい場合には気が血とともに脱けて陽気外亡となる。このほか湿困〔内湿による圍困*，阻滞〕が長引くと陽気が損傷し，腎陽虚衰による水湿内停の変症を引き起こすが，その場合には内科の心悸・水腫などの関連疾病を参照に証治を行なう。

［診断要点］

①発病の季節は夏・秋に多い。

②発症は緩やかで，初期には悪寒発熱がみられるが，熱勢は不揚〔体表の熱は顕著でない〕であり，頭身重痛，胸悶脘痞，舌苔垢膩，脈濡緩などを併発する。

③伝変は遅く，病勢は纏綿として，病程は長くなる。特に湿熱留恋気分〔湿熱が気分に留まり続ける〕の段階が長期間となる。
④病程中に白㾦があらわれやすく，後期には便血などの深刻な証候が出現する。
⑤暑温挟湿は本病と酷似する場合が多い。

暑温	発病が急激であり，初期には高熱・口渇・大汗・心煩・脈洪数などといった暑熱熾盛の証候が主となり，湿邪を兼挟していても暑熱の証候が際立つ。
湿温	初期には一般に湿邪偏盛証を現すが，湿が次第に熱に化してくると，湿熱倶盛または熱偏盛証へと変遷する。

[辨証論治]

　本病は湿中に熱が蘊もり，蒸醸して病となったものである。気分湿熱蘊蒸による臨床証候は特に複雑で多様なため，気分病証の辨証に注意しながら治療する必要がある。辨証面では，まず湿熱の偏盛程度を辨かち，次に病変の所属部位を辨別しなければならない。治療面では湿熱の分解に重点を置き，湿が去って熱だけになれば解消しやすくなる。分解湿熱法は，湿熱の量と病変部位により異なってくる。

初期に衛気同病で，湿邪が偏盛である場合	裏の湿を芳香透表する。
邪が中焦にあり，湿濁が偏盛となり，湿中蘊熱である場合	苦温開泄を主とし，佐として清熱する。
湿邪が熱に化し，熱勢が盛んな状態へと転じ，湿熱倶盛となった場合	苦辛通降，化湿清熱を併用して進めるのがよい。
熱が湿より重くなった場合	清熱を主とし，兼ねて湿邪を化す。

湿邪下注により泌別機能が失調した場合	淡滲利湿薬により治療し，可及的速やかに湿邪の出口を探してやらねばならない。

まとめると，呉鞠通が「徒に清熱すると湿が退かなくなり，徒に祛湿すると熱はますます熾んになる」と述べているように，湿熱の量を詳細に審らかにし，祛湿と清熱の2大治法を合理的に応用することが必要とされる。

湿熱が完全に燥や火に化してしまうと，治療は一般の温病と異なってくる。

熱が陽明気分に熾んな場合	清熱生津する。
腑実燥結となる場合	通腑泄熱する。
熱入営血となり，腸道の血絡を損傷して大便下血する場合	涼血止血するのがよい。
下血過多のため，気が血とともに脱した場合	急いで補気固脱薬を与え，脱回血止できた後に，病機の所在に基づき辨証施治を行なう。
本病の回復段階において，余邪未浄・気機未暢の場合	清泄余邪・宣暢気機のための方剤を酌量する。
病邪はすでに解除されたが，胃気未醒または脾運不健の場合	具体的な状況に基づいて醒胃健脾薬を投与し，万全を期す。

4.1 湿重于熱証〔湿が熱より強い〕

(1) 邪遏衛気

【症状】悪寒して汗は少ない。身熱不揚であり，熱は午後に顕著となる，頭が裹まれるかのように重い，身重，肢倦，胸悶脘痞。苔白膩，脈濡緩。

【分析】本証は衛・気が同時に病んだもので，湿鬱衛分の表証だけでなく，湿遏気機の裏証も存在する，内・外の邪が合した証候である。肺は気を主り衛に属し，衛が湿を感受して鬱すると，肺気は宣発機能を失調して腠理の開闔機能が異常となるため，悪寒して汗が少なくなる。熱が湿中にあると，湿によって遏られるため，発熱するが身熱不揚*となる。湿と熱が交わって蒸すため，発熱は午前より顕著となる。湿が衛表を鬱し，清陽が阻まれると，頭は何かで覆われたかのように重くなる。湿の性質は重着〔重くて付着する〕であるため，肌表に侵入すると四肢と体が重く倦怠感を生じる。湿遏気機の裏証にまで至ると，胸部の苦しさ，脘部の痞え，舌苔白膩，脈濡緩などが主症状となる。湿が気分を阻み，気機が宣発・展開されなくなると，脘部が痞えて胸部が苦しくなる。裏湿が上部に偏って舌に出ると，舌苔は白膩，脈は濡緩となるが，これは湿邪阻滞の徴候である。上述した症状は湿温初期の湿遏衛気における，湿が重く・熱が軽い証である。

　本証における発熱悪寒，頭痛少汗は風寒表証に類似するが，脈は浮緊でなく，項の強ばりや痛みはなく，しかも胸脘痞悶などの湿阻による症状があることが鑑別材料となる。本証における胸悶脘痞は食滞の症状に似ているが，腐った食臭のする噯気がないことから鑑別できる。本証では陰虚のように午後に熱が激しくなるが，五心煩熱や舌紅少苔はみられない。

【治法】芳香辛散，宣化表裏湿邪。

【方薬】

❖藿朴夏苓湯（『医原』）。

　藿香2銭，半夏1銭半，赤苓3銭，杏仁3銭，生薏仁4銭，蔲仁6分，猪苓1銭半，沢瀉淡1銭半，淡豆豉3銭，厚朴1銭。

❖三仁湯（『温病条辨』）。

杏仁5銭，飛滑石6銭，白通草2銭，白蔲仁2銭，竹葉2銭，厚朴2銭，生苡仁6銭，半夏5銭。

甘瀾水（かんらんすい）8碗で，煮て3碗を取る。毎回1碗を，日中に3回服用する。

本証は衛気同病であるため，藿朴夏苓湯で表裏の湿を化す〔消す〕のがよい。

藿朴夏苓湯：

淡豆豉・杏仁	宣肺疏表することで肺気が宣化すれば，湿は気とともに化す。
藿香・厚朴・半夏・蔲仁	芳香化濁，燥湿理気により，裏湿を除けば気機は暢びやかになる。
猪苓・赤茯苓・沢瀉	淡滲利湿により，湿邪の出路を作ってやる。
生薏苡仁	〔健脾滲湿，清熱利水〕

石芾南（せきはいなん）は「湿が去って気が通じれば，津が外に布散（ふさん）＊され，自然に汗は解ける」と述べている。これは芳香化湿薬・苦温燥湿薬・淡滲利湿薬を集めたもので，表裏の湿を内外から分解する処方である。

三仁湯：

杏仁	軽宣肺気。
白蔲仁・厚朴・半夏	芳香化濁・燥湿理気。
生苡仁・白通草・飛滑石	淡滲利湿。
竹葉	配合することで鬱熱を軽清宣透する。

呉鞠通（ごきくつう）は「三仁湯で上焦肺気を軽開してやるだけである。肺は一身の気を主（つかさど）っており，気化すれば湿もまた化す〔気機が正常に運行

すれば湿も消える〕」と解説している。

　上記2処方には，どちらも開上・暢中・滲下〔上焦を開き，中焦を暢びやかにし，下焦へ滲み出させる〕といった作用があり，表裏の湿を宣化〔宣散して消す〕できるので，邪遏衛気証に適用する。特に藿朴夏苓湯には豆豉・藿香があり疏表透衛できるため，湿邪が衛表に偏り，熱化がまだ不鮮明なものに適している。三仁湯には竹葉・滑石があり，湿中の熱を泄らすことができるので，湿が次第に熱に化している場合に適する。

　本病の初期においては，辛温発汗・苦寒攻下・滋養陰液などは禁忌である。もし頭痛・悪寒・身重・疼痛を傷寒だと誤診して発汗させると，湿は辛温発表薬とともに蒸騰上逆し，ついには清竅を蒙蔽する。胸悶脘痞がみられる場合に，積滞とみなして攻下を行なうと，脾胃の陽気を損傷して脾気下陥を招く。午後に熱が増すものを陰虚であるとして滋潤すると，湿邪は停滞してしまい化せなくなり，病状は遷延して難治となる。そのため呉鞠通は「これを発汗させると神昏・耳聾＊となり，ひどくなると目瞑〔目をつむる〕して言葉を喋らなくなる。これを下すと洞泄〔食べ終わるとすぐに泄瀉する。完穀不化〕となり，これを潤すと病は深くなって解けなくなる」として，湿温病初期治療の三大禁忌について指摘している。

(2) 邪阻膜原

【症状】寒熱往来，寒がひどく熱は微か。身体が痛く汗がある，手足沈重，嘔逆して脹満。舌苔は白厚膩濁，脈緩。

【分析】膜原とは，外は肌肉に通じ，内は胃腑に近く，三焦の門戸であり，実際には身体における半表半裏に位置する。湿熱穢濁が膜原に鬱伏すると，陽気が阻遏されて肌表へ布散されなくなり悪寒を

生じる。陽気が次第に蓄積されていき、鬱が極みに達すると陽気が通じるが、このとき悪寒は消失し、発熱して汗が出る。邪・正が繰り返し抗争するため、悪寒・発熱に起伏を生じる。湿濁が偏盛となって陽気が鬱すると、悪寒がひどくなって発熱は微かになる。膜原の湿邪が外で肌肉を漬(ひた)すと、手足は沈んだように重くなり、肢体には痛みを生じる。穢濁(わいだく)が内を阻んで気機が失調すると、胃気が上逆するため嘔逆して膨満感を生じる。舌苔の白厚腻濁、脈緩はいずれも湿濁偏盛の徴候である。

　本証でみられる、寒がひどく熱は微か、身痛して汗がある、手足沈重などの症状は、いずれも湿邪困遏(こんあつ)のために陽気が鬱して伸展できなくなったものであり、傷寒による寒邪束表のために悪寒して身体が痛み、無汗ものとは明らかに異なっている。

【治法】膜原の湿濁を疏利透達する。

【方薬】

❖雷氏宣透膜原法(『時病論』)。

　厚朴1銭(姜製)、檳榔1銭5分、草果仁8分(煨)、黄芩1銭(酒炒)、粉甘草5分、藿香葉1銭、半夏1銭5分(姜製)。

　生姜2片を加えて引薬(いんやく)[50]とする。

　本証は湿濁の鬱閉がひどいものなので、一般の化湿剤では効果がなく、疏利透達法を行なって湿濁の邪を開達しなければならない。本処方は呉又可(ごゆうか)の達原飲の化載*によるものである。

| 厚朴・檳榔・草果 | 直接膜原に達し、膜原を占領している湿熱を開泄透達する。 |
| 藿香・半夏・生姜 | 輔薬として、暢気化湿の効果を補助する。 |

[50] 引薬(いんやく)：諸薬を病変部へ直接到達させるための薬。

黄芩	佐薬として，湿中の蘊熱を清める。
甘草	和中のために使用する。
陽虚のため体が寒い場合	老蔻・乾姜を加えて破陰化湿する。

　陰虧陽亢の場合，本処方の使用には慎重を要する。本方薬は温燥に偏るため，臨床では適切な時点で停薬する必要がある。湿がひとたび開いて熱が透り，熱勢がひどくなくなれば清化法へと変更しなければならず，さもなければ逆に熱勢を助長して劫傷陰津となり，痙厥の変証を引き起こす恐れがある。

(3) 湿困中焦

【症状】身熱不揚，脘痞腹脹，悪心欲吐，口は渇しない，または飲みたくない，または渇して熱いものを飲みたがる。大便溏泄，小便混濁，苔白膩，脈濡緩。

【分析】本証は湿濁が偏盛となって中焦を困阻〔囲困して阻む〕し，脾胃の昇降機能が失調したものである。湿熱病邪が直接中焦を犯すと膜原の湿濁も脾胃へと伝わることについて，章虚谷は「始めは膜原が受け，終には脾胃へ帰られる」と解説している。脾が湿により囲困〔包囲〕されると，気機の展化機能が失調するため，脘部の痞えや腹部膨満感を生じる。湿が内を阻むために，口は渇しない。湿が清陽を阻むと，津液が上部に布散されなくなって口渇を生じるが，口渇感が強いわりに飲みたがらない，または熱いものを飲みたがる。湿濁が下へと向うと大便は軟便や下痢となる。脾気の昇降・運化機能が阻まれると，胃気は和降できなくなり，濁気が上逆して悪心・嘔吐を生じる。苔白膩・脈濡緩は湿邪偏重の徴候である。身熱不揚は，湿中に熱が蘊もり，熱が湿によって遏られたものである。

【治法】燥湿化濁。

【方薬】

❖雷氏芳香化濁法(『時病論』)。

藿香葉1銭，佩蘭葉1銭，陳広皮1銭5分，製半夏1銭5分，大腹皮1銭(酒洗)，厚朴8分(姜汁炒)。

鮮荷葉3銭を加えて引薬*とする。

湿濁偏盛である	藿香・佩蘭	芳香化濁。	温運化湿に重点がある。
湿が気機を遏る	半夏・陳皮・厚朴・腹皮	燥湿理気。	
清気不昇	鮮荷葉	昇清，ならびに湿中の熱を泄らす。	

　本証は湿中に熱が蘊もったものなので，寒涼薬の使用が早すぎると湿濁を鬱閉してしまう恐れがある。章虚谷は「三焦の昇降する気は，脾によって鼓舞・運搬される。中焦が調和していれば，上下する気は順〔正常〕となり，脾気が弱くなれば湿が自然と内より生じる。湿が盛んになると脾の運化機能は健全でなくなり，濁が壅がって行かなくなり，苦痛が極まるのを自覚する。熱邪があるとはいえ，内では湿が盛んになっているので，舌苔は燥にはならない。まずその湿を開泄し，その後に清熱しなければならない。寒涼薬を投与すると，その湿を閉じてしまうことになる」と解説している。

(4) 湿濁蒙上，泌別失職

【症状】熱蒸・頭脹，嘔逆・神迷，小便不通，渇するが多くは飲まない。舌苔白膩。

【分析】本証は，中焦が長期間湿濁により菌困*されて生じた，蒙上流下証である。薛生白は「湿が多く熱が少ないと，蒙上流下〔湿は

上では蒙蔽し，また下へと流れる〕となる」と述べている。湿が中焦を阻むと，脾胃の昇降機能が失調するため悪心嘔吐を生じる。熱が湿によって遏られ，上部を蒸して蒙蔽すると，清陽が阻まれ，清竅が蒙われるため，蒸されるような熱感があって頭が腫れぼったくなり，意識が昏迷する。湿濁が下焦に注いで泌別機能が失調すると，小便が通じなくなる。湿濁偏盛となると，渇しても多くは飲まず，舌苔は白膩となる。

【治法】まず芳香開竅を行ない，続いて淡滲分利する。

【方薬】まず蘇合香丸で芳香開蔽・通竅蘇神し，続いて茯苓皮湯で淡滲除湿する。

❖蘇合香丸（『和剤局方』）：

　白朮・青木香・烏犀屑・香附子（炒去毛）・朱砂・訶黎勒・白檀香・安息香（別に粉末にして，無灰酒1升で熬って膏とする）・沈香・麝香（研）・丁香・蓽茇各2両，龍脳(研)・蘇合香油（安息香膏内に入れる）・薫陸香（＝乳香）（別研）各1両。

　上記薬は，蘇合香油以外はすべて極細の粉末になるまで研いで均等にし，その後に蘇合香油を適量の白蜜（微温）で均等になるように撹拌して薬粉中に入れ，煉蜜〔煉った蜜〕を加えて丸剤とする。

❖茯苓皮湯（『温病条辨』）。

　茯苓皮5銭，生苡仁5銭，猪苓3銭，大腹皮3銭，白通草3銭，淡竹葉2銭。

　水8杯で，煮て3杯を取り，3回に分けて服用する。

猪苓・茯苓皮・薏仁・通草・淡竹葉	淡滲利湿	小便を通行させて，湿濁を下から泄らす。
大腹皮	理気化湿	

(5) 湿阻腸道，伝導失司

【症状】神識が蒙われるかのようである。少腹硬満，大便不通。苔垢膩。

【分析】本証は湿温に長期間拘束されたために，腸道に湿が鬱して気が結び付き，伝導機能が失調したものである。湿熱が長期間鬱したために腸道の気機が麻痺して阻まれると，下腹部が硬満〔硬くなって膨満感がある〕し，大便は通じなくなる。しかし燥糞搏結によるものではないので，硬満はするけれど疼痛するものは少なく，しかも潮熱や舌苔の焦燥黄厚はみられない。湿邪が瀰漫して清竅を蔽鬱〔おおい鬱する〕するために，神識＊は蒙われたかのようになるが，熱入心包によるものではないため，意識がはっきりしている場合もある。苔垢膩〔垢膩：汚い〕は湿邪偏盛の徴候である。

【治法】宣通気機，清化湿濁。

【方薬】

❖宣清導濁湯（『温病条辨』）。

猪苓5銭，茯苓5銭，寒水石6銭，晩蚕砂4銭，皂莢子3銭。

水5杯で，煮て2杯とし，2回に分けて服用する。大便が心地よく通じる程度とする。

晩蚕砂	腸道の湿濁を化す。	ひとつに有形の湿を駆逐し，ひとつに無形の気を化す。濁が化して気が通暢すれば，大便は自然に通じる。
皂莢子	腸道の気機を宣通する。	
猪苓・茯苓・寒水石	利湿清熱。	

　本証は湿鬱気結証であり，腸腑燥結証とは明らかな違いがあるため，苦寒攻逐法による治療は不適切である。

4.2 湿熱并重証〔湿と熱のどちらも強い〕

(1) 湿熱蘊毒

【症状】発熱口渇，胸痞腹脹，四肢が痠く倦怠感がある。咽が腫れ溺は赤，または身体や目が黄色くなる。苔は黄で膩。

【分析】湿熱交蒸により熱毒が醸成され，気分に氾濫した証である。熱毒は津を損傷するため，発熱して口渇を生じる。熱毒が上を壅ぐと，咽喉部が腫痛する。湿熱が下に蘊ると，小便は赤色となる。湿邪が阻滞して気機が閉じ込められると，胸が痞えて腹部には膨満感があり，四肢は痠くなって倦怠感を生じる。湿熱交蒸により胆汁が外に溢れると，体や目が黄色くなる。舌苔黄膩は湿熱蘊阻の徴候である。

【治法】解毒化湿。

【方薬】

❖甘露消毒丹（『温熱経緯』からの引用）。

飛滑石15両，綿茵蔯11両，淡黄芩10両，石菖蒲6両，川貝母・木通各5両，藿香・射干・連翹・薄荷・蔲仁各4両。

各薬は日干しで乾燥させ，生のまま（火をあてると薬性が熱に変わる）研いで極細にし，毎回3銭をお湯で調服＊して日中に2回服用する。または神麴糊でビー玉大の丸剤とし，お湯で溶かして服用してもよい。

湿と熱が交って蒸したものであるため，熱勢が偏勝となる。	黄芩・連翹・薄荷	清熱透邪
湿熱蘊毒により咽喉が腫痛する。	射干・川貝	解毒利咽
湿邪がまだ化しておらず，気分を阻んでいる。	藿香・蔲仁・石菖蒲	芳香化濁

下焦に湿熱が蘊結しているため小便不利となる。	茵蔯・滑石・木通	利湿泄熱

　本処方は別名を普済解毒丹といい，王孟英(おうもうえい)は「湿温時疫を治療する主方である」と述べている。

(2) 湿熱中阻
【症状】発熱して汗が出ても解熱せず，口渇するが多くを飲もうとはしない。脘痞嘔悪，心中煩悶。便溏で黄色，小溲短赤。苔黄滑膩，脈象は濡数。
【分析】本証は湿・熱ともに盛んになり，湿と熱が交わって中焦脾胃を蒸したものであり，湿温病において湿が次第に熱に化していく過程でみられることが多い。裏熱偏盛となると，発熱，汗出，口渇，心中煩悶，小便短赤などの証があらわれる。湿熱が膠着して居座ると，湿と熱とが蒸し合うことにより汗が出るが，この場合の熱勢は発汗によっては退かず，熱が盛んになると津を損傷して小便は濃く少なくなる。津が上部まで行き渡らないと口渇を生じるが，内の湿邪によって阻まれたものなので，多くを飲もうとはしない。邪熱が心を擾(みだ)すと，心中に熱感があっていらつくが，湿邪鬱閉を兼ねているため，煩してしかも悶える。裏は湿で阻まれ，湿が気機を阻むと脘部が痞えて悪心嘔吐する。脾が昇降・運化機能を失調すると，湿邪が下へと流れ，大便は稀薄な軟便となる。このほか苔が膩で黄色，脈濡で数は，いずれも湿熱倶盛の徴候である。
【治法】苦辛開降。
【方薬】
❖王氏連朴飲（『霍乱論』）。

川連1銭，厚朴2銭，石菖蒲1銭，酢炒半夏1銭，淡豆豉3銭，炒山梔3銭。

黄連・山梔	苦泄裏熱	苦薬と辛薬の併用により，湿熱を分解する効果がある。
厚朴・半夏	開泄脾湿	
豆豉	宣透蘊熱	
菖蒲	芳香化濁	
湿熱が肌表に鬱蒸し，白㾦を外発する場合		竹葉・薏苡仁を加え，透熱滲湿の効果を増す。
津の損傷がひどく，口渇・小便短赤が顕著な場合		蘆根などの生津薬を加える。

(3) 湿熱醸痰，蒙蔽心包

【症状】身熱が退かず，朝には軽く暮れに重くなる。神識は昏蒙＊となって清明のようでも昧いようでもあり，または清明だったり昏昧〔昏蒙〕となったりで，時に譫語する。舌苔黄膩，脈濡滑で数。

【分析】本証は気分の湿熱が痰濁を醸蒸し，心包を蒙蔽したものである。心包が痰湿に蒙われ，心神が蔽われて擾されると，神識＊は昏蒙し，清明のようでも朦朧としているようでもあり，また時に清明で時に朦朧となる。気分の湿熱により蘊蒸されるため，身熱＊は退かず，朝には軽く暮れに重くなる。舌苔黄膩，脈濡滑で数は，いずれも熱邪偏盛の徴候である。しかし本証では湿濁にひどく偏った症状が主となる場合があり，舌苔は垢膩で白色，脈は数でなく濡となる。湿熱醸痰・蒙蔽心包，および熱閉心包のいずれの場合も精神異常が主要症状となって現れるが，両者は性質が異なるため注意して鑑別しなければならない。

湿熱醸痰, 蒙蔽心包	湿熱によって痰が醸され, 包絡が蒙蔽されたもの。	病は気分にある。	痰湿蒙蔽のために昏蒙する。	湿熱が舌まで熏蒸するため, 苔は黄膩となる。
熱閉心包	熱邪が内陥したために機竅が閉塞されたもの。	すでに営血に入っている。	熱邪に逼られて心神が擾され, 神昏譫妄を生じたもので, 灼熱感・肢厥を兼ねる。	営血が灼かれるため, 舌質は紅絳となる。

　石芾南(せきはいなん)は「前者〔湿熱醸痰, 蒙蔽心包〕は舌苔黄膩で, 湿熱が明らかな徴候である。本証〔熱閉心包〕は舌赤無苔でありこれは陰が損傷された確実な根拠となる」と解説している。

【治法】清熱化湿, 豁痰開蔽。

【方薬】

❖菖蒲鬱金湯(『温病全書』)。

　石菖蒲3銭, 広鬱金2銭, 炒山梔3銭, 青連翹2銭, 細木通1銭半, 鮮竹葉3銭, 粉丹皮3銭, 淡竹瀝5銭, 灯芯2銭, 紫金片(＝玉枢丹)5分。

❖至宝丹(「各論1. 風温」を参照)。

❖蘇合香丸(本章4.1 (4)を参照)。

菖蒲鬱金湯:

山梔・連翹・丹皮・竹葉	湿中の蘊熱を清泄する。
菖蒲・鬱金・竹瀝・玉枢丹	化湿豁痰, 開蔽蘇神。
木通・灯芯	湿熱を導いて下行させる。

　臨床では痰熱偏盛・湿濁偏盛の状況に基づいて, それぞれ至宝丹や蘇合香丸を考慮する。

熱偏重の場合	さらに至宝丹を服用する。
痰濁偏盛の場合	蘇合香丸を服用する。
痙厥がみられる場合	全蝎・蜈蚣・地龍・僵蚕などを加え，熄風止痙を兼ねる。

4.3　熱重于湿証〔熱が湿より強い〕

【症状】高熱を発して汗が出る，顔が赤く呼吸が粗い，口渇欲飲，身重脘痞。苔黄微膩，脈滑数。

【分析】本証は湿邪が次第に熱に化して熱重湿軽となった証候であり，病機としては陽明熱熾に太陰脾湿未化を兼ねたものである。高熱を発して汗が出る，口渇して飲みたがる，顔が赤く呼吸があらいのは，いずれも陽明熱盛，裏熱蒸迫の症状である。湿困太陰を兼ねる場合には，体が重く，脘部が痞える。苔黄微膩，脈滑数は，熱が湿よりも強い徴候である。

【治法】辛寒清泄胃熱，苦燥兼化脾湿。

【方薬】

❖白虎加蒼朮湯（「各論3. 暑温」を参照）。

陽明熱盛が主である。	辛寒の白虎湯を主とする	大清胃熱。
太陰脾湿を兼ねている。	蒼朮を加える	燥湿。
熱が鬱して火に化しているが，津の損傷はひどくない場合	黄連・黄芩などの苦寒瀉火薬を加えてもよい。	

4.4 化燥入血証

(1) 傷絡便血
【症状】灼熱感があり煩躁する。鮮血を下血する。舌質紅絳。
【分析】本証は湿邪が燥へ化し，熱邪が火へ化し，血分に侵入して腸絡を損傷し，迫血下行となって生じたものである。このため鮮血を下すことを特徴とし，同時に灼熱感があって煩躁する，舌質紅絳などといった血分の熱毒熾盛により営陰が損傷した症状が現れる。
【治法】涼血解毒止血。
【方薬】
❖犀角地黄湯（「各論2. 春温」を参照）。

　本証は病勢が危急なため，適時救急治療しなければならない。薛生白は「大量の涼血解毒剤を使い，陰を救って邪を泄らす。邪が解ければ血は自然と止まる」と述べている。

　犀角地黄湯は涼血解毒の専門方剤であるが，臨床では止血効果の補助として紫珠草・地楡炭・側柏炭・茜根などを加える。

(2) 気随血脱
【症状】便血が止まらない，顔面蒼白，汗が出て四肢が冷える。舌淡無華，脈象は微細。
【分析】本証の多くは傷絡便血証から進行したものである。腸絡が損傷すると便血が過多となり，気は血とともに脱ける。気は血の帥〔気は血を帥いる〕，血は気の母であり，気は血を統摂し，血は気を載せるため，便血が過多となると，気は血とともに脱ける。気脱により摂納機能が働かなくなると，突然出血して止まらなくなる。血脱により気が頼るものがなくなると，陽気暴脱となり，急激な体温

の下降，発汗して四肢が冷える，顔面蒼白，脈細微などの症状が現れる。

【治法】益気固脱。

【方薬】

❖独参湯（『十薬神書』からの引用）。

　人参2両去芦〔先端の根頭部にある芦頭を除く〕。

　毎回，盃2杯分の水で，大棗5枚と煎じて1盃とし，少しずつ啜するように飲む。

　本証の病勢は危急であり，気脱陽亡を生じて間もなく死に至る凶悪危険な証である。そのためまず益気固脱する必要があり，急いで頻繁に独参湯を服用させる。人参は固護元気〔元気を堅固にして保護〕することができ，気が回復すれば血を統摂でき，便血をコントロールできるようになる。

　元気が回復し，危険な状態が解除されれば，具体的な病状に基づいて随証施治を行なう。一般にこの時点においては，顔面晄白，四肢が温かくない，倦怠脱力感，なおも少量の便血がある，舌淡無華，脈緩無力など，脾胃虚寒，陰血虧虚の徴候があらわれる場合が多く，黄土湯を使用して温補脾腎，養血止血するのが適切である。

❖黄土湯（『金匱要略』）。

　甘草・乾地黄・白朮・附子（炮）・阿膠・黄芩各3両，灶中黄土半斤。

白朮・黄土・附子	温陽健脾。脾には統血作用があり，脾が健やかになれば血を統摂できるようになるので，出血は次第に停止する。
阿膠・地黄	滋陰養血。
黄芩	苦寒堅陰し，兼ねて腸道の余熱を清める。さらに朮・附により燥熱が過度になることも防ぐ。

| 甘草 | 諸薬を調和する。 |

　これは寒薬と熱薬の併用により潤と燥を共済する方剤であり，陽を扶けて陰を傷わず，陰を益して陽を損じないことから，気を回復して血を止め，陰を生じて陽を長てるといった効果がある。

4.5　余邪未浄証

【症状】身熱はすでに退き，脘中は微に悶え，空腹感はあるが食べない。苔薄膩。

【分析】本証は湿温の回復期にみられ，熱邪はすでに退いているので一般に発熱はない。ただ余湿がまだ浄化されていないために胃気は舒暢せず，脾気がまだ覚醒していないために脘中が微かに苦しく，空腹感はあるが食べようとしない。舌苔薄膩は余邪未浄の徴候である。

【治法】軽清芳化，滌除余邪。

【方薬】

❖薛氏五葉蘆根湯（『温熱経緯』）。

　藿香葉，薄荷葉，鮮荷葉，枇杷葉，佩蘭葉，蘆根，冬瓜仁。

| 藿香葉・佩蘭葉・鮮荷葉 | 芳香化湿，醒脾舒胃。 |
| 薄荷葉・枇杷葉・冬瓜仁・蘆根 | 軽清薬により余熱を透泄し，まだ浄化されてない湿熱を清める。 |

　薛生白は「これは，湿熱はすでに解けたが，余邪が清陽を蒙蔽していて，胃気が舒暢しないものなので，極めて軽清の薬を使用して上焦の陽気を宣通するのがよい。重味の方剤を投与しても病状に適

合しない」と解説している。

　このほか，湿が熱によって化し，燥が胃陰を損傷する場合があるが，その治療法は基本的に風温と同じである。

［まとめ］

　湿温は湿熱病邪によって引き起こされた外感熱病であり，夏・秋の季節に多発する。発病は緩やかで伝変も遅く，病勢は纏綿(てんめん)として病程は長引き，脾胃証候が顕著であるといった特徴がある。

＜病因＞

内因	太陰が損傷して湿邪が停聚する。
外因	湿熱病邪を感受する。
内外の邪が合して湿温が発生したことが原因である。	

　湿は土の気であり，脾胃はどちらも中土(ちゅうど)に属し，湿土の同類の気が引き合うことになるため，湿温は脾胃を主要な病変部位とする。

　湿熱の転化は中気の虚実状態によって異なるため，辨証時には湿熱偏盛の程度および病変の所在部位に注意して辨別しなければならない。

中陽が虚している場合	病変は太陰脾に偏る	湿偏盛証が現れる。
中陽偏旺の場合	病変は陽明胃に偏る	熱偏盛証が現れる。

＜湿温の治療＞

　湿と熱を分解することにより治療するが，化湿を主とする場合，清熱化湿を併行して進める場合，清熱を主とする場合がある。

※化湿を主とする場合：湿偏盛の諸症を主治する。

湿温の初期で，衛気同病の場合	表裏の湿を宣化する。
湿濁が膜原（まくげん）に鬱伏する場合	疏理透達により治療する。
湿困中焦のため脾胃の昇降機能が失調している場合	燥湿化濁するのがよく，早くから寒涼剤を投与すると湿を遏（えぎ）ってしまう恐れがある。
湿邪注下のため泌別機能が失調した場合	可及的速やかに湿邪の出路を作ってやる必要がある。淡滲利尿を主とする。
腸腑に湿が鬱し，気が結び付いている場合	宣清導濁するのがよい。

※清熱化湿を併行する場合：湿熱俱盛の諸症を主治する。

湿熱蘊毒の場合	清熱解毒に化湿を兼ねる。
湿熱俱盛により中阻脾胃となった場合	苦辛通降，分解湿熱する。
湿熱醸痰により蒙蔽心包（もうへいしんぽう）となった場合	清熱化湿，豁痰開竅する。

※熱が湿より強い場合：清泄陽明を主とし，兼ねて太陰脾湿を化してやる必要がある。

<湿温における営血分の治療>

　基本的に風温病などと同じであるが，湿邪が燥化しているか否かに注意する必要がある。熱邪が営血に深く入っていたとしても，気分の湿邪が尽きていない場合に涼潤剤を単純に使用すると，恋邪*の弊害を生じることとなる。湿温における便血は血分病変における重篤な証候のひとつであり，涼血解毒止血するのがよい。陽気が陰血と共に外脱する場合には，益気摂血，固脱回陽するのがよい。

<湿温の回復期の治療>

　邪熱が次第に退き，余邪がまだ完全に清められていない場合には，軽清芳化，滌除余邪する必要がある。

[文献摘録]

劉河間『素問病機気宜保命集』病機論：湿を治療する法は，小便を通利させる以外にない。

喻嘉言『医門法律』三気諸方・律11条：湿病を治療するには発汗させてはならないが，陽鬱の者からは微かに汗を出させないと，転じて人を傷つけることとなる。これは医者の過誤である。

　また「湿家は発汗させてはならない，身体はもとより多汗であるため，亡陽となりやすい」といわれており，湿温証を誤って発汗させたものを重暍と呼ぶ。これは医者が殺すようなもので，古くから規則を定めて深く戒めている。長時間風涼に冒される，生ものや冷たいものを恣に食べる，さらには水で汗を灌ぐなど，陽が遏抑されている者に対しては，微汗させないと病を解除できなくなってしまう。『内経』に「炎熱である夏には，汗が出て熱を発散しなければならないが，もし汗が出なければ，秋になって風瘧を生じることとなる」というのもそのひとつであり，発汗させてはならないものを発汗させたり，微汗せしむべきものを全く発汗させなかったりすると，「噎〔嚥下時につまる感覚がある，むせる〕して食事ができなくなる」とは，このことについて述べたものである。

　また「湿病を治療するには，小便を通利させなければならない」といわれるが，陽虚の者に対しても一律に小便を通利させてしまうと，転じて人を殺すこととなり，これは医者の罪である。

　「湿家は小便を通利させなければならない」とは，大法である。しかし普段から真陽が虚しているために，汗が出て，小便が瀝滴〔滴り続ける〕するのは，まさに泉が竭き，陽が脱出して亡陽となりかけているものであり，湿熱だと考えて恣に小便を通利しようと

すると，水がなくなって真陽は維附する〔連なり結び付く〕ものがなくなり，やがて離脱して死んでしまう。この法は禁じられていない中でも，最も禁忌とすべきものである。

葉天士（ようてんし）『臨証指南医案』湿・華岫雲（かしゅううん）按：先生の治法を観るに，湿が上焦を阻む場合には開肺気を行ない，佐として淡滲により膀胱を通じさせている。これは上閘（じょうこう）〔上部の水門〕を啓き，支流を開いて，水勢を導き下行させるという理論である。脾陽不運となって湿が中焦に停滞している場合には，朮・朴・姜・半などにより温運し，苓・沢・腹皮・滑石などで滲泄させている。このことは低地で〔水はけが〕悪い湿地に対しては，必ず烈日（れつじつ）〔強く照り付ける太陽〕により曝してやる必要があり，または剛燥〔乾燥した〕の土で培（ふさ）がなければならない，または溝を開いて泄らして（も）やらねばならないことに似ている。用薬法をまとめると，苦辛寒〔薬〕で湿熱を治療し，辛温〔薬〕で寒湿を治療し，概ね淡滲〔薬〕を佐として使用する。……甘酸膩濁〔薬〕はここでは使用しない。

何廉臣（かれんしん）『重訂広温熱論』湿火之証治：湿が多い場合には湿が熱より強く，病は太陰肺・脾に発する場合が多い。舌苔は必ず白膩，または白滑で厚，または白苔に灰色を帯びて粘膩浮滑を兼ねる，または白苔に黒点を帯びて粘膩，または黒紋で粘膩を兼ね，ひどくなると舌苔が舌一面に分布し，粉が積もったかのように厚く，しっかりとこびりつく。脈・呼吸ははっきりとせず，または沈細で伏に似ており，断続的となって均等ではない。精神状態は異常なまでに力がなくて嗜睡することが多く，証としては必ず凜凜（りんりん）〔寒いさま〕と悪寒し，ひどくなると足が冷え，頭目は脹痛し，昏重〔ひどくぼんやり

と〕し，何かで裹（つつ）まれたり蒙（おお）われているかのようであり，体が痛くて屈伸できず，身が重くて寝返りを打つことができず，四肢の関節や筋肉が疼（うず）き煩い，腿や足にはだるい痛みがあり，胸膈は痞（つか）えて満ち，渇するが飲もうとはしない，または渇することはない。午後になると陰虚でみられるように悪寒発熱を生じ，小便は少量で出渋って熱感があり，大便は軟便ですっきりせず，ひどくなると水瀉となる。治法は軽開肺気を主とする。肺は一身の気を主（つかさど）り，肺気が化すれば〔正常に運行されれば〕脾湿は自然と化す。たとえ兼邪があったとしても，藿朴夏茯苓湯を使用して一緒に化してやるのが適切である。質量が軽く味が辛淡な薬を使用して，上閘（じょうこう）〔上部の水門〕を啓（ひら）いて支流を開き，水勢が下行するよう導いて出路を作ってやる。そうすることにより湿を去って気を通じさせ，津を外に布散＊させてやれば，汗は自然に解除される。

　　　　　　　　　　　⋮

　熱が多い場合には熱が湿より強く，病は陽明胃腸に発する場合が多い。熱が裹で結び付いて，中から上を蒸すと，この時点では気分の邪熱が鬱し遏（さえ）ぎって津を灼（や）くが，まだ血分に鬱結していなければ，舌苔は必ず黄膩で，舌辺尖は紅紫色で津を欠く，または底は白く黄で覆われ混濁して汚ない，または純粋な黄色で白が少ない，または黄色で燥（かわ）いて芒刺（ぼうし）がある，または苔は白で底が絳（こう）である，または黄色に黒を帯び，浮滑粘膩である，または白苔が次第に黄色から灰黒色となる。伏邪が強い場合には，苔もまた一面に厚く，しっかりとこびりつき，脈・呼吸は数滞（さく）となって一定ではなくなる。症状としては必ず神煩・口渇し，渇しても飲もうとはせず，ひどくなると難聴を生じて乾嘔し，顔色は紅・黄・黒色が混じり，穢濁（わいだく）な口臭がする。その他は前に論じた諸症状が現れたり現れなかったりする

が、必ず胸腹部に熱感や膨満感があり、按えると手が灼かれるようで、ひどい場合には按えると痛む。枳実梔豉合小陥胸湯に連翹・茵蔯の清芬薬、姜汁炒子芩・木通の苦辛薬を加えることで、内通・外達させ、表裏ともども徹底させることにより、伏邪を汗と小便の両面から解除する。次第に燥へと変化していき、渇がひどくなって脈大となり、呼吸が粗くなって〔気〕逆する場合には、石膏・知母を大量に加え、肺気を清めてその化源を滋してやるが、特に蘆根・灯芯は多用（先煎し、その煎液を水代わりとして煎じる）するのがよい。軽清甘淡〔薬〕により泄熱化湿し、下行させて膀胱より解除し、外達＊させることで白㾦により解除し、また斑疹を一斉に発させて解除する。伝変に至っては、胃家の湿熱が肺気を鬱蒸し、肺気による水精の布散＊、外達・下行ができなくなると、必ず煩渇・多汗・斑疹・停飲〔水飲の停滞による諸証〕・発黄などの証があらわれる。

何廉臣『全国名医験案類編』按〔考察〕：湿温の病には、湿遏熱伏のもの、湿重熱軽のもの、湿軽熱重のもの、湿熱并重のもの、湿熱倶軽のものがあり、しかも挟痰・挟水・挟食・挟気・挟瘀のものがある。証に臨む際には、まず湿と温のどちらが軽くどちらが重いか、兼挟の有無をしっかりと辨ち、しかる後に証に応じた薬を投与し、状況に応じて友軍と連携作戦をとって助け合う。用薬が適切であれば確実に効果を収めることができる。

[症例研究]

1．湿温・湿重于熱（『張聿青医案』より）

　張○、男。湿温を患い10日。煩熱して無汗、赤い発疹が隠れて透せず、胸は次第に窒って悶えるようになり、咳をするがすっき

りしない，常に譫語する，煩渇するが飲もうとせず，沸騰させた湯をやたら飲みたがる。脈数細滑，苔は白で中心が黄，舌根部の近くに厚くこびり付いている。これは無形の邪と，有形の湿が対峙して化せず，邪は泄れようとするけれど裏湿が鬱結していて表気が外通できないのである。汗によって疏通させてやるのだが，疹は汗では舒暢しない。熱と湿が交わって蒸すため，胸中の広く清んだ地はついに雲や霧の郷となって精神機能にまで満ち，湿に蒸されて痰を生じており，内が蒙われて昏痙を引き起こす恐れがある。

　　三仁湯去滑石・川朴・竹葉，加豆豉・橘紅・鬱金・枳殻・菖蒲・佛手。

〈第2診〉昨日辛宣淡化剤を与えたところ，上焦の気分はやや開かれ，熏蒸の熱勢もやや緩まり，意識は沈迷〔昏迷状態〕から清明へと転じ，譫語・抽搐はすでに安定し，煩悶も幾分緩和され，舌苔もやや退いた。しかし時に気が上衝するため咳逆する，脈は数糊滑。これは鬱蒸はやや解除できたものの，邪湿の勢はなおも極大であり，病は退く機序にあるとはいえ，済うにはまだ不十分である。肺・胃が蒸されていて，気は下降し難いため，気が衝いて咳するといった症状は，どちらもまだ減少していない。前法に加えて，再び疏肺下気法を行なう。

　　甜葶藶，通草，光杏仁，製半夏，冬瓜子，広鬱金，薄橘紅，滑石塊，炒枳殻，枇杷葉，桔梗，竹茹。

〈第3診〉胸悶懊憹，気衝咳逆は次第に軽減し，痰もすっきり喀吐できるようになり，舌苔も大いに化したが，脈はまだ不揚〔はっきりとしない〕である。肺と胃の間にはなおも熏蒸されている場所があり，表へと越えることができず，邪には出路がない状況なので平穏にならないのである。

光杏仁，広鬱金，淡黄芩，桑叶，甜葶藶，桔梗，白蔲仁，生苡
　　仁，製半夏，炒香豆豉，橘紅，枇杷葉。

〈第4診〉咳嗽・気逆は大いに退き，痰もすっきりし，譫語・熱煩
も次第に減少したが，小便は清ですっきりとせず，大便も通じない。
頻繁におならをし，脈は数糊滑，舌苔は化して中だけが厚い。これ
は湿痰内阻のため，邪を泄越できないものである。再び導滞する。

　　鬱金，橘紅，桔梗，製半夏，赤茯苓，生苡仁，滑石，通草，草薢，
竹瀝達痰丸3銭，佛手・通草湯で送下する。

〈第5診〉大便はスムースとなり，懊悩・煩悶も大いに安定し，熱
もやや軽くなり，口渇も減った。赤疹〔赤色の発疹〕は極めて少な
いものの，汗は外達せず，脈はやや爽で，舌根部の苔は白くなおも
こびり付いている。邪湿による熏蒸は次第に緩和しているものの，
まだ透泄できておらず，それを外越させてやる必要がある。方剤は
穏やかなものが妥当である。

　　　光杏仁，鬱金，橘紅，生苡仁，枳殻，滑石塊，炒蔞皮，葶藶子，
　　桔梗，通草，木通，製半夏，赤白茯苓。

〈第6診〉熏蒸が瀰漫する勢いは緩和されたものの，湿の性は粘膩
であるため急激には泄化〔泄らし化すことが〕できず，裏気は宣通
せず，表気は達し難く，汗・㾦（はい）ともに発越できず，咳嗽・気逆し，
小便がすっきりせず，脈数滑・苔白である。邪と湿の双方が主人公
となっており，依然として平穏にし難い。

　　　鬱金，光杏仁，橘紅，冬瓜子，桔梗，鮮佛手，製半夏，生薏仁，
　　蔲仁，赤猪苓，通草，葦茎。

〈第7診〉熱勢は順を追って減少し，咳も次第に緩和されたが，湿
が内から攻撃するため邪を外越できない。これは熱勢が互いに慕い
合って退かないため外達できないのである。内から変化させてやる

ことが必要であり，即座に処理しようと思ってはならない。

　　豆巻，滑石，光杏仁，鬱金，製半夏，通草，新会紅，猪苓，桔梗，枳殻，生苡仁，鮮佛手。

〈第8診〉清理余蘊方。

　　豆巻，生苡仁，製半夏，通草，広皮，福沢瀉，光杏仁，鮮佛手，白蔲仁，夏佩蘭。

　胸悶すれば桔梗・鬱金を加え，ひどい場合には川朴・枳殻・藿香を加え，頭脹する場合には蒺藜・天麻・僵蚕を加え，理胃するには生熟穀芽・沈香麹・玫瑰花を加える。

2．湿温・熱重于湿（『丁甘仁医案』より）

　裘○，男。湿温8日，壮熱が出て発汗するが解熱できず，口が乾いて飲みたがり，煩躁して眠れず，熱が盛んになると譫語・妄言し，胸が痞えて泛悪*し，食事ができない。小溲渾赤〔濁った赤色の小便〕，舌苔は黄色が多く白色は少ない，脈象は弦滑で数。陽明の温が非常に熾んとなり，太陰の湿が化せず，気分を蘊蒸して三焦に瀰漫しており，まさに「温が熱に化し，湿が燥に化す」勢いで，軽く浅い証ではない。そのため蒼朮白虎湯加減を使用して，動静を観察する。

　　生石膏3銭，肥知母1銭5分，枳実炭1銭，通草8分，製蒼朮8分，茯苓皮3銭，炒竹茹1銭5分，飛滑石3銭，仙半夏1銭5分，活蘆根1尺（節を去る），荷梗1尺。

〈第2診〉脈を診ると，洪数でやや緩となっている。壮熱の勢いは大いに減少し，やや眠れるようになったものの，口が乾いて飲みたがり，胸悶・泛悪し，食事をとることができない。舌苔の膩黄は次第に化しており，伏温は次第に解除されているが，蘊湿はなおも中

焦に留まっているようである。すでに効果がみられているので，さらに拡張する必要はなく，芳香淡滲薬を参入させて湿熱の出路を作ってやる。

　　熟石膏3銭，仙半夏1銭半，枳実炭1銭，沢瀉1銭，製蒼朮8分，赤茯苓3銭，炒竹茹1銭5分，通草8分，飛滑石3銭，鮮藿香・佩蘭各1銭半，荷梗1尺。

〈第3診〉熱が退いて数日経過したが，再び瘧のような悪寒・発熱を生じると，胸悶して食欲がなく，しかも泛悪*し，小便短赤，苔黄で口が苦い，脈は左弦数，右濡滑である。これは伏匿していた邪が少陽へ移り，蘊湿が中焦に留恋*し，胃の降和機能が失調したものである。ここでは和解枢機〔気機の運行を正常にする治法〕を行なうのが良く，芳香淡滲〔薬〕により伏匿している邪を枢機*によって解除し，湿熱を小便から出してやる。

　　軟柴胡8分，仙半夏2銭，酒黄芩1銭，赤苓3銭，枳実1銭，炒竹茹1銭5分，通草8分，鮮藿香・佩蘭各1銭5分，沢瀉1銭5分，荷梗1尺。

3．湿温化燥入営（『丁甘仁医案』より）

　鄧○，男。湿温16日。身に灼熱感があり，汗があって退かず，口渇して飲みたがり，煩躁してよく眠れず，譫語のような寝言をいい，目は紅く小便は赤く，舌は紅糙〔粗い〕で無津，脈は弦数。胸部には紅疹が分布している。これは温がすでに熱と化し，湿がすでに燥と化し，燥火が営に入って陰津を損傷しており，西江〔長江・黄河に次ぎ3番目に長い川〕を吸い尽くすかのような勢いで化源〔生化の源〕が竭きようとしている状態で，風動による痙厥の変証を生じるのは目前である。炎炎としている勢力を，速やかに生津涼

営の大剤で清めることにより，津が生じて邪が退き，無事危険から逃れてくれることを願う。

　　鮮生地6銭，天花粉3銭，川貝母2銭，生甘草8分，粉丹皮2銭，冬桑叶3銭，銀花8銭，白薇1銭5分，羚羊片8分，朱茯神3銭，帯心連翹3銭，茅根・蘆根各1両，鮮石斛4銭，鮮竹葉30片。

〈第2診〉湿温18日，甘寒清解薬をすでに2剤服用した。舌は紅糙でやや潤，津液は次第に回復してきている。身には灼熱感があり，口渇・引飲はともに減少し，睡眠もややとれるようになり，状態は良くなっている。紅疹の分布は次第に多くなり，目は白く紅絲〔糸状の内出血〕がみられ，小便短赤，脈数不静である。少陰の陰が損傷して水不済火*となり，営分の熱はなおも熾んなため，木火昇騰となっている。前回の処方ですでに効機〔効果〕がみられているので，改弦更張〔方法を根本から改めて失敗する〕の轍を踏まないようにしなければならない。

　　原方に西洋参1銭5分，鮮藕4両（片状に切って煎じる）を加える。

〈第3診〉湿温三候〔運気学では1候＝5日だが，傷寒・温病では一候＝7日〕，温は熱に化し，湿は燥に化している。繰り返し生津涼解剤を与えたところ，身の灼熱感は大いに減り，安眠できるようになり，寝言も止まった。紅疹は一面に分布し，営分の熱はすでに外達*している。脈は数不静で，舌はやや光紅，小便は黄で，7～8日間排便がない。陰液は驟には回復し難く，木火はなおも熾んであり，余焔はまだ熄えていない。そこで生津泄熱し，佐として腑気*を通じさせる。緩下させるが，それには存陰の意味もある。

　　西洋参1銭5分，冬桑叶2銭，天花粉3銭，白薇1銭5分，鮮

生地4銭，粉丹皮2銭，川貝母3銭，生甘草6分，鮮石斛4銭，朱茯神3銭，郁李仁3銭（研），麻仁4銭（研），活蘆根1尺（節を去る）。

〈第4診〉湿温22日，身の灼熱感はすでに退き，睡眠もぐっすり取れ，意識も清明となり，紅疹の分布は次第に化し，腑気も通じている。舌質紅，苔微白，脈は濡軟で数。精神疲労感があり，小便は淡黄色，食事の味が解らない。これは邪は退いたが正気が虚しており，脾胃の鼓舞が無権〔働いていない〕となったものなので，養正和胃法を行なうこととするが，過ぎたるは及ばざるが如しとならないよう寒涼薬は慎む。

西洋参3銭（米炒），朱茯神3銭，川石斛3銭，生甘草5分，通草8分，瓜蔞皮2銭，広橘白1銭，川貝母2銭，北薏米3銭（包）。

4．湿温正虚陽脱（『丁甘仁医案』より）

周○，男。湿温1ヵ月余り。身熱して汗が多く，意識障害があって朦朧としており，譫語・鄭声を生じ，口や唇が乾燥するが飲もうとはしない。食事は進まず，舌苔乾膩，脈象沈細。これは太陰を長期間包囲・阻滞していた湿邪が，少陰に陥入したものである。湿は陰邪であり，最も陽を損傷しやすく，衛陽が外を保護できなくなったために汗が多くなり，浮陽が躯殻を越えたために身熱を生じたものである。神不守舎となると意識が朦朧とするが，これは熱が心包に入ったものと雲泥の差がある。動くと微喘するのは腎気不納である。10日余り排便がないのは陰結である。脈と症状を総合すると，正気が渙散〔分かれ散る〕しており，陰陽離脱となる寸前である。急いで参・附により回陽し，龍・牡により潜陽する。なんとか回陽

神定でき，危険状態を切り抜けられることを願う。

　　別直参2銭，熟附塊2銭，左牡蛎3銭，大砂仁8分，仙半夏2銭，炙遠志1銭，花龍骨3銭，朱茯神3銭，炒棗仁3銭，北薷米3銭（包），浮小麦4銭。

〈第2診〉参・附による回陽，龍・牡による潜陽を2剤与えたところ，汗は収まって意識が清明となり，陽気は内に返るという良い状況となった。口が乾き，渇して熱いものを飲みたがる，食が衰えて少ない，精神が疲れ果てる，10日余り排便がなく，腹内は微かに脹るが拒按ではない，苔乾膩，脈沈細。これは陽が運行せず，陰気が凝結し，腸垢が下達できていないもので，まるで厳寒時に水が凍って地が裂けんばかりの状態である。危険なピークは過ぎたものの，まだ平旦になったとはいえず，再び扶正助陽，温通腑気を行なう。

　　別直参1銭5分，熟附塊1銭5分，朱茯神3銭，炙遠志1銭，炒棗仁3銭，仙半夏3銭，陳広皮1銭，大麻仁4銭（研），郁李仁3銭（研），焦穀芽4銭，半硫丸2銭（包）。

　　外用として蜜煎導法を行なう。

〈第3診〉2剤服用後，腑気*はすでに通じ，その他の症状は以前のとおりであった。原方より半硫丸・郁李仁・大麻仁を去り，米炒于朮を加える。

5．湿熱が気分を鬱遏し，湿が熱より盛んになった証候（江蘇新医学院中医内科教研組，第一附属医院内科『中医内科学』，江蘇人民出版社，1977年より）

　李○○，男，22歳。発病より今日まで10日経過している。始めは寒気があり，続いて発熱すると体温は40℃前後まで上昇した。

抗マラリア薬を与えても効果がなく，某医院でパラチフスと診断され，ペニシリン，ストレプトマイシンを投与されたが，体温は退かず，外来から入院することとなった。

〈当時の症状〉身熱不揚，KT38℃，汗が出るが多くない，体中がだるい，頭昏して顔が黄色，胸悶して空腹感はない。小便黄，大便乾で日に1回，舌苔白で微膩，脈濡。

検査：白血球4,600（好中球70％，リンパ球30％），フィダール反応「H」1:160，「O」1:160。

〈辨証〉湿熱が気分を鬱遏し，中焦を阻滞したもので，湿が熱より盛んな証候である。

〈治療〉芳化宣中，淡滲利湿法を行なう。藿朴夏苓湯・三仁湯の意に倣う。

〈処方〉藿香・佩蘭・青蒿・杏仁・苡仁各3銭，川朴・通草各1銭，蔲仁8分（後下），法半夏2銭，陳皮・炒枳殻各1銭5分，茯苓・大豆巻・滑石各4銭。

服用後に汗が出ると翌朝には平熱となったが，午後に再び37.5℃に上昇したため続けて1帖服用したところ，熱は下がって再び上がることはなかった。しかし頭昏〔頭がぽおっとする〕して身体がだるく，食が少なく，舌苔薄，脈細であったため，原方をさらに1日与えたところ，諸症状はいずれも癒えた。芳化和中，運脾醒胃へと変更して数日間調治したところ，完治して退院した。

退院後，過労や食事などによる不摂制から，約1週間後に再発した。身体が寒えて発熱し，身熱不揚となり，日晡*に甚だしく，体温は38〜39℃で，汗が少なく，胸悶・悪心し，食事はとれず，時に腹痛がある。大便正常，小便黄，口が乾いて粘り，渇するが多くは飲まない，頭昏して頭痛する。舌苔白膩，脈濡数。4日後に再入

院となる。当日午後の体温は最高で39.7℃に達し，検査したところ白血球総数2,500（好中球70％，リンパ球28％），フィダール反応「H」1:320,「O」1:320であった。

〈辨証〉湿熱未浄，食傷脾胃，運化失常の証であると考える。

〈治療〉芳化運中，淡滲利湿。不換金正気散・三仁湯の意に倣う。

〈処方〉藿香・佩蘭・茯苓・杏仁・苡仁各3銭，川朴・通草各1銭，蔲仁8分，法半夏2銭，茅朮・陳皮・炒枳殻各1銭5分，大豆巻・滑石・六麯各4銭。日中に2帖服用する。

　服薬後に汗が出て，体温は午前は平熱に近く，午後にピークとなる。体温は毎日階段状に下降していくと，1週間後には正常となり，諸証もなくなった。

〈治療過程〉5日目には2日間排便がなかったため，山楂4銭を加えて消導した。6日目には体温がすでに37.5℃前後になっていたので豆巻を去り，青蒿3銭を加えた。7日目には苔膩が薄へと転じたので茅朮を去り，黄芩1銭5分を加えて清熱した。熱が安定した後に原方を強固なものとし，毎日1剤を3日続けて服用すると同時に，胸脘部に痞悶感があったので黄芩を去り，鬱金2銭を加えた。その後，舌苔の剥脱がみられたので処方を六君子湯の方意へと変更し，健脾養胃により調治したところ10日後に退院した。

5. 伏 暑

　伏暑とは，暑湿の病邪により秋・冬に引き起こされた急性熱病をいう。病候特徴は，発病初期には感冒に類似しており，続いて瘧疾に似た形態をとるが，悪寒・発熱は不規則に出現することが多い。その後悪寒はなくなって発熱すると，夜にひどくなり，明け方に汗が出ると熱はやや減るものの，胸腹部の灼熱感は完全には除かれず，大便は軟便となってすっきりしないことが多い。本病は急に発症し，病勢は重く，纏綿＊して解除しづらい。暑湿の症状が現れるが，発病の季節に秋・冬，早・遅などといった違いがあることから，「晩発」「伏暑秋発」「冬月伏暑」などの名称がある。

　『内経』には伏暑の名称は明確には提起されていないが，「暑邪が伏して病をなす」という記述があり，『素問』生気通天論篇における「夏に暑によって傷られると，秋に痎瘧となる」という記載は，本病の病因，症状，発病季節と共通点が多い。宋代になり，『和剤局方』で初めて「伏暑」の名称が記載されたが，これは病名でなく病因を指すものであった。伏暑を病名として正式に定めた最も古いものは，明代の方広による『丹溪心法附余』であり，続いて李梴が『医学入門』において伏暑の発病機序と臨床症状について解説している。清代になると多くの温病学家が伏暑に対して専門的な論述をするようになり，伏暑に対する理論と治法は次第に完成へ向うことと

なった。前人の論述を総合すると，本病は伏気温病に属するものである。薛瘦吟（せっしゅうぎん）は「伏気には2つある。傷寒伏気とは春温・夏熱病である。傷暑伏気とは秋温・冬温病である」と解説している。ここでいう秋温・冬温とはそれぞれ「伏暑秋発」「冬月伏暑」を指し，燥邪を感受して秋に発病する秋燥〔温燥〕，および風熱病邪を感受して冬に発症する冬温と名称は同じであるが，意味は異なっている。

現代医学のインフルエンザ，日本脳炎，レプトスピラ症，流行性出血熱など，秋・冬の季節に発病して上記の臨床特徴がみられるものは，本病の辨証を参照して治療することができる。

[病因病理]

本病の発生に関して歴代の医家は，夏月（かげつ）に不摂生をしたために暑邪を感受したがすぐには発病せず，深秋の霜降（そうこう）〔10月22・23日頃〕または立冬前後になり，当令（とうれい）の邪〔その季節に盛んになる邪〕を感受して誘発されたものと考えている。夏暑（かしょ）の邪は湿を兼ねることが多いため，本病は暑湿の性質を備える場合が多い。発病原因となる邪は実質的には暑湿病邪の一種であり，また秋・冬は暑湿が当令（とうれい）とならない〔暑湿が盛んになる季節ではない〕ため，古人は夏に暑湿を感受し，それが秋・冬まで潜伏して発病したものであり，伏気温病に属すると考えた。暑湿は気機を最も阻遏（そあつ）しやすいため，本病は気分に発するケースが多いが，陰虚陽盛体質の場合には病邪が営分に舎（やど）るケースが多い。このことから本病の発病証型は邪在気分と邪在営分に分類される。一般に気分に発するものは暑湿の性質が非常に顕著で病勢は軽く，営分に発するものは暑熱の性質が突出していて病勢は重い。これは兪根初（ゆこんしょ）が『通俗傷寒論』で「夏に暑によって傷（やぶ）られ，湿によって遏（さえぎ）られて蘊伏し，深秋・霜降および立冬前後に

至り，外寒と争うことによって触発される。邪が募原*に潜伏していて気分にあるものは，病は軽くて浅い。邪が営に舎り血分にある場合には，病は深くて重い」と述べている。前人はさらに，本病の程度は発病の早発性・遅発性とも関連があると考えており，呉鞠通は『温病条辨』において，「長夏に暑を受け，夏を過ぎて発するものは，名づけて伏暑という。霜が降りる以前に発するものは少し軽い，霜がすでに降りてから発するものは重い，冬日に発するものはさらに重い」と述べている。本病は気分に発するもの，営分に発するものを問わず，いずれも表に時令の邪〔その季節の邪〕を兼ねているため，発病初期には必ず衛表証を兼ねる。表証が解除された後には，気分暑湿の邪の多くは少陽において鬱蒸するため，瘧疾のような症状が出現する。邪が中焦脾胃に転入し，しかも湿邪未尽であると，多くは湿熱交混または熱が湿より重い証となるが，臨床症状と病機は暑温兼湿および湿温の場合と大体同じである。そのため呉鞠通は『温病条辨』で「伏暑・暑温・湿温における証の根源はひとつである。前後を相互に参照し，偏った固執があってはならない」として，この3者には病機・証治方面で類似点があることを指摘している。患者の内に積滞があれば，往々にして湿熱と積滞が胃腸で膠着してしまうため，大便は溏ですっきりしない，胸腹部の灼熱感が除かれないなどといった症状が出現する。営分に発する場合は，表証が解除された後にも，血分証，気営（血）両燔証へと進行し，さらに痰熱瘀閉心包・熱盛動風・斑疹透発などの証を併発する恐れがある。病を気分に発する場合には，その暑湿の性質をもつ病邪も燥へと化して営・血へ入るため，営血分証が出現する。これらの状況下における病機，発展趨勢，および証治は，他の温病邪が営血分にある場合と同じである。

[診断要点]
①秋季に多発し，また冬季に発生する場合もある。
②発病は急激で，発病するとすぐ暑湿または暑熱内伏の特徴をもつ証候が現れる。病を気分に発する場合は，発熱，心煩口渇，脘痞苔膩などの症状があらわれ，営分に発する場合は，発熱，心煩口乾，舌赤少苔などの症状があらわれるが，どちらも表に時令の邪を兼ねているため，初期には悪寒表証を兼ねる。
③伏暑を気分に発して表を兼ねる場合，初期は感冒のようであるが，裏には暑湿の症状がある。邪留少陽の場合には，瘧疾*に似た病状となるが，悪感発熱が不規則であることから，臨床ではこれらによって鑑別する。
④病程中において，悪寒がなく発熱だけで，夜にひどくなり，明け方になって汗が出るとやや減少するものの，胸腹部の灼熱感は除かれず，大便がすっきりせず，色は味噌のような黄赤色で，肛門に灼熱感がある場合は，湿熱に胃腸の滞鬱を挟んだ徴候であり，本病の特徴のひとつである。
⑤湿熱が気分に流連*する段階になると，白㾦を鬱発する恐れがあり，邪が営に舎り，熱が血分に逼ると斑を生じる可能性があるため，細心の注意で全身状況の変化を観察しなければならない。

[辨証論治]

本病の初期には表裏同病である場合が多く，解表清裏を治療の総合原則とする。裏証には在気分，在営分の違いがある。

| 気分に表を兼ねる場合 | 解表清暑化湿するのがよい。 |
| 営分に表を兼ねる場合 | 解表清営するのがよい。 |

表邪はすでに解除され，暑湿の邪が少陽気分に鬱している場合	清泄少陽，分消湿熱するのがよい。
湿熱挟滞となり腸腑に鬱する場合	苦辛通降・導滞通便することにより，鬱熱湿滞の邪を疏通してやる。
暑湿が完全に燥へと化して営血に進入したために，邪閉心包，熱盛動血，肝風内動などの証が出現する場合	治法は一般の温病邪が営血に入った場合と同じである。

5.1 初発証

(1) 衛気同病

【症状】頭痛，全身の痠痛，悪寒発熱，無汗，心煩口渇，小便短赤，脘痞。苔膩，脈濡数。

【分析】本証は，裏に暑湿があり，外に表邪がある表裏同病の証候である。頭・体の疼痛，悪寒・発熱，無汗はいずれも邪在衛表の徴候である。心煩・口渇，小便が濃く少ないなどは暑熱内鬱の現れである。湿邪が気分を内に阻んで湿鬱熱蒸となると，胸の痞え，苔膩，脈濡数があらわれる。本証と秋冬間に風寒により生じた傷寒・感冒とは，どちらも外感病であるが，病状は全く異なっている。風寒在表の場合は，悪寒発熱・頭痛無汗などの単純な表証症状だけであり，口渇・脘痞・苔膩などといった裏における暑湿内鬱証はみられない。それに対し本証では，表証だけでなく裏証もみられる点が異なっている。本証と気分に春温を発して表証を兼ねる場合との相違点は，どちらも表裏同病であり，表証は両者とも同じだが裏証に違いがあり，一方は裏に暑湿，もう一方は裏に鬱熱がある。また発症季節にも違いがあり，春温は春季に発するものであり，本証は秋・冬に発することから両者の辨別は困難ではない。

【治法】解表清暑化湿。

【方薬】銀翹散加杏仁・滑石・苡仁・通草。黄連香薷飲。

❖銀翹散(「各論8. 風温」を参照)。

❖黄連香薷飲(『類証活人書』)。

　香薷，扁豆，厚朴，黄連。

　本証では，外には表邪があるため辛散解表しなければならず，裏には暑湿があるため清熱化湿しなければならない。ここでは表裏同治法を行なう必要がある。

銀翹散	衛表の邪を辛涼薬により疏解する。	表裏の邪を各々分解する。
杏仁	加えることで開肺利気する。肺は一身の気を主っており，気化すれば湿も化しやすい〔気が正常に運行すれば湿も消えやすい〕。	
滑石	清利暑湿。	
苡仁・通草	淡滲利湿。	

※表寒がひどく，裏に暑湿があり，しかも暑熱がひどいために口渇し，心煩が顕著である場合：黄連香薷飲(別名：四物香薷飲)を使用する。

香薷・厚朴・扁豆	解表散寒・滌暑化湿。
黄連	清熱除煩。
初期に湿阻気滞による脘痞泛悪〔脘部の痞えがあり悪心する〕がひどい場合	半夏・陳皮を加えて開痞化湿を助ける。
湿邪が表にあり，汗が出ても熱が解除できない場合	藿香・佩蘭を考慮する。
暑熱が盛んな場合	寒水石・竹葉心などを加える。

(2) 衛営同病

【症状】発熱・微悪寒，頭痛，小汗，口乾不渇，心煩。舌赤少苔，脈浮細で数。

【分析】本証は，暑邪が営分に舎(やど)った初期に，表の証候を兼ねたものである。邪が外を侵襲したものなので，発熱悪寒，頭痛少汗などの症状があらわれる。暑熱の性質が突出して営分を犯すため，心煩し，舌は赤く少苔，口は乾くが渇しはしない。脈浮細で数は，営陰不足に表を兼ねた徴候である。本証と衛気同病証とを比べると，どちらも伏暑の初期における表裏同病の証候であるが，裏熱が気にあるか，営にあるかという違いがあり，さらに病邪にも暑湿鬱蒸と暑湿化燥といった違いがある。そのため表証は同じだが，裏証に違いがみられる。

衛気同病証	暑湿の邪が気分を鬱蒸したもの	口渇し，脘部が痞(つか)えて膩苔。
衛営同病証	暑湿化燥となり邪が営分にある	口乾するが渇飲はしない。舌は紅赤で少苔，脈は浮細で数。

【治法】辛涼解表，清営泄熱。

【方薬】銀翹散加生地・丹皮・赤芍・麦冬。

❖銀翹散（「各論8. 風温」を参照）。

銀翹散	外邪が表にあるので，銀翹散で辛涼透泄して，衛分の邪を疏解する。
丹皮・赤芍を加える	営に裏熱があるため，涼営泄熱する。
生地・麦冬を加える	清営滋液する。

本処方は表裏同治，解表涼営の効果がある。陰液不足，汗源匱乏(きぼう)のために汗が出ない場合には，玉竹・玄参などによる増液助汗を考慮する。

5.2 邪在気分証

(1) 邪在少陽
【症状】瘧のような悪寒発熱を生じ，口渇心煩，脘痞。身熱は午後に重く，夜に入るとさらに激しくなり，朝になると汗が出て諸症状はやや減るが，胸腹部の灼熱感は除かれない。苔は黄白で膩，脈弦数。
【分析】本証は暑湿の性質の邪が少陽気分に鬱して生じたものである。邪が少陽を阻んで枢機*が働かなくなったために，瘧のような悪寒発熱を生じ，脈は弦数となる。暑湿が裏を鬱蒸すると，胸部が熱くなっていらつき，口渇する。湿邪が気機を阻遏すると，脘部が痞えて苔が膩となる。病機としては邪は半表半裏にあるが，傷寒の邪が少陽にあって胆熱熾盛となり・しかも痰湿がない場合とは自ずと違いがある。本証の発熱は午後から夕方，さらに夜において重くなる。これは午後・夕方・夜は陰に属し，また湿は陰邪であるため，まさに陰邪が陰分において旺盛となり，午後・夕方・夜になると邪と正の抗争が激烈となって身熱が上昇するものであり，陽明腑実における日晡潮熱とは異なっている。病邪には暑熱の性質があり，熱は蒸迫されて外泄しようとするが，湿邪によって阻まれるため，朝になって汗が出て諸症状は軽減しても胸腹部の灼熱感は完全には除かれない。本証は瘧疾に似ているが，瘧疾では汗が出た後には諸症状はなくなったかのようになり，また周期性発作を呈する点が明らかに異なっている。
【治法】清泄少陽，兼ねて化湿する。
【方薬】
❖蒿芩清胆湯（『通俗傷寒論』）。

青蒿1銭半〜2銭，黄芩1銭半〜3銭，淡竹筎3銭，仙半夏1銭半，枳殻1銭半，陳皮1銭半，赤苓3銭，碧玉散3銭（包）。

少陽の枢機が働かなくなり，胆熱が熾盛となって暑湿が内鬱したものである。そのため蒿芩清胆湯で清泄胆熱し，かつ化湿する。

青蒿・黄芩	少陽の胆熱を清泄し，枢機を疏利する。	胆熱を清めることができれば，痰湿も化す。
竹茹・陳皮・半夏・枳殻	清胃降逆・理気化湿。	
赤苓・碧玉散	胆熱を導いて下行させるだけでなく，清利湿熱もする。	
湿邪が重い場合	大豆巻・白豆蔲・苡仁・通草などの化湿・利湿薬を考慮する。	

(2) 邪結腸腑

【症状】胸腹部に灼熱感があり，嘔悪する。便は溏ですっきりせず，味噌のような黄赤色。苔黄垢膩，脈濡数。

【分析】本証は暑湿病邪が気分を鬱蒸し，兼ねて積滞が腸道を阻んだものである。湿熱と積滞が胃腸で膠着しているために，軟便ですっきりせず，味噌のような黄赤色となり，穢臭(わいしゅう)がして肛門には灼熱感がある。湿熱が気機を阻遏(そあつ)して胃を障害すると，胃気が下降せず反対に上逆するため，悪心・嘔吐する。湿熱が内を鬱蒸すると，胸腹部に灼熱感を生じる。苔黄膩，脈濡数はいずれも裏に湿熱のある徴候である。

証	病邪の性質	病機	病変
邪結腸腑	暑湿	気分にある	腸道が主である。
邪在少陽			少陽に重点がある。

【治法】導滞通下，清熱化湿。

【方薬】

❖枳実導滞湯（『通俗傷寒論』）。

枳実2銭，生大黄1銭半（酒洗），山楂3銭，檳榔1銭半，川朴1銭半，川連6分，六麹3銭，連翹1銭半，紫草3銭，木通8分，甘草5分。

本証は邪が腸道に滞ったものであるため，通導しなければ袪邪できず，また暑湿の邪が内鬱しているため，清化しなければ除去しつくせない。そのため枳実導滞湯により苦降辛通・清化湿熱・消積化滞する。

大黄・厚朴・枳実・檳榔	推蕩積滞し，しかも泄熱・理気・化湿する。
山楂・六麹	消導・化滞・和中。
黄連・連翹・紫草	清熱解毒。
木通	利湿清熱を助ける。
甘草	諸薬を調和する。

本証は湿熱挟滞証であり，陽明腑実証の比ではないため，三承気湯による苦寒下奪法や鹹寒軟堅法は不適切である。誤って承気湯を投与すると，湿熱の邪を去ることができないばかりか，陽気と正気の損傷を招くこととなる。また本証は湿熱挟滞となって腸道に粘着しているため，1回の攻下では病邪を排除して清浄することができず，往々にして連続しての攻下が必要となる。この場合には軽剤を使用して，因勢利導〔病勢に応じて，通じるように導く〕するのが良く，重剤による猛攻は不適切であることから，「軽法頻下」と呼ばれている。臨床では，下した後すぐ邪気が集まって熱勢が再燃し，大便が再び溏となってすっきりしないケースがみられるが，この時

も胃腸の邪が尽き，湿熱挟滞の証が消失するまで軽剤により消導，泄熱下行を行なう。これが傷寒燥熱が腸腑に結び付いた場合に対する攻法と異なる点であり，葉天士は「傷寒で邪熱が裏にあり，津液を劫爍*している場合，下すには猛烈な〔薬を使う〕のがよい。それに対してこれは湿邪内搏が多いので，下すには軽い〔薬を使う〕のがよい。傷寒でみられる大便溏は，邪がすでに尽きているので再び下してはならない。湿温病による大便溏は，邪がまだ尽きていないからであり，必ず大便が硬くなったら，再度の攻撃は慎まなければならない。糞燥は湿がないと考える」と解説している。

5.3 邪在営血証

(1) 熱在心営，下移小腸

【症状】発熱は昼に軽く夜に重くなり，心煩して不寐となる。口乾し，渇するが飲みたくはない。小便は短赤で熱痛がある。舌絳など。

【分析】本証は心営に熱があり，下って小腸に移った証候である。夜に発熱が重くなり，舌絳で口は乾くが飲みたがらないのは，熱が心営にあり，営陰が損傷している徴候であり，心煩・不眠は熱が心神を擾したことによる。心と小腸は表裏関係にあり，心営の熱邪が下って小腸へ移ると，小便は濃く少なくなり，熱痛を生じる。本証は単純な熱熾心営証とは異なり，心営と小腸が同時に病んだものであり，相違点は火府熱熾の徴候の有無にある。

【治法】清心涼営，清瀉火府。

【方薬】

❖導赤清心湯（『通俗傷寒論』）。

鮮生地6銭，朱茯神2銭，細木通5分，原麦冬1銭（辰砂染），

粉丹皮2銭,益元散3銭(包煎),淡竹葉1銭半,蓮子心30本,辰砂染灯芯20本。

瑩白〔玉のように白く光る〕童便1杯で沖服[51]する。

本証は熱が心営にあるため,治療では清心涼営しなければならないが,小腸熱盛を兼ねているため清瀉火府も行なう必要がある。そのため導赤清心湯を使用する。

生地・丹皮	清泄営熱。
茯神・麦冬・蓮子心・朱砂染灯芯	心熱を清めて心神を寧らかにする。
木通・淡竹葉・益元散・童便	小腸の熱を清め導く。

本方剤により心営の熱が清められれば,小腸の熱は解除される。これは正しく王綸の提唱する「暑を治療する法は,心を清め小便を通利するのが最も良い」なる治療大旨と合致しており,導赤清心という方剤名はその効果に由来する。本方剤は導赤散に麦冬・蓮心・茯神・灯芯・童便などを加えて構成され,小腸火府を清利する作用がある以外に,清営・泄熱・寧神の効果が強化されている。

(2) 熱閉心包,血絡瘀滞

【症状】発熱は夜にひどく,神昏譫語,水を漱ぐが咽もうとしない。舌は絳無苔で,一見すると乾いているが,捫でてみるとまだ潤っている,または紫晦で潤。

【分析】本証は熱閉心包,血絡瘀滞の病候である。発熱が夜間にひどくなるのは,熱が営中で熾んになったものであり,意識障害を生

---

[51] 沖服:薬物の煎服法。煎煮する必要のない薬剤は先に器に入れておき,そこによく煎じた薬湯を注ぎ入れ,撹拌して服用する。または液体によく溶かして服用する。

じて譫語するのは熱閉心包の徴候である。舌絳で，見たところ乾いているが押でてみると潤っている，または舌が紫晦で潤っているものは，血瘀の現れである。これは，津液が乾枯して舌面が乾き，押でても燥のものとは異なっている。水で漱ぎたいが飲もうとしないとは，口が乾くために水を欲するが，水を飲みたいとは思わないという意味であり，営分の熱蒸，血絡瘀滞の徴候である。

証	病機	兼証
熱閉心包・血絡瘀滞証	熱在心営	邪閉心包に血絡瘀滞を兼ねるもの。
熱在心営・下移小腸証		小腸熱盛を兼ねたもの。
兼証が異なるため，出現する証候も異なってくる。		

【治法】清営泄熱，開竅通瘀。

【方薬】

❖犀地清絡飲(『通俗傷寒論』)。

　犀角汁4匙(沖)，粉丹皮2銭，青連翹1銭半(帯心)，淡竹瀝2瓢(和匀)，鮮生地8銭，生赤芍1銭半，原桃仁9粒(去皮)，生姜汁2滴(同沖)。

　まず鮮茅根1両，灯芯5本を煎じ，その煎液を水代わりとして煎じ，その後に鮮石菖蒲汁を2匙沖〔注ぐ〕する。

　本証は営中の熱が熾(さか)んとなり，それに邪閉心包・血絡瘀滞を兼ねたものである。そのため治療では清営泄熱を行なう以外に，必ず清心開竅薬，活血通瘀薬を配合しなければならない。

　本方は犀角地黄湯加味によって構成される。

犀角地黄湯	涼血散血を主とする	包絡の瘀熱を清泄する効果がある。
桃仁・茅根	活血涼営	

連翹・灯芯	清心泄熱
菖蒲・竹瀝・姜三汁	佐として滌痰開竅

[まとめ]

　伏暑とは暑湿病邪によって引き起こされた，秋・冬に発症する急性熱病であり，初期には暑湿在裏に時令の邪が表に侵入した症状を兼ねる。本病の多くは，内外の邪が合して表裏ともに病んだもので，表証があり，しかも暑湿内鬱証も現れる。裏証の病機は邪在気分と邪在営分に分かれ，邪在気分では暑湿鬱蒸による場合が多く，邪在営分の場合は暑熱の性質が顕著となる。

暑湿が気分に鬱して表証を兼ねる場合（感冒に似る）	銀翹散加杏仁・滑石・苡仁・通草	外では表邪を解除し，内では暑湿を清める。
外に表証があり，裏では暑湿が鬱するために心煩がひどい場合	黄連香薷飲	解表化湿・清熱滌暑。
表証がすでに解除されており，暑湿の邪が少陽を鬱阻するために，瘧疾に類似した症状が出る場合	蒿芩清胆湯	清泄胆熱・理気化湿。
暑湿が胃腸に侵入し，積滞と結びついた場合	枳実導滞湯	苦辛通降・消導積滞法。

<営分より暑熱を発した証>

　病機・証治・変遷状況は春温における邪在営分と大体同じであり，総合すると治療は清営泄熱が主となる。

初期に表証を兼ねる場合	銀翹散加生地・丹皮・赤芍・麦冬など。	辛涼解表に清営泄熱を合するのがよい。
熱入心営に小腸熱盛を兼ね	導赤清心湯。	心熱を清めて火腑を瀉す

る場合		のがよい。
営分熱熾に，血絡瘀滞による瘀熱閉竅を兼ねる場合	犀地清絡飲。	清営・開竅・活血すべきである。
病程中に斑疹・痙厥などの証が現れた場合	他の温病における熱入営血，熱盛動風の証治と同じなので相互に参照する。	

[文献摘録]

李梴『医学入門』：伏暑とは長時間暑に冒され，暑が三焦腸胃の間に潜伏したものである。熱は気を傷っても形〔肉体〕を損傷せず，10日間は自覚がないが，変じると不定期に悪寒発熱が起こり，霍乱吐瀉，膨張中満〔腹部膨満感〕，瘧痢煩渇，腹痛下血などの症状が出現する。

周揚俊『温熱暑疫全書』：人が暑熱の毒を受け，三焦腸胃の間に潜伏され，暫くして発したものが伏暑である。たとえば霍乱吐瀉などを秋間に発し，瘧痢などの症状を生じる。

葉天士『臨証指南医案』邵新甫按：暑と湿の2気のどちらが重いかを明確に見分け，さらにその病が実際には営分・気分のどちらにあるかを究める。一般に六気が人を傷つける場合，人によってその化す先が決定される。つまり陰虚のものは火旺になっているため，邪は営分に帰られることが多く，陽虚のものは湿盛になっているため，邪は気分を傷うことが多い。

呉坤安『傷寒指掌』：晩発する場合とは，夏に感受した暑湿の邪が裏に留伏しており，秋になって新たに感受した邪によって引き起こ

され発症するものである。症状は瘧疾と類似しているが、悪寒発熱して朦朧となり、脈象は沈滞、舌苔は粘膩となり、脘部が痞えて煩悶し、午後になるとさらに熱くなり、夜明けには汗が解けまたは無汗となり、朝になるとやや緩解する。この暑湿の邪は裏に留まるため、最もすぐに治療できないものであり、治法は三焦を主に治療する以外にない。

呉鞠通（ごきくつう）『温病条辨』：長夏（ちょうか）に暑を受け、夏を過ぎてから発症するものを伏暑という。霜が降りる以前に発するものは軽く、霜が降りた以降に発するものは重く、冬日に発するものはさらに重く、子・午・丑・未の年に多い。

　長夏には暑が盛んになるが、気が壮（さか）んである者はこれを受けない。やや弱い者はしばらく頭暈したり、半日だけで終わったりする。その次に弱い者はすぐに発病する。すぐには発病せず、内では骨髄に舎（やど）り、外では分肉の間に舎るのは、気虚の者である。気虚のために暑邪を外に伝送できないと、必ず秋涼の季節になって金気と相搏（そうはく）した後に出現すると思われる。本来ならば金気は煩暑を退けるはずだが、金がこれを退けようとしても、暑を蔵（おさ）める所がないため、伏暑の病を発するのである。気虚がひどい場合には、金風といえどもこれを攻撃して出すことができず、深秋の大涼や初冬の微寒の頃になると、必ず互いに逼（せま）って出現するため、ことさら重くなるのである。

呉鞠通（ごきくつう）『温病条辨』葉霖（ようりん）按（しじ）：四時にはみな伏気があり、冬寒・夏暑だけがそうなのではない。伏暑は挟湿することが多く、脈色は必ず滞となり、口舌は必ず膩となり、微寒があったり、発熱するだけであったりし、熱すると脘部が痞（つか）えて気が塞がり、渇悶煩冤〔煩躁し

てわずらいもだえる〕し、午後になる度にひどくなり、日が暮れるとさらに激しくなり、明け方には汗が出てやや緩み、午後になるとまたひどくなるといった具合で、瘧に似ているが定期的ではない。

石芾南（せきはいなん）『医原』：伏暑および伏暑晩発を春夏温病と比較すると、病の来勢はやや緩やかだが、実際は重病である。初期には微寒発熱し、午後には重くなり、症状は瘧疾に似ているがはっきりとしない。続いて発熱すると悪寒はなくなり、熱は夜にひどくなり、明け方に汗が出ると身熱は次第に退くが、胸腹部の熱は除かれない。毎日がこのような繰り返しであり、往々にして五七候*から解除し始める。この病の原因を推測するに、総じて陰虚の体質に起因しており、夏月には汗が多いため液を損傷し、内舎は空虚となり、陽が外に浮くため、暑・湿の邪は合して膜原深くを占拠する。初期には気分にあるため、必ず湿が多いか熱が多いかを区別しなければならない。……

兪根初（ゆこんしょ）『通俗傷寒論』何廉臣（かれんしん）按：春夏間における伏気温熱と、秋冬間における伏暑晩発の原因には、傷寒と傷暑といった違いはあるが、どちらも蒸変により伏火となったものであり、治療法は大体同じである。秘訣はまず湿・燥を辨ち（わか）、次に虚・実を明らかにし、真実を辨え（わきま）た上で初めて着手することである。

［症例研究］
1．伏暑過服辛温，化火傷陰（『時病論』より）
〔伏暑で辛温薬を服用しすぎたため、火に変化して陰を損傷した病証〕

315

武林の陳○。普段から雷豊を信頼しており，ある日突然悪寒・発熱したため治療の依頼があったが，雨に阻まれて往診できなかった。そこで同業者で医術を知っているものが辛散風寒薬を使用して大いに発汗させたところ，熱は完全に退いた。ところが翌日の午後に熱勢が再燃すると，汗が多く出て口が渇し，痰喘など諸々の病がまた起こり始めた。脈は挙げて取ると滑で有力，沈取すると数が甚だしく，舌苔は黄黒色で津がない。雷豊は「これは伏暑病である。まず微辛薬で透表してやらねばならないが，荊芥・防風・羌活・白芷などを使ったため辛温が過ぎ，劫津奪液〔津液を劫奪する〕となったのである。今この症状をみるに，伏邪がすでに火に化しており，金臓が火によって刑されている〔火剋金〕ため，清涼滌暑法を行なう必要があり，扁豆・通草を去り，細地・洋参を加える」として2剤服用させた。すると舌苔は潤に転じ，渇飲も減少したが，午後になるとなお微熱が出た。そのため前回の処方に従い，さらに佐として蝉衣・荷葉を加え，2剤服用させたところ，熱は汗によって解除された。しかし依然として痰喘し，夜にはよく眠れなかったため，処方を二陳湯加紫蘇・葶藶子・旋覆花・杏仁へと改めて服用させたところ，病機に的中した。後に補養方剤を使用したところ，病は治癒した。

2．伏暑化熱入陰，痰濁堵閉（『臨床指南医案』より）
〔伏暑が熱に変化して陰分に入り，痰濁により閉塞された病証〕
　張。病になって1ヶ月，突然耳聾*，神識不恵〔意識がぼんやりする〕となり，嗽がひどく粘痰があり，呼吸をすると喉間に音がする。これは強力な傷寒を突然感受したものではなく，夏・秋間に暑湿熱気が内鬱しており，新たに冷えたことによって内伏していた邪

を引動したものである。軽剤で三焦を清解してやらねばならないが，医者が伏気による病であることを知らないのはいかんともしがたく，発散消食・寒涼清火による治療を行なうと，胃汁が消えて亡くなり，真陰が尽く爍（と）かされてしまい，舌辺は赤くなり，歯板〔歯の表面〕は燥き裂けて血が出る。邪が営中に留まると，内閉して瘛（せい）瘲（しょう）・厥逆（けつぎゃく）の変証を生じることとなる。まして右脈が小数，左脈が渋弱なのは，裏で熱が固まっていることを示し，これは陰の損傷が長期間続いたもので，これを下すとさらに亡陰の戒めを犯すこととなる。本来頭や顔はいずれも清竅であり，邪によって蒙蔽（もうへい）されて精華・気血が流行できなくなると，清竅の機能が低下する。これは断じて軽清清解しなければならない。まずは上焦の気血の壅（ふさ）がりを清めることとし，重剤苦寒薬は投与しない。これは古人による肥人（ひじん）の病の治療に倣（なら）うものであり，陽の虚を考慮したものである。

連翹心・玄参・犀角・鬱金・橘紅（蜜水炒）・黒梔皮・川貝・鮮菖蒲根・加竹瀝。

3．伏暑気営両燔（『新医薬学雑誌』6:14,1978より）

鄂○○，女性，19歳，労働者，カルテNo14359。

7日前，かすかに畏寒がして発熱し，疲労脱力感があった。3日前に旅行から帰ったところ，口が乾いて苦かったため冷たい水を飲んだが，その日の晩から寒戦して高熱が出ると，体温は39.6℃から下らず，1976年10月23日に高熱のため検査後入院となった。

〈所見〉KT39.8℃，意識は清明。皮膚および鞏膜（きょうまく）に黄疸はなく，全身の皮膚には皮疹や出血点はなく，項は軟らかい。心界は大きくなく，HR120回／分，リズムは一定で病理性雑音は聞こえない。両肺呼吸音は正常。腹部は平らで軟らかい，右上腹部に圧痛があり，右

季肋下に肝を触れる。神経反射正常，舌苔白厚膩，脈弦数。一般血液検査：白血球7600／cm²（好中球68％，リンパ球32％）。

　入院後1週間は，体温は弛張型で最高は39〜40.4℃，下熱薬を服用すると体温は正常になるが，2〜3時間後には39℃以上に上昇する。マラリア原虫（−），肝機能（GPT：165〜284単位）。ウィダール反応：入院5日後の検査では「H」1:80，「O」「甲」「乙」陰性，4日後には「H」1:320，「O」1:80，「甲」1:80，「乙」陰性。さらに4日後の検査では増加はみられなかった。好酸球直接測定は2回とも220/mm³。胸部X線（−），心電図は洞性早発拍動を示す。血培養：黄色ブドウ球菌が認められる。尿および大便培養は3回とも（−）。

　治療として，1週間以内にペニシリン，テトラサイクリン，ストレプトマイシンを服用したが，症状に軽減はみられず，体温は依然39.5℃であり，中医科へ転科となった。そこで抗生剤を停薬し（輸血は行なっていない），純粋な中医中薬による治療を行なう。

〈中医辨証〉初期には悪寒発熱があり，舌苔白膩，脈弦数で，湿熱の証がみられた。続いて寒戦すると高熱が出て発汗し，瘧のような症状であった。現在のところ熱はあるが悪寒はなく，口や唇が乾燥し，ひどく渇して冷たいものを飲む。顔は赤く，口は苦く粘膩であり，胸腹部を捫でると手に灼熱感がある。大便は1日1回で，粘滞してすっきりとせず，小便は黄色くて熱い。脈は滑数で有力，苔は褐色で根部は黄膩，舌質は紅絳。これは伏暑証であり，夏令において暑湿の気を感受し，秋に至って新たに涼を感受して発症したものである。病理変化をみるに，苔が白膩から黄褐へと変化しているのは暑湿化燥の現れである。身熱して顔が赤く，口唇が乾燥し，渇して冷たい物を飲みたがるのは，暑熱が気分にある証である。舌質紅絳も暑熱が営分に伏している徴候であり，これはすなわち気営両燔

である。治療では気営両清する必要があり，方剤は『温病条辨』玉女煎から熟地・牛膝を去り，細生地・玄参を加えた加味方とし，佐として少量の苦寒薬で燥湿する。

〈処方〉生石膏2両，知母4銭，玄参4銭，細生地8銭，麦冬6銭，淡竹葉3銭，銀花1両，連翹4銭，黄芩4銭，黄連粉（沖）1銭。

　2剤服薬後，体温は38℃となり，汗が出る，口が苦い，冷たいものを飲むなどの症状は好転した。小便は清み，大便は通暢し，精神状態はよくなり，苔は黄褐から薄黄へと転じ，舌質は紅絳から淡紅へと変わり，脈は細数となった。これは営熱が気〔分〕へと転じたもので，病は緩解する勢いにある。そこで白虎湯加減を与え，解肌のために柴胡・葛根および辛涼薬を加え，気分の邪熱の清泄を図る。

〈処方〉生石膏2両，知母4銭，葛根4銭，柴胡3銭，薄荷（後下）2銭，淡竹葉4銭，銀花1両，連翹1両。

　上方を3剤服用後，体温は37℃まで下降し，さらに3剤投与したところ体温は36℃となり，病は治癒へと向かう。伏暑の邪によって胃陰を損傷しているため益胃養陰の治療をしなければならないが，余邪が完全に尽きていないと再発する恐れがあるので，辛涼薬を増すよう考慮する。

〈処方〉銀花5銭，連翹5銭，淡竹葉3銭，麦冬3銭，沙参3銭，細生地8銭，苡仁1両，山薬5銭，扁豆4銭。

　上方を5剤服用後，熱は再発しなくなり，食も大いに増え，二便は通暢し，夜にはぐっすりと眠れるようになり，精神状態も舒暢〔のびのびと〕してきた。血液培養（-）であり，19日間の入院後，治癒して退院となった。外来にて肝機能検査を行なったところ正常であった。

6. 秋燥

　秋燥とは，秋季に燥熱病邪を感受して引き起こされた外感熱病である。初期で邪が肺衛にある場合に，咽乾，鼻燥，咳嗽少痰，皮膚乾燥などといった津液乾燥症状の出現を特徴とする。本病は秋季に多発し，特に秋分から小雪までに多くみられる。本病の病勢は軽く浅く，極めて少数のものが肝腎に伝入する以外は，一般に伝変〔伝播・変遷〕は少なく，病程は短く，完治しやすい。

　中医文献には，非常に早くから燥邪が病を引き起こすことについて記載されており，『素問』陰陽応象大論篇では，燥邪による病の病変特徴として「燥が勝れば乾く」と指摘している。また『素問』至真要大論篇では，燥邪による病の治療原則について「燥はこれを濡す」とはしているものの，病機十九条には燥邪による病に関する論述はみられず，金元時代に至り劉河間が『素問玄機原病式』で，「諸渋枯涸，乾勁皴掲〔渋滞・枯渇・乾燥・ひび割れ・剥げるなど〕，みな燥に属す」として燥邪による発病の病機について補充した。李東垣は潤腸丸など燥治療のための方剤を創造しているが，多くは内燥による病を対象としたものである。清代になると燥病に対する認識は次第に完全なものとなり，燥病には内燥と外燥があり，内燥の多くは内傷による津血乾枯証を指し，外燥とは秋季に時令の気を外感して生じたものであると考えるようになった。清代・喩嘉言

は燥邪による疾患を論述した専門篇『秋燥論』を著し，初めて秋燥病という名称を使用した。しかし燥邪の性質に対する各医家の考えは様々であり，喩嘉言が「燥は火熱に属す」と考えるのに対し，沈目南は「燥は次寒〔涼燥：附録参照〕に属する」と考えており，呉鞠通は勝復気化理論により燥気について「勝気は涼に属し，復気は熱に属する」を大旨とする論述をしている。また兪根初・王孟英・費晋卿らは，「秋燥には温と涼の２種類がある」と考えている。これらのことから，前人が秋燥としているものには温燥と涼燥があることが理解できるが，涼燥は温病のカテゴリーには入らないため，本章で解説する秋燥は温燥を指すものとする。

　秋季に発病する呼吸器感染症，急性気管支炎などは，本病の辨証を参考にしての施治が可能である。

[病因病理]

　秋燥は秋令の燥熱病邪を感受して発生する。秋の気候には偏熱と偏涼といった違いがあり，雨が降らず晴天が長く続き，秋陽に曝される時にこれを感受すると温燥を病む場合が多い。また秋深く初涼となり，西風による粛殺がなされる時にこれを感受すると風燥を病む場合が多く，涼燥ともいう。

　秋には燥金が主令となり，肺は燥金に属することから燥気は内では肺が応じ，肺は皮毛に合する*ことから，本病初期には邪は肺衛にあることが多く，肺衛の証候が出現する。これは風温初期における証候と似ているが，本病では津液乾燥の証がはっきりと現れる。これが本病における特徴であり，他の温病の初期にみられる証との相違点でもある。

　肺衛にある燥熱の邪を解除できないと，病勢は必ず内に伝わって

裏に入る。燥気は津液を耗らしやすいため，熱に化して裏に伝わると，津液乾燥による症状はさらに鮮明となる。燥熱が肺にあれば肺燥陰傷〔肺が燥いて陰が損傷する〕となりやすく，また進行すると肺胃陰傷〔肺・胃の陰が損傷する〕となる。陽明胃腸に伝入すると，肺燥腸閉証または陰傷腑実証となりやすい。また燥に化して営血に伝入しても，絡傷咳血証や気血両燔証が出現する。下焦に伝入すると肝腎の陰を損傷することが多く，水不涵木，虚風内動などの病証を引き起こしやすい。初期に適切な治療を行ない，患者の体質にも問題がなければ，一般に下焦へと入る事態にまで進行することはない。

[診断要点]

①一定の季節性があり，秋令の燥熱偏盛の時節に多発する。

②典型的な臨床特徴としては，初期に肺衛証がみられる以外に，必ず口・咽頭鼻部・唇などに津液乾燥の徴候が現れる。

③本病の重点は肺にあり，病状は浅くて軽く，一般に伝変は少ない。肺胃の陰を損傷するケースが多く，下焦へ伝入するケースは少ない。

④本病の初期症状は風温に酷似しているが，風温は春季に多発し，初期には津液乾燥の症状は鮮明でない。本病はさらに秋季に発症する伏暑と鑑別する必要がある。伏暑の初期にも表証はあるが，肺経の症状が現れることは少なく，しかも暑湿在裏の症状が主であり，病状は重く，変化も多い。

[辨証論治]

燥邪の病は最も津を損傷しやすい。そのため本病の治療原則は，

「燥はこれを濡(うるお)す」といわれるように滋潤を主としなければならない。しかし秋燥病は結局のところ燥気を外感したことに起因するもので，初期には表証があるため，本病の初期には潤燥すると同時に，病邪の属性を判別して解表を行ない透邪外出する必要がある。具体的には，温燥の邪が肺衛にある場合には辛涼甘潤するのがよい。秋燥の初期・中期・末期における治療の大法は，「上燥は気を治療し，中燥は液を増し，下燥は血を治療する」とまとめることができる。

　燥気の性質には特殊性がある。燥の性質は火に近いものの，火とは同じでないため治療法も燥と火では異なっており，一般に温病が熱や火に化した後には苦寒清熱瀉火法が常用され，燥証だけの場合は柔潤するのが良く，苦燥するのを最も禁忌とする。このため火の治療では苦寒薬を用いるが，燥の治療では甘寒薬が必要となる。火鬱は発してやる〔火鬱発之〕ことができるが，燥が勝っている場合には必ず潤してやる必要がある。火は直接折(くじ)くことができるが，燥に対しては必ず濡養しなければならない。秋燥の治法に関して汪瑟庵(おうしつあん)は，『温病条辨』按語において「燥証のルート〔辿る過程〕は多くないため，方法は非常に簡素である。始めは辛涼薬を用い，続いて甘涼薬を用いる点は温熱と似ている。しかし温熱が中焦に伝わる場合，その間に寒苦薬を使用すべき時があるのに対し，燥証はただ柔潤を喜び，苦燥を最も忌む。決して使用してはならない」と総括しており，これは臨床での燥証治療に対して大きな指導的意義がある。

6.1 邪在肺衛証

【症状】発熱，微悪風寒，頭痛，少汗，咳嗽して痰は少ない，咽乾鼻燥，口渇。苔白舌紅，右脈数大。

【分析】本証は温燥初期における邪襲肺衛の証候であり，燥熱が表を襲ったために，発熱，悪寒，頭痛，少汗などの表証が現れる。燥熱が肺にあるため肺津が損傷すると，咳嗽して痰が少なく，咽や鼻が乾燥し，口が渇するなどといった津液乾燥の症状が現れる。苔白，舌紅，右脈数大も燥熱が肺衛を侵襲した徴候である。

本証と風温初期の症状は酷似しており，病機はどちらも邪在肺衛であるが，両者には感受した邪と発病の季節に違いがある。

	病邪と季節	証候	病情の転帰
風温	風熱病邪の感受による。冬・春季に多発する。	「各論8.風温」を参照。	風温は心包に逆伝しやすい。
秋燥	燥熱病邪の感受による。秋季に多発する。	風温と同じ衛表症状以外に，津液乾燥という特徴がある。	常に心包逆伝が起こる訳ではない。

以上を参考にするなら，両者の辨別は難しくない。

【治法】辛涼甘潤，軽透肺衛。

【方薬】

❖桑杏湯（『温病条辨』）。

桑叶1銭，杏仁1銭5分，沙参2銭，象貝1銭，豆豉1銭，梔皮1銭5分，梨皮1銭。

水2杯で，煮て1杯を取り，頓服＊する。重症の場合は再度作って服用する。

本証は温燥が肺衛を襲ったものであり，治法は風寒と同じではな

く，また風熱とも異なっている。そのため決して辛温薬を使用してはならず，単純な辛涼薬の使用では完全には適合しない。「温は涼やすのがよく，燥は潤すのがよい」の原則に基づき，本証の治療では辛涼甘潤を行なうのがよく，方剤は桑杏湯を使用する。

桑叶・豆豉	辛散透邪	邪を去るが津を傷つけず，燥を潤すが表を憊(むさぼ)げない。共同で疏表潤燥の効果がある。
杏仁・象貝	宣肺止咳	
梔皮	清熱	
沙参・梨皮	養陰潤燥	

　感受した燥邪がひどくなく，証情が浅く軽い場合には，桑菊飲により肺衛の邪を軽透してやる。

6.2　邪在気分証

(1) 燥乾清竅
【症状】耳鳴，目赤，歯齦の腫れ，咽痛。苔薄黄で乾，脈数。
【分析】本証は上焦気分の燥熱が清竅を擾して生じたものである。咽喉は肺胃の門戸であり，歯齦には陽明経脈が絡(まと)っており，燥熱が経に従って上を干(おか)すと，咽が痛んで齦(はぐき)が腫れる。清竅が擾されると，難聴や目の充血などの証となる。苔薄黄で乾，脈数は燥熱の徴候である。
【治法】清宣上焦気分燥熱。
【方薬】
❖翹荷湯（『温病条辨』）。
　薄荷1銭5分，連翹1銭5分，生甘草1銭，黒梔皮1銭5分，桔梗3銭，緑豆皮2銭。

水2杯で，煮て1杯分を取り，頓服*する。日中に2剤服用し，ひどい場合には日中に3服する。

本証は燥熱の邪が上を犯し，清竅が機能しなくなったもので，病位は上にあり，病勢は浅く軽いため，軽清宣透，清解上焦燥熱を主として治療しなければならない。

薄荷	辛涼薬であり，清頭目する	辛涼清火の軽剤であり，「上焦を治すには羽の如し」の要旨に合致する。桑叶・蝉衣を加えてもよい。
連翹・梔皮・緑豆衣	清解燥火	
甘草・桔梗	咽喉を通利して歯茎の腫れを消す。	
耳鳴	苦丁茶を加える。	
目の充血	菊花・夏枯草を加える。	
咽痛	牛蒡子を加える。	
本証には苦重薬は禁忌である。		

(2) 燥熱傷肺

【症状】身熱，乾咳して無痰，気逆して喘ぐ。咽喉乾燥，鼻燥，歯燥，胸満脇痛，心煩口渇。舌苔は薄白で燥，または薄黄乾燥，舌辺尖は紅赤など。

【分析】肺経の燥熱が火と化し，陰液を耗傷した証である。肺が熱によって灼かれ，肺気が清粛機能を失調すると，身熱し，乾咳して痰がなく，気逆して呼吸が促迫する。熱が肺を壅いで気機が失調すると，胸がつまって胸脇部〔胸部・側胸部〕が痛む。燥が津液を損傷すると，咽喉部が乾燥し，鼻が燥き，歯が燥く。熱が陰を灼き損傷すると，心煩・口渇する。本証において舌苔が薄白で燥となるのは，燥熱が迅速に衛から気へと波及し，火に化して陰を損傷したものであり，そのため舌面は乾燥するが，苔色にはまだ変化が及んで

いない。邪が気分に留まる時間が長くなると，苔は必ず白から黄へと転じ，舌面はさらに乾燥が進むため，このような薄白で燥の舌苔に対しては，決して表未解で津を損傷したものと考えてはならない。諸症状を総合して全面的に分析するなら，本証の病機は衛にあるわけでも営血にあるわけでもなく，まさしく気にあるのである。

【治法】清肺潤燥養陰。

【方薬】

❖清燥救肺湯（『医門法律』）。

石膏2銭5分，冬桑叶3銭，甘草1銭，人参7分，胡麻仁1銭（炒研），真阿膠8分，麦門冬1銭2分（去心），杏仁7分（去皮，麸炒），枇杷葉1片（去毛，密炙）。

水1碗で，煮て6分とし，頻繁に2～3回温服する。

本証は燥熱が火に化し，損傷が肺気・肺陰に波及したものである。肺の気・陰ともに損傷しており，気の耗損を防ぐために辛香薬は使えず，また津の損傷を防ぐために苦寒瀉火薬は使えない。治療では清肺潤燥を主として，清燥救肺湯を使用する。

桑叶・杏仁・枇杷葉	軽宣肺気により止咳する。	清泄肺熱・潤燥養陰の効果がある。
石膏	肺金の燥熱を清める。	
阿膠・麦冬・胡麻仁	潤肺滋液。	
人参・甘草	益気生津。『難経』14難に「肺を損傷するものは，その気を益す」とある。	
肌表にまだ邪熱がある場合	連翹・牛蒡子などの軽宣薬を少量使用して透邪外泄し，同時に阿膠を去って恋邪*を予防する。	
痰が少ない場合	瓜蔞皮・貝母を加えて化痰する。	

(3) 肺燥腸熱，絡傷咳血

【症状】初期には喉痒があって乾咳し，続いて咳がひどくなると痰は粘って血を帯び，胸脇部まで牽引痛があり，腹部には灼熱感がある。大便泄瀉。舌紅，苔薄黄で乾，脈数。

【分析】秋燥の初期には燥熱が肺にあるため，喉がいがらっぽくなって乾咳する。続いて燥熱が火に化して肺絡が損傷すると，痰が粘って血を帯び，胸脇部＊まで痛む。津が損傷して肺と腸に熱があるため，舌紅，苔薄黄で乾，脈数となる。肺と大腸は表裏関係にあり，肺中の燥熱の邪が下って大腸に移ると，腹部には焚かれるような灼熱感を生じ，大便は泄瀉となる。この種の下利では，蛇口をひねったかのような水泄となることが多く，肛門には熱痛があり，ひどくなると腹痛して泄瀉する場合もある。これは出渋って排便困難となる泄瀉で，痢疾に似ているが痢疾ではなく，『素問』至真要大論篇に「暴注下迫，みな熱に属す」と述べられている熱利に属するものであり，虚寒利下で熱象のないものとは全く異なっている。

【治法】清熱止血，潤肺清腸。

【方薬】

❖阿膠黄芩湯（『通俗傷寒論』）。

　陳阿膠・青子芩各3銭，甜杏仁・生桑皮各2銭，生白芍1銭，生甘草8分，鮮車前草・甘蔗梢各5銭。

　まず生薏米1両をお湯に浸して汁を取り，それを水代わりとして薬を煎じる。

　本証は肺燥腸熱により咳血泄瀉を生じたもので，清熱することにより止血し，清腸することにより止瀉する必要がある。肺と大腸を同時に治療するため，全面的な方剤として阿膠黄芩湯を使用する。

甜杏仁・桑皮・甘蔗	潤肺生津して咳嗽を止める。
阿膠	養血することにより止血する。
芍薬	甘草と配合することで酸甘化陰し，しかも緩急止痛できる。
黄芩	苦寒薬を配合することで肺と大腸の熱を清め，陰を堅固にする。
車前草	導熱下行し，また清腸止瀉できる。

(4) 肺胃陰傷

【症状】身熱はひどくないが，乾咳が止まらず，口舌は乾燥して渇する。舌紅少苔，脈細。

【分析】燥熱は次第に退いていくが，肺胃の津液がまだ回復していない徴候である。肺陰が損傷すると，咳嗽が止まらず痰は少なくなり，胃陰が損傷すると，口・舌が乾燥して渇する。外感した邪が次第に清浄されていくので，身熱はひどくない。邪は去ったが肺胃の津が損傷しているため，舌質は光紅で少苔であることが多く，脈は細であることが多い。

肺燥腸熱，絡傷咳血	燥熱により津が損傷している	陰が損傷して，燥熱が盛んになっている。
肺胃陰傷		津の損傷が主で，燥熱はすでに軽い。

【治法】甘寒滋潤，清養肺胃。沙参麦門冬湯を使用し，津傷がひどい場合には五汁飲を合用する。

【方薬】

❖沙参麦冬湯（「各論8. 風温」を参照）。

❖五汁飲（『温病条辨』）。

梨汁，荸薺汁，鮮葦根汁，麦冬汁，藕汁（または蔗漿を使用する）。

状況に応じて服用量を斟酌し，均等になるように調和して涼服〔冷えてから服用〕する。あまり冷たいものを好まない場合には，煎液を湯煎で燉*して温服する。

本証は，外邪はすでに解除されており，燥熱はひどくなく津傷が主であるため，肺胃の津液の滋養に重点を置き沙参麦冬湯を使用する。

沙参・麦冬・花粉・玉竹	肺胃の陰を滋養する	清養肺胃，生津潤燥の効果がある。
扁豆・甘草	益気培中，和養胃気	
桑叶	軽宣燥熱	

つまるところ本証の性質は邪少虚多であり，この場合の虚は肺胃の津の損傷なので甘寒薬のみが適しており，苦寒薬は禁忌である。呉鞠通は「温病燥熱で，燥を解除しようとする場合には，まずその乾を滋してやる。単純に苦寒薬を使用してはならず，服用すると反対に燥がひどくなる」として，苦寒薬では虚熱を退かせることができないばかりか，苦燥劫津の弊害があることを説明している。

(5) 肺燥腸閉

【症状】咳嗽してすっきりせず痰が多い。胸腹脹満，便秘など。

【分析】本証は肺に燥熱があり，液が虧損して腸が閉じ，肺と大腸が同時に病んだものである。表証は解除されたものの，肺が燥熱を受けて損傷し，気機が宣暢できなくなったため咳をしてもすっきりせず，肺の輸布機能が失調したために津液が停聚し，咳嗽して痰が多くなる。肺が津を布散できず大腸が濡潤されなくなると，伝導機能が失調して糟粕が内に停聚し，便秘して腹が脹る。陽明腑実証と

の違いは，本証にも腹脹・便秘があるが，腹痛拒按はみられず，舌苔の焦老燥裂・芒刺（ぼうし）などもみられない。
【治法】粛肺化痰，潤腸通便。
【方薬】

❖五仁橘皮湯（『通俗傷寒論』）。

甜杏仁3銭（細かく研ぐ），松子仁3銭，郁李仁4銭（杵），原桃仁2銭（杵），柏子仁2銭（杵），橘皮1銭半（蜜炙）。

本証の便秘は，肺燥が腸に影響し，腸中に津液が欠乏して生じたものであり，陽明燥実内結とは異なっている。そのため承気湯による苦寒攻下は不適切であり，粛肺化痰，潤腸通便効果のある五仁橘皮湯で治療するのが適切である。

松子仁・郁李仁・桃仁・柏子仁	いずれも油脂が豊富であり，潤燥滑腸の効果がある。
甜杏仁	潤肺化痰だけでなく，宣開肺気，滑腸通便もできる。
橘皮	化痰行気除脹でき，しかも運行を補助し，諸仁〔種子薬〕による潤を助けて滞らせない。蜜炙するのは「潤性を利用して，燥かさない」の意味がある。

肺と大腸は表裏関係にあり，潤腸通便することで肺気は下降しやすくなり，肺気が降りれば大便もまた通下しやすくなることから，本方剤の方意は粛肺潤腸にある。

(6) 腑実陰傷

【症状】便秘，口乾唇燥，身熱，または譫語する。苔黒乾燥，脈沈細。
【分析】燥熱が陽明で内結し，津が損傷して腸が燥いた証である。陽明熱結により津が損傷して大便不通となり，津液が耗傷したために口や唇が乾燥する。腑熱が盛んになり過ぎ，上衝して神明*を擾（みだ）

すと譫語を発する。熱結陽明により津液が灼かれるため，舌苔は黒色となって乾燥し，脈は沈細となる。本証を総合すると，実際は土実水虚の証候である。

本証と肺燥腸閉証はどちらも津傷便秘であるが，病機が異なるため具体的な証候にも明らかな違いがある。

腑実陰傷証	大便秘結	燥熱結滞による腑実津傷	咳嗽・痰が多いなどの肺関連の症状はない。
肺燥腸閉証		肺が津液を布化できず腸燥便秘となったもの	譫語および苔黒乾燥などの熱盛症状はみられない。

【治法】滋陰通下。

【方薬】

❖調胃承気湯加鮮首烏・鮮生地・鮮石斛など。

調胃承気湯（「各論8. 風温」を参照）。

本証は燥熱内結が原因であるため，攻下により実を瀉してやる必要があり，また津液が損傷しているため，滋養陰液することで潤燥しなければならない。

調胃承気湯	腑実を攻下することにより燥熱を去る。
鮮首烏・鮮生地・鮮石斛	攻下には存陰〔陰を保護する〕といった意味があるが，陰がすでにひどく虧損しているため，滋養陰液することで陰の速やかな回復を期待する。通下により陰を保存し，滋液により通下の補助とする。そのため新鮮薬汁を使用する場合が多く，滋液の力も強い。

6.3 気血両燔証

【症状】身熱，口渇，煩躁不安，ひどくなると吐血・衄血する。苔黄，舌絳。

【分析】気分の燥熱の邪が解除されないまま熱が営血に入り，気血両燔(けつりょうはん)証となったものである。発熱，口渇，苔黄は気分熱盛の現れである。舌絳，煩躁不安および吐血・衄血は，いずれも熱熾血分の徴候である。本証の病機は気分・血分の熱勢が共に盛んになったものであり，熱邪が単純に気分にあるもの，また単純に血分にあるものとは異なっている。

【治法】気血両清。

【方薬】

❖加減玉女煎（「各論9. 春温」を参照）。

　本証は気血両燔であり，単純に片方だけを治療してはならず，気分と血分の両方の熱を清める必要があるため，加減玉女煎を使用する。張景岳(ちょうけいがく)の玉女煎加減から構成される。

石膏・知母	気分の熱を大清する	気血両清の効果がある。
玄参・生地・麦冬	涼血養陰	

6.4　燥傷真陰証

　秋に燥熱病邪を感受し，邪が衛にある時点で解除できず気分に伝入してしまうと，少数患者の場合解除できず，進行して営血に影響する場合がある。燥熱の邪がことごとく営血に入ってしまうと，熱燥営陰・熱閉心包・熱迫血溢などといった方面の病機変化を生じる。進行して深く下焦へと入り，熱が真陰を爍(と)かすと，肝腎陰傷または虚風内動の変証が出現する。その場合には「各論9. 春温」を参照に証治を行なう。

【附録】涼燥

　涼燥は，秋令における涼燥の気を感受して形成される。燥気には温燥と涼燥の異なる2種の属性があるが，これは秋の気候が偏寒であるか，偏熱であるかによって決定される。兪根初は『通俗傷寒論』において「秋が深まって涼しくなり始める頃には，西風が吹いて粛殺が起こる。これを感受すると多くは風燥を病む。この場合は燥涼に属し，厳冬における風寒よりは軽い」と述べており，燥のうち寒に偏るものが涼燥であることを理解できる。涼燥の性質は風寒に近いことから「次寒」とも呼ばれ，厳密には温病には属さないが，ここでは完璧な辨証施治を行なうための知識として，温燥と比較して解説する。

【症状・分析】涼燥の初期には，発熱悪寒，頭痛，無汗，鼻閉，咽乾唇燥，咳嗽・稀薄な痰などがみられる。これは涼燥の邪が肺衛を侵襲したもので，性質は寒に偏っており，邪が表を拘束するため悪寒が強く発熱が軽く，頭痛，無汗などの症状となる。また邪が肺を鬱して肺気不利となると，鼻閉し，咳嗽して稀薄な痰が出る。咽乾唇燥を併発するのは，燥により津液が損傷した場合の特徴である。本証と温燥との違いは，温燥の初期には熱による症状が強いという点にある。また風寒とも完全には同じでなく，風寒の初期には津液乾燥の徴候がないため，これが辨証における鍵となる。

　本証は涼燥の邪が肺衛に侵襲したものであり，治療では辛開温潤するのがよく，杏蘇散を使用する。

【治法】辛開温潤。

【方薬】

❖杏蘇散(『温病条辨』)。

杏仁3銭，紫蘇3銭，半夏2銭，陳皮1銭半，前胡1銭半，甘草1銭，桔梗1銭，枳殻1銭半，茯苓3銭，生姜3銭，大棗4枚。

蘇葉・前胡	辛散透表	疏表して津を傷つけず，潤燥して表を碍げない。
杏仁	宣肺潤燥	
甘草・桔梗・枳殻・陳皮・半夏・茯苓	宣降肺気・化痰止咳	
生姜・大棗	調和営衛	

涼燥が熱に化した後における病機の変遷および証治則は，温燥の場合と同じである。

[まとめ]

秋燥とは，燥熱病邪を感受することにより，秋季に発生した急性外感熱病である。初期の邪在肺衛の場合において，口・鼻・唇・咽などの津液乾燥症状を特徴とする。

燥邪は最も津を損傷しやすいため，治療では滋潤を原則とする。

初期で邪在肺衛の場合	桑杏湯	辛涼甘潤する。
	桑菊飲	程度が軽い場合に使用。
清竅が乾燥する場合	翹荷湯	上焦気分の燥熱を清散する。
燥熱が火に化し，損傷が肺陰に及ぶ場合	清燥救肺湯	清肺潤燥養陰。
肺燥腸熱により，絡が損傷して咳血する場合	阿膠黄芩湯	清熱止血・清腸止瀉。
燥が肺胃の津液を損傷した場合	沙参麦冬湯合五汁飲	滋燥養陰。
肺燥腸閉津虧のため便秘を生じた場合	五仁橘皮湯	潤腸通便。

腑実陰傷の場合	調胃承気湯加鮮首烏・鮮生地・鮮石斛	攻下腑実する一方で滋陰養液する。
気血両燔の場合	加減玉女煎	両清気血。
燥熱が入営動血する，または燥が長引いて下焦へと深く入り，損傷が肝腎の陰にまで波及した場合（本病ではほとんどみられない）		証治については他の温病と同様である。

涼燥：秋季に涼燥の邪を感受して発生した急性熱病である。

初期で邪犯肺衛の場合	杏蘇散を使用する。
涼燥が熱に化した場合	温燥を参考に証治を行なう。

[文献摘録]

喩嘉言(ゆかげん)『医門法律』尚論：燥は火の類であり，それゆえ火は燥である。

喩嘉言『医門法律』秋燥論：燥病を治療するには，腎水陰寒の虚を補うことにより，心火陽熱の実を瀉し，腸中の甚だしい燥熱を除き，胃中の津液の衰えを済(たす)ける。道路を疎散して〔邪が〕結び付かないようにし，津液を生じて枯らさないようにし，気血の流れを通利させて渋滞しないようにすれば，病は自然と治る。

張石頑(ちょうせきがん)『張氏医通』：燥が上にあれば必ず肺経に乗る〔つけ込む〕ため，上逆して咳する……，燥が下れば必ず大腸に乗るため，大便は燥結する。そのため邪実・津耗・血枯の3者を区別して治療する必要がある。

沈目南『燥病論』(『温病条辨』からの転用)：意外にも燥病が涼に属することは知られておらず，これは次寒といい，寒を感受したものと同類の病である。……いかんせん後の賢者が悉く熱に属するというものだから，大きな違いを生じてしまっている。盛夏に暑熱が薫蒸した場合には，人身からは汗が淅淅と出て，肌肉は潮潤して燥くことはない。冬月の寒凝により粛殺されると，人身は乾槁燥冽〔乾燥して水分を失い寒冷〕となる。そのため深秋となり燥令の気が行ると，人体では肺金がこれに応じ，肌膚もまた燥く。つまり火令の権力がなくなってしまうので，燥は涼に属すことになる。前人が熱としているのは間違いである。

呉鞠通『温病条辨』：秋燥の気は，軽ければ燥となり，重ければ寒となり，化気は湿であり，勝復の気〔不及の状態において生じる気〕は火である〔秋燥の気は燥金であり，母子関係で説明するなら順に，燥金生寒水，湿土生燥金，火剋金となる〕。

費晋卿『医醇賸義』：燥は乾であり，湿に対して言うものである。立秋以降は，湿気が去って燥気が来るのだが，初秋にまだ熱ければ燥にして熱となるし，深秋にすでに涼しくなっていれば燥にして涼となる。つまり全体的には燥であり，その作用として熱と涼の影響を受けるのであり，この2つの意味を兼ねる〔総合的に理解する〕ことにより，方しく燥の字は圓活な〔円満で融通がきいた〕ものとなる。治法としては清潤・温潤しなければならない。

兪根初『通俗傷寒論』：『内経』に「燥熱は上にある」という。ゆえに秋燥の証は，まず肺津が損傷し，次に胃液が損傷し，終には肝血腎

陰が損傷する。そのため『内経』では「燥はこれを潤す」という。まず初めにそれが涼燥であるか温燥であるかを辨つ。……まとめると，上燥では咳するため，喩嘉言の清燥救肺湯を主薬とする。中燥では渇するため，張仲景の人参白虎湯を主薬とする。下燥では結するため，張景岳の済川煎を主薬とする。腸燥では隔食となるため，五仁橘皮湯を主薬とする。筋燥では痙攣するため，阿膠鶏子黄湯を主薬とする。……

因〔病因〕：秋深まり涼しくなり始める頃になると，西風による粛殺が始まり，その気を感受すると多くは風燥を病む。これは燥涼に属し，厳冬の風寒より軽い。晴天が長く続いて雨が降らず，秋陽に曝され，この気を感受すると多くは温燥を病む。これは燥熱に属し，暮春に生じる風温より重い。このほか暑湿を挟んで内伏して発するものがあるが，その場合は肺燥脾湿となるもの，肺燥腸熱となるもの，胃燥肝熱となるもの，脾湿腎燥となるものがある。症に臨む場合はいかなる時も，その原因を第一とし，主たるものを制伏〔征服〕するべく，病を受けた根源を追究するだけである。

兪根初『重訂通俗傷寒論』[52]何秀山按：春月には地気が動いて湿が勝るため，春分以後には風湿証や暑湿証が多くなる。秋月には天気は粛殺となって燥が勝るため，秋分以後には風燥・涼燥の証が多くなる。もし天気が晴れて暖かく，秋陽に曝されると，逆に涼燥より温燥の証が多くなる。前哲である沈目南は『性理大全』において，

---

[52]『重訂通俗傷寒論』：『通俗傷寒論』は清代・兪根初の著。その後，同郷の何秀山と何廉臣〔何秀山の孫〕が加筆し，曹炳章が完成させた。『重訂通俗傷寒論』は，現代の徐栄斎が改訂したもの。そのため実質的には，兪根初・何廉臣・曹炳章らの合作といえる。

「燥は次寒〔涼燥〕に属す」として，その気を感受した場合は『内経』にいう「燥淫が勝れば，苦温により平らげ，佐として辛甘法を使用する」を遵守し，杏蘇散加味を主方剤として治療しているが，これが秋傷涼燥を治療する方法である。喩嘉言は，「『生気通天論』に『秋に燥[53]によって損傷すると，上逆して咳し，進行すると痿厥を発症する』とあり，燥病の要点はこの一言に尽きる。すなわち『諸気膹鬱，みな肺に属す』『諸痿喘嘔，みな上に属す』の２条文が燥病を指していることは明らかであり，さらに多くが肺燥に属する……」としている。それゆえ秋燥病を治療するには，肺と肝の二臓を区別する必要があり，『内経』に述べられている「燥化於天，熱反勝之〔燥気が司天にある場合，熱気に反勝[54]される〕」の文旨を遵守し，甘寒〔薬〕を主として，『内経』にいう「燥はこれを潤す」法を創造し，自ら清燥救肺湯を製作し，証に随って薬を加えた。これは秋傷温燥を治療する方法である。

兪根初『重訂通俗傷寒論』何廉臣按：燥病を治療するには，まず涼・温を辨つ。王孟英曰く，「五気により論じるならば，燥は涼邪であり，陰が凝固すると燥となる，すなわちこれは本の気である。しかし夏の後に秋となり，火の余炎がまだ熄えていないうちに，火がこれに就いて陰が竭きると燥となる，これはその標の気である。それゆえ温潤と涼潤の２法に分類して治療する」。費晋卿は次のよ

---

[53] 秋傷於燥：喩嘉言は『医門法律』で，『内経』条文の「秋傷於湿」は「秋傷於燥」とすべきであるとし，同時に『秋燥論』を著わし，それによって秋燥は独立した疾病であると考えられるようになった。
[54] 反勝：自己が不勝の気に乗られる（つけ込まれる）こと。相乗，ここでは火乗金。

うに述べている。「燥は乾であり，湿に対して言うものである。立秋以後には，湿気が去って燥気が来る。初秋になってもなお熱ければ，燥にして熱となるし，深秋においてすでに涼しくなっていれば，燥にして涼となるが，全体的には燥であり，その作用である熱と涼による影響を受けるのである。この2つの意味を兼ねることによって，初めて燥の字は圓活なものとなる〔この2つの意味を総合的に理解することにより，燥に対して臨機応変に対処できる〕。治法としては清潤，温潤すべきであり，次に虚実を辨つ」。

俞根初『重訂通俗傷寒論』徐榮齋による何廉臣の語の引用：六気の中でも，燥気だけが難解である。燥には涼燥・温燥・上燥・下燥の違いがあると考える。涼燥とは，燥の勝気であり，治療では杏蘇散により温潤する。温燥とは，燥の復気であり，治療では清燥救肺湯で清潤する。上燥は呉氏桑杏湯により気を治療する。下燥は滋燥養営湯により血を治療する。

何廉臣『全国名医験案類編』按：燥と火は同じではない。火は実証であり，熱盛陽亢となり身熱を生じて汗が多い場合，治法としては苦寒薬によりその実を奪い，その熱を瀉すのがよい。燥は虚証であり，陰が虧損して潤がなくなり，肌膚が熯燥〔焼かれて燥く〕する場合，治法としては甘寒薬により陰を養って燥を潤してやるのがよい。

［症例研究］
1．温燥傷肺（『全国名医験案類編』何拯華治案より）
〈患者〉王敬賢，35歳，商業。住所：南街柴場弄。

〈病名〉温燥傷肺。

〈原因〉秋深く晴天が続いて雨がなく，天気は温燥であり，その気を感受して発病した。

〈症候〉初期には頭疼・身熱，乾咳無痰，喀痰しても多くは稀薄で粘っこい痰で，気逆して呼吸が促迫し，咽喉が乾いて痛み，鼻は乾いて唇は燥き，胸満して脇が疼き，心煩して口渇する。

〈診断〉脈は右浮数・左弦渋，舌苔は白薄で乾，辺尖はともに紅。これは『内経』にいう「燥化於天，熱反勝之〔燥気が司天となると，熱気に反勝される。相乗のことで，ここでは火乗金〕」となったものである。

〈治療法〉経旨を遵守し，辛涼薬を君とし，佐として苦甘薬を使用する。清燥救肺湯加減。

〈処方〉冬桑叶3銭，生石膏4銭（氷砂糖水で炒める），原麦冬1銭半，栝楼仁4銭（杵），光杏仁2銭，南沙参1銭半，生甘草7分，製月石2分，柿霜1銭半（分沖）。まず鮮枇杷葉1両（毛・筋を去る），雅梨皮1両を煎じ，その煎液を水代わりにして煎じる。

〈第2診〉引き続き辛涼甘潤薬により上焦を粛清する。上焦は次第に清解されているが，なおも口渇・神煩し，気逆して悪心があり，脈は右浮大で数。これは燥熱が肺から胃経へと順伝*しているからである。治療には竹葉石膏湯加減を使用し，甘寒清鎮によりこれを粛降する。

処方：生石膏6銭（杵），毛西参1銭半，生甘草6分，甘蔗漿2瓢（沖），竹瀝夏1銭半，原麦冬1銭半，鮮竹葉30枚，雅梨汁2瓢（沖）。まず野菰根2両，鮮茅根2両（皮を去る），鮮剝竹茹3銭を煎じ，その煎液を水代わりとして煎じる。

〈第3診〉煩渇は除かれ，気逆は平穏となって嘔は止まったが，大

便が燥結しており，腹満して腹脹のようであり，小便短渋，右脈は浮数沈滞。これは燥のために気が鬱し，津を下へ輸（おく）り布散（ふさん）することができず，二便不調となり秘渋となったものであり，張石頑は「下が燥くと必ず大腸に乗る〔つけ込む〕」と述べている。治療では増液潤腸し，五汁飲加減を使用する。

　処方：鮮生地汁2大瓢，雅梨汁2大瓢，生莱服汁2大瓢，広鬱金3本（磨いて小匙約2杯分の汁とする）。この4汁ときれいな白蜜1両を一緒に重湯*で燉*温〔湯煎にかけて温める〕する。便通があるまで服用させる。

〈第4診〉1剤で頻繁におならが出るようになり，2剤でまず羊の糞のようなものが出ると，暢解燥失〔乾いた大便を排出〕した。続いて稠（こ）い痰を喀出すると，気逆は平穏となり咳は止まり，食事は次第に増加し，脈は柔軟，舌は淡紅微乾へと転じた。清燥養営湯を使用し，調理法*を行なって万全を期す。

　処方：白帰身1銭，生白芍3銭，肥知母3銭，蔗漿2瓢（沖），細生地3銭，生甘草5分，天花粉2銭，蜜棗2枚（劈）。

〈効果〉連続して4剤投与したところ，胃は次第に食物を受けつけるようになり，神気も回復して治癒した。

　何廉臣の按語に次のようにある：喩西昌〔喩嘉言〕（ゆせいしょう）は〔『医門法律』秋燥論において〕次のように述べている。「『内経』生気通天論に『秋に燥に傷（やぶ）られると，上逆して咳し，痿厥を発症する』と述べられており，燥病の要点はこの一言につきる。すなわち『諸気膹鬱は，すべて肺に属する』『諸痿喘嘔は，すべて上に属する』という病機に関する二条が燥病を指していることは明白である。左脇の下から脇部が痛み寝返りができない，嗌（えき）〔咽喉頭部〕が乾いて顔は塵がついたようになる，身体には潤いや艶がなく，足の外側は反対に熱くな

る，腰痛，筋の痙攣，驚駭，男性では癲疝，女性では下腹部痛，目は眩み眦には瘡ができるなど，すなわち燥病の本は肝にあって様々な症状が散見されるのであり，すべて秋に燥によって損傷したことによる徴候である」。それゆえ秋燥病を治療するには，肺と肝の二臓を区別しなければならず，『内経』にいう「燥気が司天となると，熱気に反勝*される」の要旨を遵守し，甘寒〔薬〕を主として『内経』による「燥はこれを潤す」法を展開させ，自ら清燥湯を製作して随症加減を行なう。これは秋傷温燥を治療する方法である。

　本カルテにおける四処方の大旨は，辛涼甘潤〔薬〕を主とし，症状に応じて薬を使用し，症状に随って薬を変えたものであり，総合すると葉氏の「上燥は気を治し，下燥は血を治す」以外の何ものでもない。

7. 大頭瘟

　大頭瘟[55]とは風熱時毒*を感受して引き起こされた外感熱病で，頭部・顔面部が真っ赤に腫れ上がることを特徴とする。憎寒・発熱以外に，頭部や顔面部の発赤・腫脹・疼痛などを併発し，冬・春の2季に多発する。

　本病に関しては，隋・巣元方による『諸病源候論』丹毒病諸候・腫病諸候に類似症状の記載がある。唐代・孫思邈は，『千金翼方』瘡癰巻で「丹毒」と述べて，そこに本病を包括しているようである。金代・劉河間は『素問 病機気宜保命集』大頭論において，「大頭病」と呼んでいる。『古今医案按』には，泰和2年に「大頭傷寒」が流行し，李杲が「普済消毒飲[56]」を製作して治療し，多くの人々の命を救ったという史実が記載されている。明代・張景岳は『景岳全書』雑証謨・瘟疫において「大頭瘟」「蝦蟆瘟」と称しており，兪根初は『通俗傷寒論』において「大頭風」と呼び，呉鞠通は『温病条辨』で

---

[55] 大頭瘟：「瘟」について『大漢和辞典』には，①オン：えやみ，流行病。②オツ・オチ：悶えるさま。③ウン：少し痛むさま，とある。また瘟疫（おんえき），瘟病（おんびょう）とある。また「頭」については，漢音：トウ，呉音：ズとしている。これらからすると「ダイトウオン」と読むべきと思われるが，慣用的に「ダイズウン」とも呼ばれている。

[56] 普済消毒飲：普済消毒飲子。『普済方』の人参に代えて薄荷を使用している。

「温毒」の俗称であるとしている。

　顔面丹毒，流行性耳下腺炎などで本病の症状がみられる場合には，本病の辨証を参考に治療することができる。

[病因病理]
　風熱の時毒*が本病の発症因子であり，温暖多風であるべき春季が寒く，寒いはずの冬季が逆に温かいと，容易に伝播して流行する。その時に人体の正気が不足していると，邪を感受して発病しやすくなる。その病理変化は，まず邪毒内襲，衛気同病となる。すると衛が邪によって鬱するため，短期間ではあるがまず憎寒発熱を生じ，肺胃の熱毒が蒸迫すると，続いて壮熱煩躁・口渇引飲・咽喉疼痛などといった気分裏熱熾盛証が出現する。これと同時に邪毒が頭部・顔面部を攻撃して竅れ，脈絡に搏結すると，頭部や顔面部に発赤・腫脹・疼痛を生じ，ひどくなると潰爛する。これは『諸病源候論』諸腫候に，「腫病の発生は，いかなる場合も風邪・寒熱・毒気が経絡に侵入したために，血脈が渋滞して通じなくなり，正常な運行が失調し，邪気と血脈とが壅結した結果，腫が形成される」と述べられている。邪毒が営血に内陥すると動血・耗血などの病理変化が現れるが，本病ではほとんどみられない。

[診断要点]
①本病では特殊な臨床症状がみられ，発症が急激で憎寒・発熱する以外に，頭部・顔面部が真っ赤に腫れて痛みを生じる。しかし内陥営血の証候はほとんどみられない。
②冬・春に多発する。

[辨証論治]

【症状】初めは憎寒発熱し，頭部・顔面が発赤腫脹し，また咽喉部の疼痛を伴う。続いて悪寒しなくなるにつれて熱勢が増し，口渇して水を飲み，煩躁不安となり，頭面焮腫（きんしゅ），咽喉の疼痛が激しくなる。舌赤苔黄，脈数実。

【分析】本証は，肺胃の熱毒が頭部・顔面部を上攻したものである。風熱時毒（じどく）に外襲されて肺衛が鬱すると，初期には憎寒・発熱を生じる。熱毒が次第に熾（さか）んになって肺胃に氾濫すると，熱勢が急激に増加するため，壮熱を発し，口渇して水を飲む，胸部に熱感があっていらついて落ち着かない，咽喉部の疼痛などの症状があらわれる。頭は諸陽が会（あつ）まるところであり，熱毒が上を衝いて攻撃し，搏結（はっけつ）〔戦って結び付く〕して泄（も）らすことができなくなると，頭部・顔面部は真っ赤に腫れる。舌赤苔黄，脈数実は，火毒偏盛の徴候である。

【治法】透衛清熱，解毒消腫。普済消毒飲を内服し，三黄二香散を外用として敷法[57]を行なう。

【方剤】

❖普済消毒飲（『東垣十書』）。

　黄芩2銭，黄連8分，玄参3銭，連翹3銭，板藍根3銭，馬勃1銭半，牛蒡子3銭，薄荷1銭，僵蚕2銭，桔梗1銭，升麻8分，柴胡1銭，陳皮1銭半，生甘草1銭。

薄荷・牛蒡子・僵蚕・柴胡	透衛泄熱。
黄芩・黄連	苦寒〔薬〕により気分の火熱を直接折（く）く。

---

[57] 敷法（ふほう）：新鮮な生薬を搗いてドロドロにする，または粗い粉剤を賦形剤でペースト状に調合し，皮膚上に乗せたり塗ったりする治療法。熱敷法，湿敷法，冷敷法などがある。

連翹・板藍根・馬勃	解毒消腫。	
玄参	腎水を滋して上部の邪火を制する。	
升麻・柴胡・桔梗	諸薬を載せて昇り，直接病所に達する。	
陳皮	佐薬として，壅滞した気を通利させる。	
甘草	和中。桔梗などに配合して清熱利咽する。	
初期で表邪が盛んな場合	荊芥・防風・葛根を加える	透表疏散力を増強する。
腑実便秘を兼ねる場合	生大黄を加える	通腑泄熱，導火毒下泄。

❖三黄二香散（『温病条辨』）。

　黄連1両，黄柏1両，生大黄1両，乳香5銭，没薬5銭。

　研いで極細の粉末とし，初回には細茶汁で調合して敷法を行ない，乾燥したら交換し，続いてゴマ油で調合して敷法を行なう。

黄連・黄柏・生大黄	瀉火解毒。	清火解毒・消腫止痛などの作用がある。
乳香・没薬	活血散瘀・消腫止痛。	

[まとめ]

　大頭瘟は頭部・顔面部の腫大を特徴とする，風熱時毒を感受して引き起こされた疾患である。初期には邪襲肺衛のために憎寒発熱し，続いて熱勢が次第に増加していき肺胃に氾濫すると，頭部・顔面部を上攻して真っ赤に腫脹する。病変部位は限局性であり，全身証候の変化も少なく，一般に営血分まで深く入ることはない。本病では内治法と外治法を融合させて治療にあたる必要がある。一般に予後は良好である。

| 内治法 | 透衛清熱・解毒消腫を原則とする。 | 普済消毒飲を常用方剤とする。 |
| 外治法 | 瀉火解毒・散瘀消腫を治法とする。 | |

[文献摘録]

劉河間『素問病機気宜保命集』大頭論：およそ大頭の病は，陽明邪熱が非常に甚だしく，少陽相火を資けて実したために形成されたもので，多くは少陽または陽明にあり，またはそれが太陽へと伝わったものである。それゆえ腫の勢いがどの部分にあるかを視て，経に随って治療する。

　湿熱のために腫れを生じ，木盛のために痛むものである。この邪は頭にあらわれ，まず両耳の前後に出現する場合が多く，これらは本病の主症状である。これを治療するのに，薬が速いと病所を過ぎてしまうため非常に不適切であり，上熱を除けないでいると，さらに中寒を生じることとなって，必ず人命を傷つける。

兪震『古今医案按』：泰和2年4月，民間に疫病が流行した。初めは憎寒して壮熱し，身体が重くなり，次に頭部・顔面部に伝わるとひどく腫れて，目を開けることができなくなり，上喘〔上気して呼吸が促迫〕し，咽喉不利，舌乾口燥となった。これは俗にいう大頭傷寒であり，感染したものの多くは助からなかった。張副知事もこれを患った。医者が承気湯加板藍根で下したところ，やや緩解はしたものの，翌日にはもと通りになり，下すと緩解していたが，終には治癒どころか次第に危篤状態となった。そこで李東垣を招いて診察してもらうことにした。彼は「身体の上半身は天の気であり，邪熱が心肺の間に侵入して頭や顔面を上攻すると腫となる。この場合

に承気湯で胃を瀉すのは，過ちのないものを誅伐〔攻撃〕するようなものであり，医者がその病の適切な治療法を知らないからである」と言った。そして黄芩・黄連各5銭による苦寒薬で心肺の火を瀉し，元参2銭，連翹・板藍根・馬勃・鼠粘子各1銭による苦辛平薬で清火散腫消毒し，僵蚕7分で清淡利膈し，甘草2銭でこれを緩め，桔梗3分でこれらの薬を載せてやる。すなわち諸薬を沈めることなく浮かせてやるのであり，升麻7分で右へ気を昇らせ，柴胡5分で気を左へ昇らせる。清陽が高巓に昇れば，濁邪はその場所に居ることはできなくなる。また経には「邪の湊るところ，その気は必ず虚す」とあることから，人参2銭で虚を補い，さらに佐として陳皮2銭で壅滞している気を通じさせる。これを名付けて普済消毒飲子という。大便が秘する場合には大黄を加える。一緒に細末にし，半分は湯で調え，常にこれを服用させる。半分は蜜丸として噙化〔口に含み，最後に飲み込む〕する。その処方を施した患者は，全員が助かった。

兪根初『通俗傷寒論』：風温を発症しかけている時に，さらに時毒[58]，すなわち天行の癘気を感受して発症することから，大頭天行病という。また風毒に関係することから大頭風の名称がある。症状が風寒のようであることから大頭傷寒ともいう。病は相互伝染することが多く，大人も幼児も似た症状であることから，通称大頭瘟と呼ぶ。春・冬の2季に多発するが，暑風が湿熱を挟んで気が蒸す場合にも本病を発することが多い。手足の六経のうち，三陽と厥陰の諸経だ

---

[58] 時毒：①時邪疫毒が三陽経絡に侵入し，頏・腮・頷・頤などに腫脹・疼痛を生じる疾患。②温毒の別名。

けが頭・顔・清竅へと上っているので，まずそれが太陽時毒であるか，少陽時毒であるか，陽明時毒であるか，厥陰時毒であるか，三陽が同時に時毒を受けたものであるか，少陰と厥陰が并んで時毒を受けたものであるかを明らかにし，程度に応じてそれを清めてやる。

【証】

太陽時毒	初期には頭項強痛し，身熱して体が重く，憎寒・悪風し，続いてすぐ頭や項の下が大きく脹れ，同時に耳後が赤く腫れる。
少陽時毒	発症するとすぐに寒熱往来し，口苦咽乾，胸脇満悶，疹は隠隠*と見われる，両耳の上下前後が硬く腫れて痛み，両側の額角はすべて紅色に腫れ，ひどくなると咽喉不利となり，喉が腫れて痺〔喉痺（喉頭炎）〕となる。
陽明時毒	発症するとすぐに壮熱を発して気喘し，口乾舌燥し，咽喉部が腫れて痛み，額上が真っ赤になって腫れる。また疱瘡を生じ，瘢点が隠隠*とし，目は腫れて開けることができない。
厥陰時毒	発症するとすぐに頭痛がして涎を吐し，巓頂〔頭頂部〕が特に痛む。瘧のように悪寒発熱し，体中の筋が痙攣し，手足は微かに厥し，顔は赤く目は青色となり，耳聾を生じて頬が腫れ，腮・頬もすべて硬く腫れて疼き，胸満して嘔逆し，ひどくなると驚癇[59]するかのようであり，時に瘛瘲*する。上では喉痺となり，下では膿血便となる。
三陽同時に時毒を感受する	頭・顔・耳・目・鼻・咽喉のすべてが発赤・腫脹・発熱して痛む。
少陰と厥陰が同時に時毒を感受する	巓頂から両耳の上下前後に及び，特に真っ赤に腫れて疼く。酸・苦〔胃液・胆汁〕を嘔吐し，または同時に蛔虫を吐き，ひどくなると両脇に激痛があり，さらに悪化すると厥を生じ，厥の後に痙攣する。

[59] 驚癇：①小児驚風（ひきつけ）②驚恐によって生じた癲癇③驚風や癲癇全般を指す。いずれも驚恐によって引き起こされたもの。

舌苔：

太陽にある場合	苔は薄白だが，舌色は逆に紅，または薄白で燥いて芒刺を生じ，辺・尖ともに紅色となる。
少陽にある場合	紅が多く白が少なく，または灰黄を挟んだ雑色となり，ひどくなると粉が積もったかのような白色となり，辺縁は紅で紫色となる。
陽明にある場合	舌苔は正黄〔純粋な黄色〕で，黄で薄膩であり，ひどくなると深黄色で厚膩となり，間に灰黒色を挟む，または黒く焦げたような老黄苔＊となり，芒刺を生じることが多い。
三陽が同時に受ける場合	舌赤・苔黄となることが多く，または灰点や黒い芒刺を挟む。
少陰と厥陰が同時に受ける場合	舌は紫紅色がより多くなり，ひどくなると焦げたような紫色で芒刺を生じる場合もある。

【脈】

左が浮弦で盛	太陽経が時毒を受けたもの。
左が弦で数	少陽経が時毒を受けたもの。
右があまり浮でなく，按えると洪盛で数を搏ち，右が左より大である	陽明経が時毒を受けたもの。
左右の脈が浮沈ともに盛んであり，按えると弦洪で数	三陽経が同時に時毒を受けたもの。
左が浮弦で数，右が洪盛で滑数	少陰と厥陰の二経が同時に時毒を受けたもの。

　これは李東垣が大頭傷寒と述べているもので，風毒邪熱が心肺の間に侵入し，頭部・顔面部を上攻したために腫れたものである。経には「風気は肝に通じる〔陰陽応象大論篇〕」とあり，肝脈は巔頂まで真っ直ぐ上っているため，一般に少陽火旺となって肝風が搏動さ

れると，風は火勢を助け，火は風の威を借り，外風が内風を引き動かす。そのためあっという間に生死の危険を生じることとなる。

【治療】内外併治を治療法とし，早く治療すれば7〜8割救うことができるが，さもなければ8〜9割は死んでしまう。内治法は辛涼発散，宣気解毒を主とする。軽い場合には，葱豉桔梗湯に牛蒡・銀花・大青（各3銭），蝉蛻（1銭半）を加えるが，まず三豆湯（生緑豆1両・大黒豆6銭・杜赤豆4銭・青荷葉1圏）を煎じ，その煎液を水代わりとして煎じる。重い場合には通聖消毒散加減（荊芥・防風・川芎・白芷各1銭，銀花・連翹・牛蒡・薄荷・焦梔・滑石各2銭，風化硝・酒炒生錦紋・苦桔梗・生甘草各5分。まず犀角尖1銭・大青葉5銭・鮮葱白3枚・淡香豉4銭・活水芦筍2両・鮮紫背浮萍3銭を，蠟雪水[60]の煎液を水代わりとし，重症の場合には日中に2剤，夜に1剤服用する。薬は沸騰させたお湯で略煎〔さっと煎じる〕する）を使用する。疏風解表により宣上〔上焦を宣暢させる。宣は疏通の意味〕するが，上焦を宣化しても熱毒がなおも盛んで，便秘して小便が渋る場合には，続いて解毒承気湯により三焦を分消*して逐毒する。毒が去って熱が減れば，最終的に清燥養営湯に鮮茅根（1両）・西洋参（2銭）を加えて投与し，清養気液して万全を期す。少陰と厥陰で同時に感受し，時毒が非常に盛んとなり，風火が交わって煽動し，痙厥を兼ねた状態の場合には，速やかに羚角鈎藤湯に犀角汁（2瓢）・金汁*（2両）・童便（1杯，沖）・紫雪（5〜8分）を加え，瀉火熄風することで消毒し，続いて七鮮育陰湯によ

---

60 蠟雪水：＝臘雪水。臘月（農歴12月）に降った雪を溶かした水。味甘，性冷，無害で各種解毒作用があるとされる。

り清滋津液して万全を期す。

　外治法としては，細い針で腫脹部位を遍く刺し（刺繡用の極細針36本を糸で円形に縛った「大空霊」を1本作っておく。医者は必ず準備しておかねばならない）。まず紫色の血を放血させ，続いて黄涎を出させ，血毒を泄出させて消腫した後，即座に清涼救苦散（芙蓉葉・二桑叶・白芷・白芨・白薇・生軍・川連・川柏・腰黄〔雄黄〕・乳香・没薬・杜赤豆・草河車・製月石。各2銭を一緒に粉末にし，蜜水で調合して腫脹部位を頻繁に掃きつける）を腫脹部位に塗敷して火を退ける。咽痛喉痹の場合には，早急に白ガチョウの長い羽毛に生桐油と皂莢末を少々つけ，咽に掃きつけ，痰涎を吐かせて開痹してやる。続いて加味氷硼散を吹きつけて腫れを退かせたら，最後に土牛膝汁2瓢とお湯1碗を調合し，製月石2銭・紫雪2分を入れ，溶けるまで俟ち，頻繁に含漱法[61]を行なって祛腐する。

　まとめると，この毒はまず鼻が腫れ，次に耳が腫れ，耳から頭上へと至り，脳後を絡い，結塊となって止まる。これを散じないと必ず膿を形成するため，内外兼治が必要であり，それによって消散させることができる。黄芩・黄連が併用されている李東垣の普済消毒飲のような苦寒薬は，決して驟に使用してはならず，また〔陶〕節庵の荊防排毒散で使われている羌活・独活のような辛熱の薬を好き勝手に使用してもならない。これらは過ちを生じる場合が非常に多いので，学ぶ者はくれぐれも成方〔既成の方剤〕に固執してはならない。

---

61 含漱法：薬物を口中に含み，吐き出さずに，薬物が溶けた後の液をゆっくりと飲み下し，粘膜と食道の両方に薬を作用させる治療法。

俞根初『重訂通俗傷寒論』何廉臣勘云〔校勘における言〕：呉鞠通は普済消毒飲から升麻・柴胡・黄芩・黄連を去り，銀花1味を加え，新たに用量を定めて内治法に使用している。外治法としては水仙膏（水仙花の根から黒く赤い皮と根須を剥ぎ去り，小石を臼にいれてペースト状になるように搗き，腫脹部位に敷法*を行なう。熱気が出るよう真ん中に空間を一つ設けておき，乾燥したら交換し，皮上に生黍米大の黄色い瘡が出来る程度とする）・三黄二香散（川連・川柏・生大黄各1両，乳香・没薬各5銭を一緒に研いで細末にする。初めは陳茶汁[62]で調合して敷法を行ない，乾いたら交換する。続いてゴマ油で調合して敷法を行なって瀉火定痛する）を外用薬とする。神昏・譫語する場合には，まず安宮牛黄丸・紫雪丹の類を与え，続いて清宮湯（元参心・連心麦冬各3銭，竹葉巻心・連翹心・犀角磨汁各2銭，蓮子心5分。熱痰が盛んであれば竹瀝・梨汁各5匙を加え，咳痰がすっきりしない場合には栝楼皮1銭半を加え，熱毒が盛んであれば金汁*〔糞清〕1両・人中黄〔竹筒に入れて人糞に漬けた甘草〕1銭半を加え，神昏を生じかけている場合には銀花3銭・荷葉2銭・鮮石菖蒲1銭を加える）を使用する。程鐘齢は，「風火鬱熱が大頭瘟を形成した場合，初期には加味甘桔湯（甘草・桔梗・荊芥・薄荷・牛蒡子・貝母・柴胡・丹皮）を使用して清散するのが適切であり，散じても除去できない場合には普済消毒飲で清め，腫勢が極めて盛んな場合には砭法を兼用する」と述べている。この2説を比べてみると，治法としてはなお平穏なものではあるが，俞法〔俞根初の治療法〕の方が無駄が省かれていて完全であり，効力が速い。

---

62 陳茶汁：一年以上前に作られた茶葉でいれたお茶。古茶。

[症例研究]

1. 肺胃火熾，熱毒上攻（『丁甘仁医案』より）

朱，男性。頭部・顔面部が一斗升のように大きく腫れ，悪寒発熱し，口乾，咽痛，腑結〔便秘〕する。これは大頭瘟の重症である。頭は諸陽の首であり，風だけが到達することができる。風は天の陽気であり，まず上焦を犯し，肺・胃の火が勢いに乗じて激しく上昇して，三陽がともに病んだものである。普済消毒飲加減を使用する。

　　荊芥穂1銭半，青防風1銭，軟柴胡8分，酒炒黄芩1銭半，酒炒川連8分，苦桔梗1銭，連翹殻3銭，炒牛蒡2銭，軽馬勃8分，生甘草8分，炙僵蚕3銭，酒製川軍3銭，板藍根3銭。

〈第2診〉腫の勢いは昨日よりかなり緩解し，悪寒・発熱・咽痛も減り，効果は現れているが，便はなく病は非常に盛んである。

　　荊芥穂1銭半，青防風1銭，薄荷葉8分，炒牛蒡2銭，酒炒黄芩1銭半，酒炒川連8分，生甘草6分，苦桔梗1銭，軽馬勃8分，大貝母3銭，炙僵蚕3銭，連翹殻3銭，板藍根3銭。

〈第3診〉腫れは消えて熱は退いたが，咽痛はまだ癒えていない。外感した風邪はすでに解除されたが，炎炎と照りつける肝火はまだ靖(しず)められておらず，再び清解する。

　　冬桑叶3銭，生甘草6分，金銀花3銭，甘菊花2銭，苦桔梗1銭，連翹殻3銭，粉丹皮1銭半，軽馬勃8分，黛蛤散5銭（包），鮮竹葉30枚。

2. 風熱上迫，肝風内擾（『重印全国名医験案類編』葉馨庭主治案より）

〈患者〉葉紹芹，12歳，住所：安徽省黟県，小学校在学。
〈病名〉大頭瘟。

〈原因〉冬令に寒を感受したが潜伏して発症せず，春3月になり地気の上昇時に時行温毒(とうれい)を感受し，頭部へ上攻して発症すると，病勢はすぐに激烈となった。

〈症候〉咳嗽・気喘，口渇して舌燥，壮熱を発して便結，神識昏迷，頭痛がして頭を挙げ難く，周囲はまるで箍(たが)を載せているかのように，ぐるりと発赤・腫脹しており，箍の内外は発赤・腫脹して塊状となり，遊走性があり，紅い塊上には無数の細かい水疱がある。

〈診断〉脈は浮数であり，風温熱毒が顕著である。頭痛がして頭を挙げづらく，一周ぐるりと赤く腫れているのは，風熱上迫によるものである。赤く腫れて塊状となり，遊走性であるのは，「風は善(よ)く行(めぐ)り数(しばし)ば変わる」ためである。壮熱が退かず，意識障害を生じるのは，風火内擾による。火がその勝るもの〔金〕へと乗じ，勝たざるもの〔水〕を侮るため，肺金が爍(と)かされ，その結果咳嗽して呼吸が促迫し，口渇して舌が燥く。これが原因である。

〈治療法〉羚羊角・鈎藤で熄風し，銀花・甘草で解毒，連翹・貝母で清心肺，菊花・白芷で散頭面，人中黄＊・黒山梔・酒炒生軍で瀉火，蘆根・石斛で清胃。毎日煎薬を2回服用する。

〈処方〉羚羊角5分（挫いて粉末にする，燉＊冲＊）。鮮蘆根3銭，金銀花4銭，連翹心3銭，双鈎藤5銭，鮮石斛3銭，生甘草節1銭，川貝母2銭（芯を去る），黒山梔2銭，人中黄＊3銭，香白芷1銭，酒炒生軍1銭，甘菊花1銭半。

〈効果〉上方を3剤服用したところ，風熱は次第に解除され，頭の腫れも消えた。羚角・鈎藤・生軍の3味を去り，冬桑叶3銭・紫馬勃1銭（包）・元参心2銭5分を加え，さらに4剤を服用したところ治癒した。

〈廉按〉大頭瘟証に対しては，李東垣(りとうえん)の普済消毒飲で治療するのが

正治であり，今回はその法に倣って加減法を行なったところ，即座に奏功した。病勢がさらに重い場合には，砭法(へんぽう)による外治法を行ない，補助し合うことで速く効果が出ることを期待する。

8. 爛喉痧

　爛喉痧とは，温熱の時毒*を感受して引き起こされた温熱疾患である。発熱し，咽喉部が腫脹・疼痛・糜爛し，肌膚には痧疹が密集するなどの臨床証候が現れ，冬・春に多発する。相互感染して流行することから，「疫喉痧」とも呼ばれる。

　東漢・張仲景が『金匱要略』のなかで「陽毒」と呼んでいるものは，顔面に錦紋のような赤斑を生じ，咽喉痛，膿血を唾するなどの症状を呈するもので，本病に類似している。隋代・巣元方が『諸病源候論』に記載している「陽毒」も本病に類似しており，また伝染性があり，ひどくなると流行することから「時気候」にも分類されている。唐代・孫思邈は『千金翼方』において「瘄」に関する治療方薬を列記しており，本病の治療もそこに含まれると考えられる。爛喉痧に関して系統立てて論述した主要な著作は，清代の医学文献にみられる。清代の温病学家である葉天士は，『臨証指南医案』巻5・疫門において咽痛・痧疹を主証とするカルテを記載しており，その症状は本病に酷似している。清代にはさらに陳耕道『疫痧草』，夏春農『疫喉浅論』など，本病に関連する専門書が著されており，爛喉痧の発生，病機，証治などについて系統立てた論述がなされ，豊富な経験が蓄積されている。

　現代医学の猩紅熱は本病の辨証を参考に治療することができる。

[病因病理]

　本病は人体の正気が虧虚した時に，温熱の時毒に接触して発病する。陳耕道は『疫痧草』辨論疫毒感染において「人の正気が虧したときに，口・鼻からその毒を吸って発症するのを感発といい，家に疫痧患者がおり，その病人の毒を吸って発症したものを伝染という。原因は殊なるが，その毒は同じである」と述べている。
　温熱の時毒が口・鼻から入ると，まず肺・胃が病を受ける。咽喉は肺胃の門戸であり，皮毛と肌肉はそれぞれ肺と胃が主っている。熱毒が肺胃に氾濫すると肺気不宣となり，衛が邪を受けて鬱すると，発熱悪寒があらわれる。肺胃の熱毒が上って咽喉を攻めると発赤・腫脹・疼痛を生じ，ひどくなると糜爛する。肺胃の熱毒が血絡に竄れて擾すと，肌膚に痧疹が隙間なく集簇する。咽喉部の腫脹糜爛，ならびに肌膚に痧疹が集簇することが本病の2大特徴である。何廉臣は「疫痧時気を口・鼻から吸い，さらに肺経気分に入ったものが爛喉であり，さらに胃経血分に入ると痧を発する」，また「喉痧は気血同病〔気血が同時に病んだもの〕であり，内外における形態は異なるが，その病根は熱毒以外にはなく，熱が勝れば腫れ，毒が勝れば爛れる」と解説している。感受した邪が軽い場合，邪は肺胃にあるので外を解除する。感受した邪が重い場合には，邪毒が営血に内陥して，気営（血）両燔の重証が現れるだけでなく，迅速に心包に内陥して高熱，神昏，肢厥，舌絳，痧疹紫黒などの証が出現する。この場合の証情は非常に狂暴かつ危険であり，ひどい場合には内閉外脱となって死亡に至る。『疫痧草』辨論疫邪所由来には「疫毒が直接肺臓を干すと，喉が爛れて気が穢れ，盛んになると直接心包に陥り，意識がなくなって救えなくなり，瞬時に人命が失われてしまう」と述べられている。本病の後期には毒が去っても陰が損傷

しているため，微熱・咽痛・肌膚甲錯・舌紅苔少などの証があらわれる。

[診断要点]
①冬・春の2季に多発する。
②爛喉痧（らんこうさ）患者との接触歴がある場合が多い。
③急激に発症すると，発熱し，咽喉が腫痛して糜爛する。肌膚には痧疹が集簇し，舌は紅絳でイチゴのような芒刺（ぼうし）を生じる。
④白喉〔ジフテリア〕・麻疹との鑑別：

白喉	麻疹	爛喉痧
咽喉部の腫脹・疼痛があり，また典型的な白色の偽膜を生じる。皮疹はみられない。	皮疹は発症後3日前後に出現する。	発症当日に痧疹が出現する。
	皮疹は髪際・頭部・顔面から始まる。	痧疹は頸胸部・躯幹部から始まる。
	皮疹間には正常な皮膚がみられる。	痧疹間の皮膚は紅潮する。
	咽喉部は発赤・腫脹・疼痛するが，糜爛は生じない。	咽喉の発赤・腫脹・疼痛が顕著で，ひどくなると糜爛する。

[辨証論治]
察痧・視喉・観神・切脈を通じて病勢進行の順逆を判断する。

順証	痧疹の顆粒が明るく，紅色でつやがある，咽喉の糜爛は深くない，神清気爽〔意識はしっかりしている〕，脈浮数有力など。
逆証	痧疹が稠密に分布しており，急に出現しては急に隠れ，紫黒色。咽喉の糜爛が深い，神志昏譫*，脈細数無力など，病邪内陥の証候。

本病の治療は清泄熱毒に重点をおく。『疫喉浅論』疫喉痧論治では「疫喉痧の治法は，全ての重点を清法におく。開始から終りまで，清透法，清化法，清涼攻下法，清熱育陰法以外にはない」と解説している。

初期で邪が衛表にある場合	辛涼清透により透邪外出する。
中期で，病邪が裏に伝わり，熱が極まって火に化した場合	清火解毒または苦寒攻下する。
営血に入る場合	清営涼血に重点を置く。
気営(血)倶燔がみられる場合	清気涼営(血)する。
後期	清営育陰を主とする。

8.1 毒侵肺衛証

【症状】初期には憎寒発熱し，続いて壮熱が出て煩渇する。咽喉は発赤・腫脹・疼痛し，ひどくなると潰爛し，肌膚にはぼんやりと痧疹を生じる。苔は白，または珠状に突起する，舌紅，脈数。

【分析】本証は，邪毒が外では肌表を襲い，内では肺胃を侵したものである。衛が邪を感受して鬱し，邪・正が抗争すると憎寒・発熱を生じる。苔白で乾は，本病初期における邪在衛表の現れである。毒が肺胃を侵して咽喉へ上攻すると，咽喉が発赤・腫脹・疼痛し，ひどくなると糜爛する。熱毒が偏盛となって肌膚へ竄れると，痧疹ははっきりとしない。舌紅，脈数はいずれも熱毒偏盛の徴候である。

【治法】透表泄熱，清咽解毒。

【方薬】

❖清咽梔豉湯（『疫喉浅論』）。

　生山梔3銭，香豆豉3銭，香銀花3銭，蘇薄荷1銭，牛蒡子3銭，

粉甘草1銭，蝉衣8分，白僵蚕2銭，烏犀角8分〔磨沖〕，連翹殻3銭，苦桔梗1銭5分，馬勃1銭5分，蘆根1両，灯芯20寸，竹葉1銭。水2盅〔茶碗2杯〕を8分まで煎じ，分けて服用する。

本病の初期にはまず清透に重点を置き，邪を汗により透発させ，熱とともに清泄する。丁甘仁は爛喉痧について，「暢汗〔汗をスムースに出すこと〕が第一に重要である」と解説している。

豆豉・薄荷・牛蒡・蝉衣・桔梗など	透表宣肺。
銀花・連翹・山梔など	清泄邪熱。
犀角・馬勃・僵蚕・甘草	解毒利咽。
犀角を使用できない場合	橄欖で代用する。
表鬱が重い場合	荊芥・防風などを加えて辛散表邪を考慮する。

※咽喉が発赤・腫脹し，まだ糜爛してない場合には玉鑰匙を喉頭に吹薬する。

❖玉鑰匙（『三因極一病証方論』）。

焔硝1両半，硼砂半両，脳子（氷片）1字，白僵蚕1分。

上記薬を粉末とし，研いで均等にし，半銭程度を竹管で喉頭に吹きかける。

本散剤は喉科で使用される外用薬で，清熱退腫の効果があるため，喉痧の初期で咽喉が発赤・腫脹しており，まだ糜爛してない場合に使用するのが適している。

このほか，土牛膝根を洗浄し，搗いて自然な絞り汁をとり，重湯で燉温〔湯煎して長時間温めること〕し，頻繁に噙化*法・含漱*法を行なう。またはお湯で射干（量は問わない）を絞って汁をとり，酢を少々加えたもので噙化法・含漱法を行なう。

8.2 毒壅気分証

【症状】壮熱，口渇，煩躁，咽喉部が発赤・腫脹して腐爛し，肌膚には痧疹が出現する。舌は紅赤色で珠状物を生じ，苔黄燥，脈洪数。

【分析】本証は表邪がすでに解除され，熱毒が気分に壅結したものである。気分の熱が盛んなため壮熱が出て煩渇する。熱毒が壅結して膜や肉が腐敗すると，咽喉が発赤・腫脹して糜爛する。熱毒が血絡へ竄（かく）れると，肌膚に痧疹がはっきりと出現する。舌が紅赤色となって点状の隆起物〔ブツブツ〕を生じ，苔黄燥，脈洪数となるのは気分の熱毒熾盛の徴候である。

【治法】清気解毒。

【方薬】

❖余氏清心凉膈散（『温熱経緯』からの引用）。

　連翹3銭，黄芩3銭，山梔3銭，薄荷1銭，石膏6銭，桔梗1銭，甘草1銭，竹葉7枚。

　本処方は，凉膈散から芒硝・大黄を去り，石膏・桔梗を加えて構成される。

連翹・黄芩・竹葉・山梔	気分の邪熱を清泄する。
薄荷・桔梗・甘草	上焦の気機を軽宣する。
生石膏	気分の熾熱を大清する。
病が気分にあり，病位が上に偏っている場合には，軽清することにより鬱熱を透泄するのが適切である。	
大便秘結を兼ねる場合	大黄・芒硝による通腑泄熱を考慮する。

※同時に錫類散を少々患部に吹き付け，清熱解毒，去腐生新する。

❖錫類散（『金匱翼』からの引用，またの名を爛喉痧方という）：

象牙屑3分（焙），珍珠3分（製），青黛6分（飛），氷片3厘，壁銭20個（泥壁上にいるもの），西牛黄5厘，焙指甲5厘。

一緒に研いで細かい粉末とし，気が泄（も）れないよう陶器の瓶に密閉する。毎回少量を患部に吹き付ける。

8.3　毒燔気営（血）証

【症状】咽喉が発赤・腫脹・糜爛し，ひどくなると気道が塞がれ，声を出せなくなり，呼吸が促迫する。痧疹は密に分布し，紅暈は斑のようで，赤紫色の片状となる。壮熱，汗多，口渇，煩躁。舌は絳（こう）で乾燥し，一面に芒刺（ぼうし）を生じてイチゴのようになる。脈細数。

【分析】本証は邪毒が火へと化し，気血を燔灼したもので，病状は重篤で危険である。気分の熱が盛んになると，壮熱，汗が多い，口渇，煩躁などがあらわれ，営血の熱が熾（さ）んになると，痧疹が密に集簇し，紅暈は斑のようになる。熱毒が火に化して熱が営陰を灼（や）くと，舌は絳となって乾燥し，一面に芒刺を生じてイチゴのようになり，脈は細数となる。

【治法】清気涼血（営），解毒救陰。

【方薬】

❖涼営清気湯（『丁甘仁医案・喉痧証治概要』）。

犀角尖5分（磨沖），鮮石斛8銭，黒梔2銭，牡丹皮2銭，鮮生地8銭，薄荷葉8分，川雅連5分，京赤芍2銭，京玄参3銭，生石膏8銭，生甘草8分，連翹殻3銭，鮮竹葉30枚，茅蘆根各1両（去心節）。金汁*1両で沖服*する。

| 梔子・薄荷・連翹殻・川連・生石膏 | 気分の邪熱を清透する | 玉女煎・涼膈散・犀角地黄湯の合用の意味があり，両清気 |

玄参・石斛・竹葉・蘆根・茅根	甘寒生津	血(営),解毒生津の効果がある。
犀角・丹皮・生地・赤芍・金汁	涼血解毒	

※痰が多い場合には竹瀝1両を加えて沖服*し,珠黄散を毎日2分服用する。

❖珠黄散(『和剤局方』)。

珍珠(豆腐製)3銭,西黄1銭。

製法:音がしなくなるまで研いで極細の粉末とし,気が泄れないよう密閉保存する。

熱毒内陥心包を兼ねる場合	灼熱感があって神昏・譫語し,体中が赤紫になり,四肢が冷える,脈沈など。	安宮牛黄丸・紫雪丹を沖服*して,清心開竅する。
内閉外脱の場合	痧疹が突然隠れると,昏迷状態となり,肢体が厥冷し,微弱呼吸,脈沈伏などとなる。	まず参附龍牡湯で救逆固脱,安宮牛黄丸などで清心開竅し,その後に上記方剤で治療する。

8.4 余毒傷陰証

【症状】咽喉部の腐爛は次第に減少するが,依然疼痛はあり,壮熱は除かれても午後になると微熱が現れ,口乾唇燥し,皮膚は乾燥して落屑がみられる。脈象細数,舌紅で乾。

【分析】本証は爛喉痧の回復期にみられる。邪毒がすでに減っているので壮熱は消退するが,余邪がまだ浄化されておらず,肺胃の陰液は回復していないため,午後における微熱の継続,および咽喉の軽度の糜爛などがみられる。口唇の乾燥,皮膚の乾燥,落屑などは肺胃の陰の損傷によるものである。脈細数,舌紅で乾は,いずれも

陰津耗損の徴候である。
　本証の病機は陰津の虧損に重点があり，陰液が回復していないために余熱をなかなか消退できず，諸症状も除去しにくい。
【治法】滋陰生津，兼清余熱。
【方薬】

❖清咽養営湯（『疫喉浅論』）。

　西洋参3銭，大生地3銭，抱木茯神3銭，大麦冬3銭，大白芍2銭，嘉定花粉4銭，天門冬2銭，玄参4銭，肥知母3銭，炙甘草1銭。

　水4鍾（湯のみ4杯分）で，6分まで煎じ，蔗漿〔甘蔗汁〕1鍾を注いで温服する。余毒がまだ盛んであれば，烏犀角を加える。

　本処方は滋陰生津に重点がある。

西洋参（北沙参で代用可）・天冬・麦冬・生地・玄参	甘寒養陰。
白芍・甘草	酸甘化陰。
知母・花粉	清泄余邪に滋養陰液を兼ねる。
茯神	寧心安神。
津液が回復すれば，余熱は清められ，病は完治へと向う。	

[まとめ]

　爛喉痧（疫喉痧）は温熱時毒＊を感受して引き起こされた疾患で，発熱，咽喉の腫脹，疼痛，糜爛，肌膚に疹痧が密に集簇することなどを特徴とする。毒が肺胃を襲って咽喉に上衝すると，腫脹・疼痛，糜爛を生じ，竄擾血絡〔血絡へ竄れて擾乱する〕となると肌膚から疹痧を発する。肺胃の邪毒には，外に向かっていき解除される場合と，内に陥ってしまう場合があるため，喉を視て，神を観て，脈を

按え、疹を察した結果に基づき、その順・逆を判断しなければならない。

邪毒が外に向う	病機としては順である。	肺胃の陰液が次第に回復してくると、病も完治へと向う。
邪が内陥する	病機としては逆である。	内閉外脱となって死亡に至る。

　本病の治療では清泄熱毒に重点を置く。一般規則は『疫喉浅論』疫喉痧論に「始めは辛涼〔薬により〕透表、続いて苦寒〔薬により〕泄熱、最後には甘寒〔薬により〕救液しなければならない。痰を兼ねる場合には清化、湿を兼ねる場合には淡滲、風を兼ねる場合には清散する。辛温昇托はすべて禁じる」と解説してある通りである。

初期で毒犯肺胃の場合	透表泄熱	清咽梔豉湯。
中期で気熱熾盛の場合	苦寒泄熱、清気解毒	余氏清心涼膈散。
気血両燔の場合	清気涼営	涼営清気湯。
後期になり、毒は去ったものの陰が損傷している場合	滋陰生津し、兼ねて清余熱する	清咽養営湯など。
このほか、内閉外脱に対する救急治療にも注意しておく必要がある。		

［文献摘録］

陳耕道『疫痧草』辨論疫痧治法：爛喉疫痧は喉〔の病変〕を主とするもので、喉の爛れが浅ければ疫邪は軽く、深ければ疫邪は重い。疫邪が軽いものは治しやすく、重いものは難治である。医者がその喉を視て、喉の爛れが浅いのは良く、深いものは良くない。その神を観て、神気が清明なのは良く、もうろうとしているのは良くない。脈を按えて、浮数有神であるものは良く、沈細無力なのは良くない。疹を観察し、疹の顆粒が分散していて明るく、緩やかに透表してい

くものは良いが，紅紙のように赤く，急に現れて不鮮明なものは良くない。これらを総合して論じ，吉凶を判断する。

『疫疹草』辨論治疫疹法不同治傷寒：疫疹の火は雷電のように迅速であり，一度身熱*を発すると，すぐに喉が爛れ，精神状態はぼんやりとし，疹は隠れ，肌は赤く顆粒は分散せず，その毒火は臓腑をかんかんに照りつけて焼灼する。それは半刻の間のことであり，どうして傷寒が六経に伝遍するように延々と何日も続くことがあるだろうか？　治法として，傷寒のように疏通して透達させた後に清法・化法を行なうと，十中八九死ぬだろう。疫疹を治療する場合には，疫火が肆（つら）なる前に，まずその火を化*してやる。つまりその火が次第に化していくと，病は徐々に緩んでいくが，疫火がすでに肆（つら）なってしまった後にその火を化そうとすると，化した後には残念ながら利益は何も残らない。汗はなくても身に灼熱感があり，疹は隠れても顆粒はみられず，脈は鬱していても喉はすでに腐乱しており，舌が垢付いていても精神に煩いがみられる場合には，疏法に清法を兼ねて治療しないと結果は毎回凶となることが多く，達法に化法を兼ねて治療すれば毎回吉となることが多い。傷寒症を治療するように疏達を行なって透発し，その後に清法・化法を行なおうものなら十中八九死ぬこととなるだろう。

『疫疹草』遺毒：疫疹の火毒を清められずにいると遺毒となり，遺毒が項間・腮畔（さいはん）〔頬の周囲〕に発して，喉外や四肢に波及するものは重症である。疹邪のひどいものは毒を遺（のこ）し，遺毒の証を軽視してはならない。遺毒により爛喉（らんこう）が減らないもの，飲食が増えないもの，身熱が止まらないものは，ともに難治である。その治法は，火が盛

んであれば清火解毒し，正が虚していれば扶正化毒するのがよい。疫痧の悪症では，痧が隠れて神昏*し，喉の爛れが極めて盛んになり，喉外が腫れて堅くなる。これは毒が咽喉に結び付いて発泄できなくなったため，喉外が堅く腫れたものであり，これが出現すると治せない。この症は5日以内にみられることが多い。痧の後に毒が四肢へと走り，四肢に浮腫を生じ，色が亮るいものは難治である。この症状はいつも10日以降にみられる。

丁甘仁『喉痧証治概要』時疫爛喉痧麻正痧・風痧・紅痧・白喉総論：時疫喉痧の由来は古い。壬寅年の春起には，寒暖が異常となり，天時が不正となったため，たびたび盛んに流行した。……ただ時疫爛喉痹痧と呼んでいるのはどういうものかというと，この症は夏・秋に発症することは少なく，冬・春に多い。すなわち冬に精を蔵めず，寒いはずの冬が逆に温かく，春になってもまだ寒く，温かいはずの春が反対に冷えるのは，経にいう「その時にあるべきでない気がある」ものであり，そのために疫癘の邪が醸成される。邪は口・鼻から肺・胃へと入るが，咽喉は肺胃の門戸であり，急に強い寒によって外が拘束され，疫毒により内が鬱すると，肺と胃の2経が蒸騰され，厥陰少陰の火が勢いに乗じて上亢し，その結果爛喉痹痧を発症する。痹と痧には少々違いがあり，痹は片状となるのに対し，痧は顆粒状となる。治法は白喉〔ジフテリア〕と明らかな違いがある。白喉では表の治療を禁忌とし，ある書では滋陰清肺湯を主として治療している。……それに対して時疫痹痧では，初期には速やかに表を治療する必要があり，そのためまず汗法を行ない，次に清法を用い，あるいは下法を用いるが，初・中・末の3層を区別し，気にあるか・営にあるか，気分に多いか，営分に多いか，また特定

の脈象はなく，これらを辨ち確認しなければならない。ちょっとした不注意から少しでも間違えると，とんでもない結果を招くことになる。……先哲は「痧疹では汗が出れば助かり，汗が出なければ死ぬ」と述べているが，秘訣はこの２語に集約される。そのためこの症は，まさに表にあれば表を治療し，清法を行なうべきであれば清法を行なわなければならない。また釜底抽薪法（ふていちゅうしん）の使用には，急いで下して陰を保存するという意味があり，それゆえ「火事を消すかのように病を救う」「馬を走らせてでも咽喉を看る」「用薬は迅速であることを貴しとする」などといわれる程であり，くれぐれも時を誤って治療のチャンスを逃してはならない。

夏春農（かしゅんのう）『疫喉浅論（えきこうせんろん）』疫喉痧論治：疫喉痧は，すべて口・鼻から疫癘（えきれい）の不正の気を吸ったために，それを感受して発病したものである。処方中に敗毒薬を参入させると不思議な効果があり，また芳香逐穢薬を１〜２味加えるとなお佳（よ）い。

　疫喉の初期には，まず鮮土牛膝根汁を茶飲み１鍾〔１杯分〕（しょう）とり，麝香を１厘内れて均等にし，器に薬液を入れたら，水と混ざらないように湯煎（ゆせん）して温め温服し，まず痰涎を吐かせ，その後に証に随って処方を進めていけば重症のものは軽くすることができる。身体中の皮膚が赤紫色となり，痧点の顆粒が分散していない場合には，麝香を除くことが要点であり，再び最初に行なった吐法を数条行なうことを考慮する。

　　　　　　　　　　：

　悶痧（もんさ）の証は最も凶悪であり，咽喉が腐って潰れ，煎液を飲むのも辛い，壮熱を発して精神状態が異常となる，全身が赤紫色，顆粒は分散しない，四肢が涼（ひ）えて脈は伏し，舌苔は灰白色で，舌一面に垢

膩〔垢、汚れ〕が分布する，顔は青くなって目を見開き，口を緊く閉じて涎を流す，爪甲は青色，胸満して呼吸が荒い，搐搦*・譫語*し，自利して溲〔小便〕は短い，などといった証がある場合には，百に一つも助からない。可及的速やかに通関散を搐鼻[63]してクシャミをさせ，閉じたものを開いてやり，続いて蘇薄荷1銭・連翹1銭5分・天花粉3銭・象貝母3銭・川鬱金1銭5分・鮮浮萍3銭（汗が多い場合には去る）を煎じ，その湯液に玉枢丹1枚を磨き入れ，均等になるようにしてから頻繁に灌法[64]を行なう。様子に変化がみられれば，さらに湯剤を飲ませてやることが要点である。もし上記した諸般の閉象がみられない場合に，搐鼻法によりクシャミをさせようと軽々しく辛燥薬を使用するのは不適切であり，また安易に玉枢丹を投与するのも良くない。

金保三『爛喉痧疹輯要』葉天士医案附録：雍正癸丑年間〔1733年〕以来，爛喉痧の一証が起こり，冬から春の際に発病し，老人・幼児を問わず遍く伝染した。発症すると壮熱が出て煩渇し，痧が密集するとまるで錦紋のように肌が紅くなり，咽が疼痛して腫れ爛れ，火熱が一団となって内で熾になった。熱火がひどいのを見た医家が犀角・羚羊角・黄芩・黄連・梔子・石膏などの類を投与すると，にわかに痧が隠れて意識がなくなったり，また喉が爛れて食事をとれなくなったりした。遷延して不治であり，また便を瀉すと内陥して瞬く間に凶危へと転じるため，医者は手を拱き，患者の家族は命を放棄した。ところが初期のうちに頻繁に解肌散表を行ない，温毒を外

---

63 搐鼻：＝吹鼻法。：薬物の粉末を鼻腔内に吹き入れるもの。
64 灌法：古代の治療法。液体を流し込んだり，注ぎかけるもの。

達*した患者の多くが助かったということを誰が知っているだろうか？『内経』には「微なるものはこれを逆にし，甚だしいものはこれに随う」とある。火熱が甚だしい場合に寒涼薬を使用して強く遏(さえぎ)ると，多くは救うことができない。なんと慨(なげ)かわしいことだろう。

何廉臣(かれんしん)『全国名医験案類編』瘟毒喉痧案按：ややもすれば喉痧と白喉を誤治する医者が多い。ここにその相違点を掲げるので，俾学者でも一目瞭然である。

爛喉痧（猩紅熱）	白喉（ジフテリア）
風温時毒，または湿熱穢濁の毒による。	風燥煤毒，または煎炒辛熱の毒による。
初期には憎寒・壮熱する。または悪寒・発熱の起伏が激しい。	初期には全身性の発熱，または逆に身熱はない。
初期には痧点が不鮮明であり，ひどくなると密集し，肌は紅色になることが多い。邪盛火旺となると発症し，鮮紅色で紫艶である。	初期には痧点は発しない。痧点が出る場合もあるが，邪が退いて毒が軽くなった際に多発し，その場合は淡紅色で枯燥する。
初期には，喉が発赤・腫脹し，粘っこい涎があり，続いて濃紫色となったり，紫黒黄腐灰白になったりと一定でない。	喉が微に痛む，または痛みはない。発するにつれて白色が現れるもの，2～3日経過してから白色が現れ出すもの，白腐の偽膜が薄片状になるもの，白点状・白線状・白塊状など一定でなく，ひどくなると喉頭一面が白色となる。
初期にはすべて毒盛火冗であり，初陥の際には耳の前後が腫れ，頬車〔下顎部〕を開けることができず，さらに陥ると神昏*して譫語*し，即座に痙厥(けいけつ)[65]	初期には毒灼陰虚となり，初めて潰れる時には白塊が自然に落ち，鼻孔から流血する。再び潰れると，両目を直視し，肢厥(しけつ)して疲労感があり，粘っこい

65 痙厥(けいけつ)：痙とは，熱病中に起こる反弓緊張，牙関緊急など，筋肉の痙攣による症状全般を指す。厥とは，四肢が冷たくなること。またそれに意識障害を伴うこと。「総論5.5 辨常見症状（9）」（P101）を参照。

を生じ，鼻翼煽動して声を喋れなくなり，肺陰が竭きると死んでしまう。	汗が自然と出て，肺気が上脱して死ぬ。
両者の共通点：喉頭が爛れる，疫毒によるものである，伝染性がある，毒盛血熱となったものである，気液両傷である。その結果として陰津が枯涸する。	
治療は繁雑である。繁とは，初期治療が複雑であること。雑とは，新邪が様々であること。	治療は簡単である。

　喉痧は疫毒が内伏して発症したものであり，一般に伏邪が風寒，瘟毒，風熱風燥，湿熱穢濁などといった新邪により引動されて生じたものである。いずれもその原因を調査して明らかにし，症に応じた薬を使用しなければならない。

[症例研究]
1．爛喉痧肺胃蘊熱（『張聿青医案』より）
　金〇。痧点は昨日よりやや透達し，同時に漿液性の白㾦が起こり，咽頭が赤くなって痛み，左側が主に腐敗し始めた。発症してから3日目であり，肺胃の蘊熱がまだ宣泄できておらず，勢いはまさに甚だしい。
　　連翹殻，馬勃，荊芥，薄荷葉，桔梗，射干，牛蒡子，蝉衣，広鬱金，灯芯。
〈第2診〉痧点の分布はみられるが，顔の中心や足・脛にはまだ透発しておらず，煩熱・胸悶・咽痛があり，舌苔は黄糙で少津。肺・胃の邪を宣泄することができず，挟滞しているため化すことができない。火に変化して内へ竄れることを心配する。
　　浄蝉衣，牛蒡子，連翹殻，麻黄，苦桔梗，蘇薄荷葉，広鬱金，炒枳殻，煨石膏，茅根肉。

〈第3診〉咽痛はやや軽くなり，肌膚に痧赤がある。辛温・寒薬を投じ，肺胃を宣泄したところ熱勢は大いに減少し，苔黄は大いに化し，舌辺には紅刺がある。邪が火に変化しようとしているため，再び清泄する。

　連翹殻，広鬱金，滑石塊，炒枳殻，煨石膏，黒山梔，淡豆豉，杏仁，牛蒡子，竹葉心。

〈第4診〉肌膚痧赤，痧点はまだスムースに透発できていない。肺胃の蘊熱を宣泄できないため，邪の勢いは火へと変化し，陰津を劫<small>こう</small>
爍<small>れき</small>＊しており，舌は絳<small>こう</small>で乾き毛羽立っている〔毛舌〕。邪熱が内伝すると，神昏＊して痙＊を発する恐れがある。

　犀角尖3分（磨），丹皮2銭，鶏蘇散4銭，玄参3銭，杏仁3銭，荊芥1銭，牛蒡3銭，鮮生地5銭，連翹3銭，広鬱金1銭半，茅根肉8銭，竹葉30枚，灯芯3尺。

〈第5診〉痧疹は次第に消えたが，火風はまだ泄し尽くせておらず，非常に強い咽痛があり，大便不行，舌は絳で無津。急下存陰法を行なう。

　犀角尖3分（磨），丹皮2銭，玄参肉2銭，防風1銭，元明粉1銭半，生広軍3銭，鮮生地5銭，大貝母2銭，荊芥1銭，黒山梔3銭，生甘草5分，桔梗1銭。

〈第6診〉大便は暢行〔スムースに通じ〕し，咽痛は大きく減ったが，依然として裏の熱が甚だしく，舌は紅く，舌尖には芒刺<small>ぼうし</small>があり無津。痧が消えるのが早すぎるため，邪勢が火と化し陰液を劫爍＊しており，まだ安定しない。

　玄参肉，細生地，連翹殻，桔梗，銀花，鬱金，天門冬，山梔，生甘草，竹葉，鮮蘆根。

〈第7診〉咽痛は次第に安定し，熱勢は大いに減り，絳舌・芒刺も

退いたが，舌心はなおも乾いて毛舌がみられる。やはり陰津はまだ回復していない。

　　細生地4銭，連翹3銭，銀花1銭5分，鮮石斛5銭，天花粉2銭，大玄参3銭，生甘草5分，天門冬3銭，緑豆衣3銭，山梔3銭，蘆根1両5銭，竹葉30枚。

〈第8診〉脈は静まり，身体は涼え，幸いにも危機を無事切り抜けることができた。清養肺胃を行ない，余りの炎を徹底させる。

　　大天冬，大玄参，連翹，白銀花，茯苓，緑豆衣，川貝母，竹葉心，鮮蘆根。

2．爛喉痧熱燔気血（『重印全国名医験案類編』厳継　春（げんけいしゅん）主治案より）
〈患者〉汪元洪の甥子，7歳。住所：大義。
〈病名〉瘄（そ）に喉痧を兼挟する。
〈原因〉昨年冬に瘄疫〔瘄：はしか〕がひどく流行し，軽い場合は時瘄を発症するだけだったが，重い場合には斑や痘を併発し，極めて重くなると爛喉痧疹を併発した。この児童は疫毒に感染して爛喉痧を併発したものである。
〈症候〉発症するとすぐに壮熱・煩渇を起こし，咳嗽して呼吸が促迫すると，まず瘄疹を発した。色は丹のように赤く，続いて痧が密集すると肌は錦紋のように紅色となり，咽喉部が腫れて疼き，意識が朦朧として譫語する。
〈診断〉脈は右が洪盛滑数，左が沈弦小数。舌は赤かつ紫色で，芒（ぼう）刺を生じてイチゴのようである。これは疫毒が血絡に外竄（がいざん）し，瘄と痧疹を併発したものであり，瘄疫の最も重く極めて危険な悪候である。
〈治療法〉涼血解毒が第一に重要である。まず午前に普済消毒飲加

減を与えて瘖疹を透発させ，続いて午後には清営解毒湯を与え，痧疹を化す。

〈処方〉蘇薄荷1銭，炒牛蒡2銭，青連翹3銭，金銀花2銭，西紫草2銭，鮮大青5銭，粉丹皮1銭半，元参心2銭（直に劈いて皮を去る）。

まず活水〔清らかな流れの水〕で蘆笋2両，鮮茅根2両（皮を去る）を煎じ，その煎液を水代わりとして煎じる。

〈第2処方〉鮮生地8銭，拌搗淡香豉2銭，金銀花2銭，粉丹皮1銭半，連翹心1銭，元参心2銭，粉重楼2銭，甘中黄〔＝人中黄＊〕1銭。

まず野菰根尖2両，紫背浮萍5銭（藕池中から取る）を煎じ，その煎液を水代わりとして煎じる。

〈第2診〉前方を各々2剤ずつ煎じたが，いずれもあまり効果はなかった。しかも顔は青晦色で，意識障害を生じて言葉を発しなくなり，煩躁の発作だけが起こり，躁を発すると痛みが解らないかのように腕をデタラメに掻きむしる。掻きむしった箇所は出血が紫黯色になって止まっており，喉間〔咽喉頭部〕は赤紫色で，間は白く腐敗している。舌は以前のままで，脈診は浮かべると混糊〔混乱〕しており，沈めると細数，左寸は搏勁〔搏動に力がある〕で躁。これは瘟毒が営中に鬱し，半分は外から潰れ，半分は心肺を攻めているもので，このままでは患者の命は時間の問題であろう。救急を図るには，必ず瘟毒が外泄するための機序が必要であり，そうすることで挽回できるよう望む。そこで前は紫雪〔丹〕により芳透し，後は神犀丹により清解し，さらに大剤の清営逐毒湯を使用し，人事を尽くして天命を待つ。

〈第3処方〉紫雪1銭，葉氏神犀丹1粒。

いずれも鮮巻心竹葉3銭，灯芯5分，鮮石菖蒲根葉1銭半（剪り砕いて後煎）を煎じ，上澄みを取って調合して飲ませる。

〈第4処方〉犀角尖8分（磨汁），鮮生地4両（同），生川軍4銭（お湯に30分浸し，絞って透明な汁を取る），生玳瑁3銭（剪り砕く），金銀花3銭，玄参心3銭，粉重楼3銭，羚角片1銭半（先煎），青連翹3銭（帯心），陳金汁*2両（分沖），蔵紅花1銭。

〈第3診〉引き続き頻繁に灌法*を行なったが，午後から夕方まで黒い軟便がわずか1回出ただけであった。翌日の朝まで灌法を継続し，薬2剤全てを灌ぎ尽くしたところ，嗅ぐことのできない程の穢臭がする黒色の軟便が2回出た。意識は時に清明で時に朦朧となるが，朦朧となる時間が短く・清明である時間が長くなり，舌上には浮膩黄苔が現れ，喉間には白腐が時に退き時に起こり，頸・肘・腰・腿には大小様々な紫痕の硬い塊が出現し，脈はみな浮洪で数である。血毒は下から泄れたものの，営中の伏火はなお熾んである。ひとまず伍氏清血解毒湯を使用し，絳復湯・葉氏神犀丹を合用し，涼透血毒，宣絡清神を行なってこれを消す。

〈第5処方〉鮮生地1両，粉丹皮2銭，蔵紅花8分，青連翹3銭（帯心），老紫草3銭，真新絳2銭，旋覆花1銭半（包煎），拌神犀丹3粒。

　まず紫花地丁8銭，銀花露1斤を煎じ，その煎液を水代わりとして煎じる。

〈第4診〉一昼夜で2剤を飲み尽くしたが，大便はまた出なくなり，小溲は赤く渋り，意識は朦朧となることが多く，清明である時は少ない。上部では頸・肩・手・上腕，下部では腰・脊・膝・膝窩など，以前に紫痕を生じて硬い塊があった部位は，すべて紅く腫れて膿ができており，咽喉の潰爛だけでなく，肛門も潰爛して膿が流れ

ている。脈は数で按えると有力である。血毒は外から潰れてはいるものの、病勢は総じて危険な状態にある。急いで救陰活血、敗膿逐毒法を行ない、一か八かの勝負をして喜ばしい効果を期待する。張仲景の敗膿散〔排膿散：枳実・芍薬・桔梗〕合大黄牡丹皮湯加味を使用する。

〈第6処方〉生錦紋3両、粉丹皮2銭、小枳実1銭半、生赤芍5銭、元明粉2銭（後入）、光桃仁1銭半、桔梗1銭、鮮生地1両。

　まず冬雪水、銀花露をそれぞれ湯飲み1杯分使用し、それを水代わりとして薬を煎じる。

〈第5診〉なおも引き続き頻繁に灌法を行ない、一昼夜灌いで約4〜5碗服用させたところで、二便が暢通し始めた。大便は膿血を帯びており、一本は燥いて黄色、一本は黒色で溏だった。これにより意識が蘇生してしっかりすると、常に痛いと叫ぶようになり、咽喉や肛門の潰爛はどちらも減り、六脈とも数であった脈は弦軟へと転じた。治療は養陰活血、敗膿化毒法とし、五汁飲加味を投与し、外用薬としては紫金錠1銭・製月石3分をきれいな白蜜で均等にしたもので、常に喉を掃ってやり、毒を清化する。

〈第7処方〉鮮生地2両（お湯に浸し、搗いて汁にする）、雅梨汁2瓢、甘蔗汁・生藕汁各1瓢、陳金汁2両（分沖）。

　まず鮮茅根2両（皮を去る）、金銀花5銭を蒸して透明な湯を取り、次に上記の4汁を燉*して、10数回沸騰させる。これに金汁*を沖*〔注ぐ〕したもので、常に灌法を行なう。

〈第6診〉連続3日服用させたところ、咽喉および体中の潰爛箇所はどちらも次第に収まり、便中にも膿瘀はなく、胃は緑豆スープを納れることができるようになり、舌は嫩紅、脈は虚数へと転じた。瘟毒はすべて外泄したが、血・液はすでに両方とも虧損しているた

め，五鮮湯を与えて滋養し，それによって万全を期す。

〈第8処方〉鮮生地6銭，鮮梨肉1両，鮮建蘭葉5銭，鮮石斛5銭，鮮茅根1両。

〈効果〉連続6日服用したところ，胃は健やかとなって食事をとれるようになり，喜び，笑い，言語は正常となった。北沙参4銭，光燕条（＝燕窩〈えんか〉）1銭，奎氷糖3銭を，日中に1剤服用して調補するよう指導した。

附録

温病学に関する主要著作　　カッコ内は字(あざな)

春秋戦国	黄帝内経		1746？	温熱論	葉桂(天士) ようけい てんし	
			1746？	臨証指南医案		
			1746？	三時伏気外感篇		
漢末	傷寒論	張機(仲景) ちょうき ちゅうけい	1776？	通俗傷寒論＊	兪肇源(根初) ゆけいげん こんしょ 何秀山・何廉臣・ かしゅうざん かれんしん 曹炳章 そうへいしょう	
東晋 (341？)	肘後備急方	葛洪(稚川) かっこう ちせん 号：抱朴子 ほうぼくし	1784	傷寒温疫条辨	楊璿(玉衡) ようせん ぎょくこう 号は栗山 りつざん	
610	諸病源候論	巣元方(介皇) そうげんぽう かいこう	1794	疫疹一得，疫病論	余霖(師愚) よりん しぐ	
約652	千金要方(千金薬方)	孫思邈 そんしばく 孫真人と呼ばれる	1798	温病条辨	呉瑭(鞠通) ごとう きくつう	
宋1108	類証活人書	朱肱(翼中) しゅこう よくちゅう	1801	疫痧草	陳耕道(継室) ちんこうどう けいしつ	
1181	傷寒補亡論	郭雍(子和) かくよう しか	1809	温熱病指南集・ 外感温病篇	陳平伯(祖恭) ちんぺいはく そきょう	
1182	傷寒標本心法類萃	劉完素(守真) りゅうかんそ しゅしん 劉河間とも呼ばれた りゅうかかん	1825	医門棒喝	章楠(虚谷) しょうなん きょこく	
明1368	医経溯洄集	王履(安道) おうり あんどう	1831初刊	湿熱病篇	薛雪(生白) せつせつ せいはく	
1642	温疫論	呉有性(又可) ごゆうせい ゆうか	1852	温熱経緯	王士雄(孟英) おうしゆう もうえい	
清1648	尚論篇	喩昌(嘉言) ゆしょう かげん	1875	疫喉浅論	夏雲(春農) かうん しゅんのう	
1722	広温疫論	戴天章(麟郊) たいてんしょう りんこう				

名：「諱」(いみな)。本来の名前であり，他人が口にするのは失礼にあたる。
字：呼称。「名」の代わりとして使われる。
号：略号。本名とは別に使用する名前，ペンネーム。
『通俗傷寒論』については，脚注52（P339）を参照。

証・治法・方剤　(ページ番号は方剤記載ページ)

風温

証		治法	方剤	P
邪襲肺衛証		辛涼解表，宣肺泄熱。	銀翹散	153
			桑菊飲	154
熱入気分証	邪熱壅肺	清熱宣肺平喘。	麻杏石甘湯	156
	痰熱結胸	清熱化痰開結。	小陥胸加枳実湯	158
	痰熱阻肺，腑有熱結	宣肺化痰，泄熱攻下。	宣白承気湯	159
	肺熱発疹	宣肺泄熱，涼営透疹。	銀翹散去豆豉，加細生地・丹皮・大青葉・倍玄参方	160
	肺熱移腸	苦寒清熱止利。	葛根黄芩黄連湯	161
	陽明熱盛	清熱保津。	白虎湯	162
	陽明熱結	軟堅攻下泄熱。	調胃承気湯	164
熱入心包証	熱陥心包	清心開竅。	清宮湯で安宮牛黄丸または至宝丹・紫雪丹を服用	165 166
	内閉外脱	清心開竅，固脱救逆。	安宮牛黄丸または紫雪丹・至宝丹合生脈散・参附湯	168
	熱入心包，陽明腑実	清心開竅，攻下腑実。	牛黄承気湯	169
余熱未浄，肺胃陰傷証		滋養肺胃津液。	沙参麦冬湯	170

春温

証		治法	方剤	P
気分証	熱鬱胆腑	苦寒清熱，宣鬱透邪。表証を兼ねる場合は，佐として疏邪透表。	黄芩湯加豆豉・玄参方	183
	熱鬱胸膈	清宣鬱熱。	梔子豉湯	184
	熱灼胸膈	清泄膈熱。	涼膈散	185
	陽明熱盛	清熱保津。	白虎湯	186

382

		陽明熱結	陽明熱結,陰液虧損	滋陰攻下。	増液承気湯	187
			陽明熱結,気液両虚	攻下腑実,補益気陰。	新加黄龍湯	189
			陽明腑実,小腸熱盛	大腸の秘結を通じ,小腸の熱を泄らす。	導赤承気湯	190
営血分証	熱灼営陰		清営泄熱。表を兼ねる場合は,佐として透表する。	清営湯	191
	気営（血）両燔		気営（血）両清。	玉女煎去牛膝・熟地,加生地・玄参方	192
				化斑湯	193
				清瘟敗毒飲	193
	熱盛迫血		涼血散血,清熱解毒。	犀角地黄湯	195
	熱與血結		攻下泄熱,活血逐瘀。	桃仁承気湯	196
熱入心包証	熱閉心包		清心開竅。	清宮湯で安宮牛黄丸,または紫雪丹・至宝丹を服用	197
	内閉外脱		開閉固脱。	生脈散または参附湯で,安宮牛黄丸または至宝丹を服用	198
熱盛動風証			涼肝熄風。	羚角鈎藤湯	199
熱灼真陰証	陰虚火熾		育陰清熱。	黄連阿膠湯	201
	腎陰耗損		滋陰養液。	加減復脈湯	202
	虚風内動		滋陰熄風。	三甲復脈湯	204
				大定風珠	205
邪留陰分証			滋陰透熱	青蒿鼈甲湯	206

暑温

気分証	暑入陽明	清暑泄熱，津気が損傷している場合には益気生津を兼ねる。	白虎湯・白虎加人参湯	222
	暑傷津気	清熱滌暑，益気生津。	王氏清暑益気湯	224
	津気欲脱	益気斂津，生脈固脱。	生脈散	225
	暑湿阻困中焦	清熱化湿。	白虎加蒼朮湯	226
	暑湿瀰漫三焦	清熱利湿，宣通三焦。	三石湯	228
営血分証	暑傷肺絡	涼血解毒，清絡宣肺。	犀角地黄湯合銀翹散	229
	暑入心営	涼営泄熱，清心開竅。	清営湯・安宮牛黄丸・紫雪丹・行軍散	231
	暑熱動風	清泄暑熱，熄風定痙。	羚角鈎藤湯	232
	暑入血分	涼血解毒，清心開竅。	神犀丹・安宮牛黄丸	233
暑傷心腎証		清心火，滋腎水。	連梅湯	235
余邪未浄，痰瘀滞絡証		化痰祛瘀捜絡。	三甲散加減	237
冒暑	暑湿内蘊，寒邪束表	疏表散寒，滌暑化湿。	新加香薷飲	238
	暑熱挟湿，犯于肺衛	滌暑清熱，化湿宣肺。	雷氏清涼滌暑法	239
暑穢		芳香闢穢，化湿滌濁。	藿香正気散，通関散，玉枢丹	240

湿温

湿重于熱証	邪遏衛気	芳香辛散，宣化表裏湿邪。	藿朴夏苓湯	267
			三仁湯	268
	邪阻膜原	膜原の湿濁を疏利透達する。	雷氏宣透膜原法	270
	湿困中焦	燥湿化濁。	雷氏芳香化濁法	272
	湿濁蒙上，泌別失職	まず芳香開竅を行ない，続いて淡滲分利する。	まず蘇合香丸で芳香開蔽・通竅蘇神し，続いて茯苓皮湯で淡滲除湿する	273

湿熱并重証	湿阻腸道，伝導失司	宣通気機，清化湿濁。	宣清導濁湯	274
	湿熱蘊毒	解毒化湿。	甘露消毒丹	275
	湿熱中阻	苦辛開降。	王氏連朴飲	276
	湿熱醸痰，蒙蔽心包	清熱化湿，豁痰開竅。	菖蒲鬱金湯	278
熱重于湿証		辛寒清泄胃熱，苦燥兼化脾湿。	白虎加蒼朮湯	279
化燥入血証	傷絡便血	涼血解毒止血。	犀角地黄湯	280
	気随血脱	益気固脱。	独参湯・黄土湯	281
余邪未浄証		軽清芳化，滌除余邪。	薛氏五葉蘆根湯	282

伏暑

初発証	衛気同病	解表清暑化湿。	銀翹散加杏仁・滑石・苡仁・通草	304
			黄連香薷飲，銀翹散	
	衛営同病	辛涼解表，清営泄熱。	銀翹散加生地・丹皮・赤芍・麦冬	305
邪在気分証	邪在少陽	清泄少陽，兼化湿。	蒿芩清胆湯	306
	邪結腸腑	導滞通下，清熱化湿。	枳実導滞湯	308
邪在営血証	熱在心営，下移小腸	清心涼営，清瀉火府。	導赤清心湯	309
	熱閉心包，血絡瘀滞	清営泄熱，開竅通瘀。	犀地清絡飲	311

秋燥

邪在肺衛証		辛涼甘潤，軽透肺衛。	桑杏湯	325
邪在気分証	燥乾清竅	清宣上焦気分燥熱。	翹荷湯	326
	燥熱傷肺	清肺潤燥養陰。	清燥救肺湯	328
	肺燥腸熱，絡傷咳血	清熱止血，潤肺清腸。	阿膠黄芩湯	329
	肺胃陰傷	甘寒滋潤，清養肺胃。	沙参麦冬湯	330
			五汁飲	

	肺燥腸閉		粛肺化痰，潤腸通便。	五仁橘皮湯	332
	腑実陰傷		滋陰通下。	調胃承気湯加鮮首烏・鮮生地・鮮石斛など	333
気血両燔証		気血両清。	加減玉女煎	334
燥傷真陰証		春温を参照。		334
涼燥	涼燥の邪が肺衛を侵襲	辛開温潤。	杏蘇散	336

大頭瘟

大頭瘟	風熱時毒の感受	透衛清熱，解毒消腫。	内服：普済消毒飲	347
			外用：三黄二香散	348

爛喉痧

毒侵肺衛証	透表泄熱，清咽解毒。	清咽梔豉湯	362
		吹喉法：玉鑰匙	363
毒壅気分証	清気解毒。	余氏清心涼膈散	364
		吹喉法：錫類散	
毒燔気営(血)証	清気涼血(営)，解毒救陰。	涼営清気湯	365
		珠黄散	366
余毒傷陰証	滋陰生津，兼清余熱。	清咽養営湯	367

[索引]

〈あ〉
齦齗 …………………………………… **240**, **250**

〈い〉
圍困 …………………………………… 271
噎 ……………………………………… 285
萎靡 …………………………………… 89
隠隠 ………………………… **48**, 82, 351
因勢利導 …………………………… 308
陰囊陥縮 ……………………………… 79
引薬 ………………………………… 270

〈え〉
営運 …………………………………… 60
嗌 …………………………………… 343
疫喉痧 ……………………………… 359
暍 ……………………… **243**, 247, 261
噦 ……………………………………… 97

〈お〉
懊憹 ………………………………… 184
温燥 ……………………… **322**, 335
温毒 ……………………………… **40**, **50**
温熱病邪 …………………… **48**, 179

〈か〉
開達募原 …………………………… 113
外達 ……………………… **211**, 288

〈き〉
乖戻之気 ……………………………… 20
化源 ………………………………… 292
化裁 ………………………………… 109
乾嘔気逆 ……………………………… 97
眼神 …………………………………… 88
含嗽（法） ………………………… 354
寒熱往来 ……………………………… 92
感発 ………………………………… 360
脘痞 …………………………… 97, **220**
肝風 ………………………………… 204
灌法 ………………………………… 372

〈き〉
気化 ………………………………… 268
気逆 …………………………………… 97
気交 ………………………………… 262
機序 ………………………………… 159
気短 …………………… **123**, 167, 198
瘧 ……………………………………… 92
逆伝心包 ……………… **24**, 44, 59, 65, 151
驚癇 ………………………………… 351
胸脇部 ……………………………… 327
鏡面舌 ………………………………… 77
胸悶 …………………………………… 97
虚風内動 …………………………… 101
噤化 ………………………………… 350
金汁 ………………………………… 228
焮痛 ………………………………… 111

387

筋紋 …………………………………… 176

〈け〉

痙厥 ………………………… **101**, 179, **373**
軽法頻下 ……………………………… 308
血肉有情 ……………………………… 205
兼挟 …………………………… 19, 74, **124**

〈こ〉

喉間 …………………………… 232, 377
劫灼 …………………………………… 43
劫爍 ………………………………… **79**, 309
硬満 ………………………………… 274
行令 ………………………………… **150**, 245
五疫 …………………………………… 32
剋伐傷正 …………………………… 188
昏憒（不語） ………………………… 65, **100**
昏譫 ………………………………… 100
昏瞀 ………………………………… 118
昏昧 ………………………………… 277
昏蒙 ………………………………… 100

〈さ〉

洒陳 …………………………………… 60
蠟雪水 ……………………………… 353
三甲 ………………………………… 204
三焦分消 …………………………… 112
三宝 ………………………………… **167**, **171**

〈し〉

次寒 …………………… 322, **335**, 338, 340
時気 …………………………………… 19

肢厥 …………………………………… 65
時行 …………………………………… 32
四時 …………………………………… 21
四時の主気 …………………………… 35
湿困 ………………………………… 264
実風内動 …………………………… 101
時毒 ………………………………… **350**, 359
餲 …………………………………… 96
重暍 ………………………………… 285
重訂通俗傷寒論 …………………… 339
宿血 ………………………………… 126
手指蠕動 …………………………… 67
手足心熱 …………………………… 91
循衣摸床 …………………………… 89
順伝 ………………………………… **24**, 151
腫 ………………………………… **192**, 371
傷陰暑 ……………………………… 249
少気 ………………………………… **188**, 224
勝気 ………………………………… 341
上行清道 …………………………… 102
上受 ………………………………… 12, **52**
少腹硬満 …………………………… 98
勝復の気 …………………………… 338
小便渋少 …………………………… 98
小便不通 …………………………… 99
傷陽暑 ……………………………… 249
少陽の枢機 ………………………… 92
暑痼 ………………………………… 232
食注 ………………………………… 53
暑瘵 ………………………… **229**, **242**, 248
暑厥 ………………………… **230**, **242**, 246
暑風 ………………………………… **232**, 247

時令 ··· **18**, 218
耳聾 ··· **82**, 227
新感（温病）····················· 36, **54**, 149
新感引発 ·· 180
心悸 ·· 219
神倦 ·· 91
神昏 ··· 48, 61, 100
神昏譫語 ······························· 65, **100**
神志 ·· **99**
神識 ·· 61
神志如狂 ·· 100
神志不清 ·· 100
身重 ··· **46**, 220
身重痠痛 ·· 95
心中懊悩 ·· 110
人中黄 ····························· **234**, **355**, 377
身熱 ··· **60**, 119
身熱不揚 ················· **46**, 66, **92**, 261
心煩 ·· 182
心煩躁擾 ·· 190
神明 ·· 61

〈す〉

水火既済 ·· 236
水火不済 ·· 235
吹鼻 ·· 372
水不涵木 ································· 67, 203
水不済火 ····························· **235**, 293
枢機 ··· **92**, 292
頭昏痛 ·· 94
頭脹痛 ·· 94

〈せ〉

瘰癧 ································· **67**, 69, 212
舌蹇 ·· 65
喘喝 ·· 245
戦汗 ······································· **88**, **93**
前後不循緩急之法 ················ 106

〈そ〉

躁擾 ··················· 102, **172**, 190, **198**
増水行舟 ·· 188
壮熱 ·· 92
相薄 ·· 149
蒼老 ·· 74
瘖疫 ·· 376
測汗 ·· 93
息高 ·· 223

〈た〉

大汗 ·· 93
大便溏垢 ·· 99
憺憺大動 ································· **67**, 203

〈ち〉

搐搦 ·· 120
搐鼻 ·· 372
中悪 ·· 247
中暑 ·· 240
抽搐 ································· **96**, 101
中道 ·· 53
注病 ·· 131
沖服 ·· 310
長夏 ·· 45

389

調服	**166**, 275
調理	127
陳茶汁	355
沈迷不語	100

〈て〉

天行	32
天受	**32**, **49**
伝染	**32**, **49**, 360
転側	95
伝変	321
纏綿	263
天令	211, **218**

〈と〉

冬温	149
冬月伏暑	299
透邪外達	223
透達	181, **223**
透表	**13**, **108**
動風	101
当令	**150**, **218**, 300
当令の邪	300
時に汗が出る	93
特殊伝変	63
燉	**166**
頓服	164

〈に〉

| 日晡（潮熱） | 66, **92** |

〈ね〉

熱結液乾	99
熱結傍流	**99**, **161**, **163**
熱性病	22

〈は〉

肺合皮毛	**58**, 322
搏結	347
発痧	240
発熱悪寒	91
煩冤	314
泛悪	**66**, **114**, 291
反勝	340
斑疹隠隠	**48**, 61
晩発	217, 299, 313

〈ひ〉

痺	351
微熱	92
百骸	59
白虎湯「四禁」	163
氷伏	84

〈ふ〉

腑気	66, 293
伏寒化温	32, 41, **47**, 179
復気	341
伏邪（温病）	36, **54**
伏邪自発	180
伏暑秋発	299
腹脹硬痛	98
布散	**61**, 268

釜底抽薪	371
不伝	63
不寐	61
敷法	347
分消（走泄）	112
糞水	99, **161**, 163
糞清	228, **234**

〈へ〉
闢	131
便溏	98

〈ほ〉
募原	**73**, **111**

〈ま〉
膜原	**111**, **269**

〈む〉
無汗	93
無神	89

〈も〉
蒙上流下	**264**, **272**
目不了了	188
悶瞀	82

〈よ〉
陽明経証「四大症状」	162
陽明無形熱盛	157

〈り〉
理・法・方・薬	21
略煎	353
留中緩下	164
留恋（留連，流連）	74, **85**, 93, 302
両手撮空	89

〈れ〉
令	218
戻気	**20, 48**
癘気	**24**, 32, **48**
霊機失運	237
恋邪	121

〈ろ〉
労倦	218
老黄苔	74
労熱	247

〈わ〉
穢濁	250
和解枢機	292

[訳者略歴]

田久和 義隆（たくわ・よしたか）

大阪大学理学部数学科卒業。1994〜1999年，南京中医学院（現南京中医薬大学）に中医内科普通進修生として留学（中国政府奨学金留学生）。著書に『写真でみる熱敏灸療法』（たにぐち書店）。訳書に『KAMPO十大類方（共訳）』『張仲景50味薬証論』（いずれもメディカルユーコン）『すぐに役立つ鍼灸処方162選』『新しい棒灸療法 実践熱敏灸』（いずれも源草社）『鍼灸療法 修業編』『熱敏穴の棒灸療法』『全訳 中医小児科学』『全訳 中医婦人科学』『全訳 中医耳鼻喉科学』（いずれもたにぐち書店）。

全訳 温病学 [基礎編]

2018年4月10日　第1刷発行

翻　訳　田久和義隆
発行者　谷口　直良
発行所　㈱たにぐち書店
　　　　〒171-0014　東京都豊島区池袋2-68-10
　　　　TEL.03-3980-5536　FAX.03-3590-3630

落丁・乱丁本はお取替えいたします。